Gesundheitsmonitor 2008

Jan Böcken, Bernard Braun,
Robert Amhof (Hrsg.)

Gesundheitsmonitor 2008

Gesundheitsversorgung und Gestaltungsoptionen
aus der Perspektive der Bevölkerung

| Verlag BertelsmannStiftung

Bibliografische Information der Deutschen Nationalbibliothek

Die Deutsche Nationalbibliothek verzeichnet diese Publikation in der Deutschen Nationalbibliografie; detaillierte bibliografische Daten sind im Internet unter http://dnb.d-nb.de abrufbar.

© 2008 Verlag Bertelsmann Stiftung, Gütersloh
Verantwortlich: Jan Böcken
Redaktion: 37 Grad GmbH, Düsseldorf
Lektorat: Sabine Stadtfeld, München
Herstellung: Christiane Raffel
Umschlaggestaltung: Nadine Humann
Umschlagabbildung: Stockbyte/George Doyle
Satz und Druck: Hans Kock Buch- und Offsetdruck GmbH, Bielefeld
ISBN 978-3-86793-017-8

www.bertelsmann-stiftung.de/verlag

Inhalt

Einleitung 7
Jan Böcken, Bernard Braun, Robert Amhof

Gesundheitskompetenz:
eine unterbelichtete Dimension sozialer Ungleichheit 12
Ilona Kickbusch, Gerd Marstedt

Informationsbedarf und Informationssuchverhalten bei der Arztsuche 29
Max Geraedts

Die gesundheitliche Lage von alleinerziehenden Müttern 48
Andreas Timm

Streitigkeiten zwischen gesetzlichen Kranken- und Pflegekassen
und ihren Versicherten 67
Felix Welti

Sozioökonomische Strukturen und Morbidität in den
gesetzlichen Krankenkassen 88
Melanie Schnee

Hausarztmodelle im Spannungsfeld zwischen
ordnungspolitischem Anspruch und Versorgungsrealität 105
Jan Böcken

Verbesserung der Chronikerversorgung:
Welchen Einfluss haben DMP und Hausarztmodelle? 122
Christian Graf

Zusammenarbeit von Haus- und Fachärzten
aus Versichertenperspektive 142
Hedy Kerek-Bodden, Bernd Hagen,
Adelheid Lang, Dominik von Stillfried

Rabattverträge bei Medikamenten: Erfahrungen der Patienten 165
Matthias S. Pfannkuche, Gerd Glaeske, Falk Hoffmann

Gesetzliche Maßnahmen zum Nichtraucherschutz in Deutschland:
Einstellungen und Akzeptanz in der Bevölkerung 181
Ute Mons, Robert Amhof, Martina Pötschke-Langer

Alter und Gesundheit:
Vorstellungen in unterschiedlichen Generationen 210
Adelheid Kuhlmey, Tanja Hitzblech, Susanne Schnitzer

Die Zukunft der Pflege: Qualitäts- und Strukturfragen aus Nutzersicht 231
Ullrich Bauer

Neue Aufgabenverteilung zwischen Gesundheitsberufen
in der Arztpraxis aus Patientensicht 250
Karin Höppner

Erwartungen der GKV-Versicherten an die Zukunft des Gesundheitswesens
2001 bis 2008: Trends, soziale und politische Einflussfaktoren 270
Bernard Braun, Thomas Gerlinger

Schlussbemerkungen und Ausblick 294
Jan Böcken, Bernard Braun, Robert Amhof

Die Autoren 298

Einleitung

Jan Böcken, Bernard Braun, Robert Amhof

Der Gesundheitsmonitor ist in seinem verflixten siebten Jahr. Nimmt man allein alle bisherigen Jahrespublikationen zusammen, haben nicht weniger als 90 Autoren auf über 1.500 Seiten die Befragungsdaten der Bertelsmann Stiftung analysiert, in den Stand der nationalen und internationalen Diskussion eingeordnet und daraus gesundheitspolitische Schlussfolgerungen gezogen.

Über die Vielfalt der Autoren sowohl im Hinblick auf die akademische Ausrichtung als auch auf die thematischen Präferenzen und institutionellen Anbindungen sind wir außerordentlich erfreut. Die Autoren und Autorenteams kamen und kommen in ihren Beiträgen zu unterschiedlich optimistischen oder pessimistischen Einschätzungen des Status quo und der zukünftigen Versorgung. Dies ist aufgrund von Unterschieden in den zugrunde liegenden Themen, Fragestellungen, methodischen Ansätzen oder ordnungspolitischen Präferenzen nicht verwunderlich, und die Herausgeber haben dies stets als fast zwangsläufige Konsequenz der komplexen Akteurs- und Versorgungswirklichkeit im Gesundheitswesen betrachtet. Gleichwohl existiert eine verbindende Klammer über alle Beiträge hinweg: Es ist die Überzeugung, dass der Versicherte und Patient zentraler Orientierungspunkt aller gesundheitspolitischen Überlegungen sein muss.

Die Politik sollte (zumindest in demokratischen Staatsformen) die Interessen dieser Gruppe, die einen nicht unerheblichen Teil ihrer Wählerschaft ausmacht, in ihre Entscheidungen einbeziehen. Sie muss dabei die schwierige Balance halten zwischen dem Schutz des einzelnen Individuums beziehungsweise kleiner Gruppen auf der einen und dem Wohl der Gemeinschaft auf der anderen Seite. Der Gesundheitsmonitor versucht auch in diesem Jahr, Informationen zur Ausgestaltung dieses Spannungsfeldes im Bereich der Gesundheitspolitik zur Verfügung zu stellen.

Die ersten Beiträge der Jahrespublikation widmen sich schwerpunktmäßig der individuellen Ebene. Sie beginnt mit einem Beitrag von Ilona Kickbusch und Gerd Marstedt zur Gesundheitskompetenz. Die Autoren analysieren, in welchen Bevölkerungsgruppen besonders markante Wissensdefizite in Gesundheitsfragen anzutreffen sind. Es geht dabei auch um die Fähigkeit des Einzelnen, Entscheidungen für die eigene und die Gesundheit anderer zu treffen und von der gegebenen Gesundheitsversorgung zu profitieren. Letztendlich wird die Möglichkeit einer Reduzierung sozialer Ungleichheit durch die Berücksichtigung unterschiedlicher Kompetenzen bei der Vermittlung von Gesundheitsinformationen geprüft.

Der folgende Beitrag von Max Geraedts beschäftigt sich mit dem konkreten Informationsbedarf bei der Suche nach einem ambulant tätigen Arzt. Hier wird nicht wie im ersten Kapitel das Verstehen der gefundenen Informationen thematisiert, sondern die Art der gesuchten Information und die Informationswege der verschiedenen Bevölkerungsgruppen. Der Beitrag knüpft damit an ein Buchkapitel aus der Jahrespublikation 2006 an, in dem eine ähnliche Fragestellung für den stationären Bereich behandelt wurde.

Im dritten Kapitel beschreibt Andreas Timm die gesundheitliche Lage alleinerziehender Mütter. Diese Gruppe steht stellvertretend für Teile der Bevölkerung, deren gesundheitliche Lage durch ihre sozioökonomischen Bedingungen oder ihr Gesundheitsverhalten beeinträchtigt ist. Nur Teile dieser Problematik können durch Maßnahmen im engen gesundheitspolitischen Bereich angegangen werden. Vonseiten der Politik sind hier vor allem ressortübergreifende Ansätze gefragt, um die Teilhabe dieser und anderer benachteiligter Gruppen an wirtschaftlichen und gesellschaftlichen Prozessen sicherzustellen.

Der nächste Beitrag fokussiert auf die Versorgung im Bereich der gesetzlichen Kranken- und Pflegeversicherung. Auch in diesem Kapitel geht es um die Einschränkung des Zugangs für bestimmte Bevölkerungsgruppen, allerdings aus einer juristischen Perspektive. Felix Welti beschreibt erstmalig den Umfang und die Art der Streitigkeiten zwischen Versicherten und Krankenkassen um die Genehmigung und Erstattung von Leistungen. Die Parallelen zum Kapitel über Gesundheitskompetenz sind unverkennbar: Der Faktor Bildung ist nicht nur entscheidend für das Verständnis und die Suche nach Gesundheitsinformationen, er hat darüber hinaus eine hohe Bedeutung bei der Art der Auseinandersetzung mit Kostenträgern und somit den möglichen Erfolgsaussichten.

Das Kapitel von Melanie Schnee versucht den Brückenschlag zwischen der individuellen Erstattung durch die Krankenkassen und der kollektiven Versorgungsseite des Gesundheitssystems. Der Beitrag beschreibt die unterschiedliche Zusammensetzung der Versicherten der großen Ersatzkassen beziehungsweise die verschiedenen Kassenarten. Er folgt dabei im Kern einer Annahme der ersten vier Kapitel, nämlich dass gesundheitsrelevantes Verhalten sowie die Möglichkeit zur Partizipation an der Gesundheitsversorgung in der Bevölkerung (und auch zwischen den Krankenkassen) unterschiedlich verteilt sind und dass dies bei politischen Entscheidungen über Ressourcenverteilungen zu berücksichtigen ist.

Die anschließenden drei Beiträge hinterfragen die Wirkungsmechanismen bestehender Versorgungsstrukturen und -modelle im ambulanten Bereich. Jan Böcken tut dies für die deutschen Hausarztmodelle, Christian Graf analysiert mit einem Datensatz aus einer zusätzlich zu den regelmäßigen Befragungen durchgeführten Omnibus-Befragung die Verbesserungspotenziale von Disease-Management-Programmen (DMP) und Hausarztmodellen speziell für die Versorgung chronisch Kranker. Das Autorenteam Hedy Kerek-Bodden, Bernd Hagen, Adelheid Lang und Dominik von Stillfried wählt schließlich noch einen anderen Blickwinkel. Sie untersuchen die Zusammenarbeit von Haus- und Fachärzten sowohl für die gesamte vorstrukturierte Versorgung (das bedeutet Hausarztmodelle und DMP zusammen) als auch für die Unterscheidung zwischen Facharztkonsultationen, die auf Initiative des Arztes einerseits oder auf Initiative des Patienten andererseits zustande kamen. Alle drei Beiträge deuten die Potenziale an, die in einer durchdachten Versorgungskoordination liegen. Sie machen aber auch deutlich, dass diese Potenziale sich zwischen den einzelnen Ansätzen unterscheiden und dass sie bis dato noch nicht optimal realisiert wurden.

Ein weiterer Beitrag zur aktuellen Versorgung betrifft den Arzneimittelmarkt. Matthias S. Pfannkuche, Gerd Glaeske und Falk Hoffmann arbeiten die Erfahrungen der Patienten mit Rabattverträgen heraus. Die Autoren stellen die Frage nach den Auswirkungen der jüngsten großen Reform durch das GKV-Wettbewerbsstärkungsgesetz auf die Versorgung. Sie stehen damit in guter Tradition anderer Beiträge im Gesundheitsmonitor, die in der Vergangenheit die Auswirkungen von zentralen Reformbestandteilen auf Patienten und Versicherte untersucht haben.

Das folgende Kapitel wirft einen Blick über den Tellerrand der klassischen Gesundheitsversorgung und behandelt das kontrovers diskutierte Thema »Nichtraucherschutz«. Ute Mons, Robert Amhof und Martina Pötschke-Langer untersuchen die Einstellung der Bevölkerung zu verschiedenen Maßnahmen des Nichtraucherschutzes sowie die Akzeptanz der aktuellen gesetzlichen Regelungen auf Bundes- und Landesebene in Deutschland. Dieser aus einer Public-Health-Perspektive verfasste Beitrag wurde bewusst zu Beginn des letzten Abschnitts platziert, der sein Hauptaugenmerk auf zukünftige Strukturen richtet. Diese dürfen konzeptionell nicht auf den klassischen medizinischen Bereich beschränkt bleiben, sondern müssen die Vernetzung mit anderen Professionen und Politikfeldern leisten.

Der letzte Abschnitt des Buches beschäftigt sich mit zukünftigen Versorgungsstrukturen, die auch davon geprägt sein werden, wie mit der Versorgung einer zunehmend älter werdenden Gesellschaft umzugehen ist. Dabei stellt sich zunächst die Frage, welche Vorstellungen junge und alte Menschen von ihrer zukünftigen Rolle in der Gesundheitsversorgung haben. Adelheid Kuhlmey, Tanja Hitzblech und Susanne Schnitzer liefern das Fundament für derartige Betrachtungen, indem sie die unterschiedlichen Vorstellungen und Bilder der Befragten vom Älterwerden und Altsein untersuchen und die verschiedenen Definitionen von Gesundheit je nach Alter darstellen. Vor diesem Hintergrund skizziert Ullrich Bauer die Einstellung der Bevölkerung zu zentralen Fragen der Pflege: Welcher Informations- und Beratungsbedarf existiert, wie hoch ist die Pflegebereitschaft und wer soll für die Pflege älterer Menschen aufkommen?

In der Pflege scheint die Akzeptanz einer Beteiligung verschiedener Akteure mit unterschiedlichem Kompetenzprofil und Professionalisierungsgrad schon weit verbreitet zu sein. Welche Aufgabenverteilung zwischen verschiedenen Gesundheitsberufen in der Arztpraxis von der Bevölkerung akzeptiert wird, liegt dagegen noch im Dunkeln und ist Gegenstand des Kapitels von Karin Höppner. Sie richtet den Blick auf innovative Modelle im In- und Ausland und fragt nach den Umsetzungschancen für eine breitere Einführung in Deutschland.

Die Erwartungen der Versicherten an die zukünftige Gesundheitsversorgung werden am Schluss des Buches von Bernard Braun und Thomas Gerlinger untersucht. In diese Analyse wird an zentraler

Stelle die Veränderung der Erwartungen im Zeitverlauf aller bisherigen Befragungswellen des Gesundheitsmonitors einbezogen. Der Beitrag verdeutlicht noch einmal die Notwendigkeit, die Versicherten im Reformprozess mitzunehmen. Dabei sollten Reformen nicht nur die differenzierten Erfahrungen verschiedener Bevölkerungsgruppen berücksichtigen, sondern die Reformen müssen auch vermittelt werden. Wie schwer die Vermittlung derart komplexer Sachverhalte ist, lässt das erste Kapitel zur Gesundheitskompetenz erahnen. Wenn die Politik mittelfristig die Unterstützung der Wähler für ihre Reformansätze nicht verlieren will, führt an einer solchen Vermittlung jedoch kein Weg vorbei.

Die quantitative Analyse von Befragungsdaten, wie sie im Gesundheitsmonitor erfolgt, ist dabei nur eines von mehreren möglichen Instrumenten, um die Wirkung gesundheitspolitischer Reformen abzubilden. Für einige Fragestellungen wäre die Anwendung eines Methodenmix, also beispielsweise die Verknüpfung mit qualitativen Befragungsdaten oder Routinedaten der Krankenkassen, sicher wünschenswert. Leider stehen diese Daten oftmals für eine Auswertung von unabhängiger Seite nicht zur Verfügung. Die Alternative ist aus unserer Sicht jedoch nicht, auf eine Datenbasierung von Entscheidungen völlig zu verzichten. Die Alternative ist, zusätzliche Daten in die Analysen einzubinden, um ein Urteil abzurunden oder zu relativieren. Jeder Leser ist nicht nur frei, dies zu tun, wir möchten vielmehr ausdrücklich dazu auffordern.

Gesundheitskompetenz: eine unterbelichtete Dimension sozialer Ungleichheit

Ilona Kickbusch, Gerd Marstedt

Einleitung

In modernen Gesundheitsgesellschaften wird selbstverständlich erwartet, dass Bürger fähig sind, Entscheidungen für ihre und die Gesundheit anderer zu fällen. Dem liegt die Annahme zugrunde, dass die Fähigkeiten, die man für ein kompetentes Handeln im Gesundheitssystem oder auf dem Gesundheitsmarkt benötigt, schon vorhanden sind oder durch die Massenmedien, das Internet und die Beratung der Professionellen im Gesundheitswesen leicht zugänglich sind. Die angelsächsische Forschung untersucht diese Frage unter dem Begriff »Health Literacy«, der nur schwer zu übersetzen ist (IOM 2004). Im Deutschen wird zunehmend von »Gesundheitskompetenz« gesprochen. Dieser Begriff bezeichnet die Fähigkeit des Einzelnen, im täglichen Leben Entscheidungen zu treffen, die sich positiv auf die Gesundheit auswirken – zu Hause, am Arbeitsplatz, im Gesundheitssystem und in der Gesellschaft ganz allgemein (Kickbusch, Maag und Saan 2005).

Die noch junge Forschung zur Gesundheitskompetenz versucht zu verstehen, inwieweit sie diese Gestaltungs- und Entscheidungsfreiheit in Gesundheitsfragen stärkt und ob die Fähigkeit, Gesundheitsinformationen zu finden, zu verstehen und in Handeln umzusetzen, durch eine erhöhte Gesundheitskompetenz verbessert wird (Wang und Schmid 2007). Dabei wird zum einen auf drei Dimensionen der Gesundheitskompetenz verwiesen – funktionale, interaktive und kritische Gesundheitskompetenz (Nutbeam 2000) – und zum anderen auf die enge Verbindung mit verschiedenen Aspekten der sozialen Ungleichheit (Murray et al. 2007). Auf der funktionalen Ebene gilt es, einfache Informationen zur Gesundheit zu verstehen und umzusetzen, die interaktive Ebene umfasst fortgeschrittene kognitive Fertigkeiten sowie soziale Kompetenzen, die eine aktive Rolle im Gesundheitssystem ermöglichen, und die Fähigkeit, sich im Gesundheitssystem zurechtzufinden. Kritische Gesundheitskompetenz erlaubt das Hinterfragen von Anweisungen und Aussagen, das Abwägen von Entscheidungen sowie die Risikoeinschätzung.

In den USA wurde eine Vielzahl von Messinstrumenten entwickelt und Studien weisen darauf hin, dass Gesundheitsinformationen für einen großen Teil der Bevölkerung unverständlich sind (Rudd 2007). Ähnliche Forschungen liegen auch aus Kanada vor (Murray et al. 2007). In Europa gibt es im Gegensatz zu den USA und Kanada bisher keine systematische Forschung zur Gesundheitskompetenz. In Deutschland ist daher auch nur wenig darüber bekannt, wie hoch die Gesundheitskompetenz der Bürger ist und wie sich ein Mangel auswirkt.

Dieser Beitrag kann einen Mangel nicht grundsätzlich beheben, greift jedoch eine Reihe wichtiger Fragestellungen für Forschung und Politik auf:

- Zeigen sich in der Bevölkerung deutliche Unterschiede in Bezug auf gesundheitliche Kenntnisse, je nachdem welches Thema angeschnitten wird? Wie schneiden einzelne Bevölkerungsgruppen, differenziert nach sozialstatistischen Merkmalen, ab?
- Zeigt sich ähnlich wie in US-amerikanischen Studien auch in den Daten des Gesundheitsmonitors, dass ein unzureichendes Gesundheitswissen mit einem schlechteren Gesundheitszustand und chronischen Erkrankungen einhergeht?
- Welche Rolle spielt das Informationsverhalten, wie wirkt sich die Nutzung unterschiedlicher Informationsmedien auf den Wissensstand aus? Hat die Verbreitung von Gesundheitsinformationen in den Massenmedien eher einen positiven und aufklärerischen Effekt oder werden gerade dort Irrtümer verbreitet?
- Wird – so wie in den »Nationalen Gesundheitszielen« definiert – eine Notwendigkeit gesehen, Gesundheitswissen stärker im Bildungswesen zu verankern? Wäre man auch persönlich bereit, noch solche Lernprozesse auf sich zu nehmen?

Das gesundheitliche »Basiswissen« der Bevölkerung

Es wird immer wieder auf die Schwierigkeit hingewiesen, Gesundheitskompetenz verlässlich zu messen. Im Gesundheitsmonitor wurden wegen der Besonderheit der Erhebungsmethode (postalische Befragung) Fragen gestellt, die scheinbar den Charakter von Meinungs- oder Einstellungsfragen haben, tatsächlich aber das Wissen um bestimmte, evidenzbasierte Erkenntnisse betreffen. Es ging vorrangig um das Gesundheitswissen, also nur einen kleinen Teilbereich der »Gesundheitskompetenz«. Erfragt wurden dabei wissenschaftlich gesicherte Befunde aus verschiedenen Wissensgebieten: individuelles Gesundheitsverhalten (Ernährung, Bewegung, Rauchen und Alkohol), Früherkennung, medizinische Versorgung und Arzneimitteltherapie, Annahmen über Krankheitsursachen und den medizinischen Fortschritt, Leistungen der gesetzlichen Krankenversicherung (GKV).

Zweifellos lässt sich darüber streiten, ob die insgesamt 32 Statements nun eine repräsentative Auswahl von Grundkenntnissen im Bereich Medizin und Gesundheit darstellen, so wie dies etwa von PISA-Tests zur Erfassung mathematischer Kenntnisse verlangt wird. Es ging hier jedoch nicht um eine systematische Evaluation von Wissensdefiziten; vielmehr stand für das Vorhaben die Frage im Vordergrund, bei welchen Bevölkerungsgruppen besonders markante Wissensdefizite feststellbar sind. Gleichwohl soll zumindest auf deskriptiver Ebene kurz dargestellt werden, bei welchen Aspekten in der Befragung besonders häufig Irrtümer in der Bevölkerung vorzufinden sind. Abbildung 1 zeigt hierzu jene Feststellungen, bei denen besonders häufig falsche Antworten oder »weiß nicht«-Antworten gegeben wurden.

Wie man sieht, halten sich einige populäre Irrtümer hartnäckig. Dies betrifft etwa im Bereich des Ernährungswissens die von der Nahrungsmittelindustrie lebhaft unterstützte Fixierung auf das Cholesterin als krank machenden Faktor oder die Annahme, vor allem »Fett mache fett«, die zu Ernährungsweisen mit zwar fettarmen, dafür aber kohlehydrat- und kalorienreichen Inhaltsstoffen führt. Ähnlich hält sich auch das Gerücht über die präventive Wirkung von Vitamin C gegen Erkältungen hartnäckig.

Auch für den Bereich der medizinischen Versorgung findet sich eine Reihe sehr weit verbreiteter Fehlinformationen. Drei von vier Befragten glauben, dass Früherkennungsuntersuchungen keinerlei medizinische Risiken beinhalten – zweifellos auch eine Folge der gut ge-

Abbildung 1: Häufigste Wissensdefizite bei einzelnen Statements

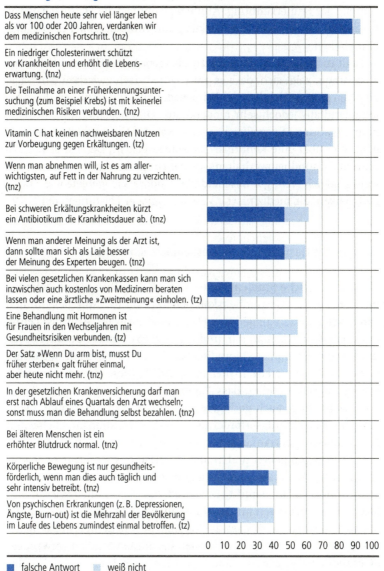

Statement	
Dass Menschen heute sehr viel länger leben als vor 100 oder 200 Jahren, verdanken wir dem medizinischen Fortschritt. (tnz)	
Ein niedriger Cholesterinwert schützt vor Krankheiten und erhöht die Lebenserwartung. (tnz)	
Die Teilnahme an einer Früherkennungsuntersuchung (zum Beispiel Krebs) ist mit keinerlei medizinischen Risiken verbunden. (tnz)	
Vitamin C hat keinen nachweisbaren Nutzen zur Vorbeugung gegen Erkältungen. (tz)	
Wenn man abnehmen will, ist es am allerwichtigsten, auf Fett in der Nahrung zu verzichten. (tnz)	
Bei schweren Erkältungskrankheiten kürzt ein Antibiotikum die Krankheitsdauer ab. (tnz)	
Wenn man anderer Meinung als der Arzt ist, dann sollte man sich als Laie besser der Meinung des Experten beugen. (tnz)	
Bei vielen gesetzlichen Krankenkassen kann man sich inzwischen auch kostenlos von Medizinern beraten lassen oder eine ärztliche »Zweitmeinung« einholen. (tz)	
Eine Behandlung mit Hormonen ist für Frauen in den Wechseljahren mit Gesundheitsrisiken verbunden. (tz)	
Der Satz »Wenn Du arm bist, musst Du früher sterben« galt früher einmal, aber heute nicht mehr. (tnz)	
In der gesetzlichen Krankenversicherung darf man erst nach Ablauf eines Quartals den Arzt wechseln; sonst muss man die Behandlung selbst bezahlen. (tnz)	
Bei älteren Menschen ist ein erhöhter Blutdruck normal. (tnz)	
Körperliche Bewegung ist nur gesundheitsförderlich, wenn man dies auch täglich und sehr intensiv betreibt. (tnz)	
Von psychischen Erkrankungen (z. B. Depressionen, Ängste, Burn-out) ist die Mehrzahl der Bevölkerung im Laufe des Lebens zumindest einmal betroffen. (tz)	

■ falsche Antwort   ■ weiß nicht

Mehrfachnennungen möglich; tz = Statement ist inhaltlich zutreffend, tnz = nicht zutreffend

Alle Angaben in Prozent der Befragten (n = 1.503 bis 1.520)

meinten, oftmals aber sehr einseitigen Berichterstattung über die Vorteile der Früherkennung. Ähnlich glaubt fast die Hälfte der Bevölkerung an die segensreiche Wirkung von Antibiotika bei Erkältungskrankheiten.

Fasst man die 32 Statements zu übergeordneten Themenbereichen zusammen, zeigt sich, dass es zwar Differenzen zwischen den Sachgebieten gibt hinsichtlich der Wissensdefizite und Irrtümer, diese fallen quantitativ jedoch sehr moderat aus. Dies bedeutet: Es gibt keine nennenswerten »Spezialisierungen«, was das Gesundheitswissen angeht. Wer über gute Kenntnisse beispielsweise im Bereich des individuellen Gesundheitsverhaltens (Ernährung, Bewegung ...) verfügt, weiß zugleich recht gut Bescheid über andere Sachgebiete wie Krankheitsrisiken, die medizinische Versorgung oder Leistungen der GKV.

Defizite des Gesundheitswissens: ein Krankheitsrisiko?

US-amerikanische Studien fanden heraus, dass Bürger mit Defiziten im Bereich der Gesundheitskompetenz häufiger von bestimmten chronischen Erkrankungen (wie Hypertonie, Diabetes, Arthritis) betroffen sind (Wolf, Gazmararian und Baker 2005). Andere Studien bestätigten sogar eine höhere Mortalität bei älteren Patienten mit niedriger Gesundheitskompetenz (Baker et al. 2007). Diese Zusammenhänge werden meist so erklärt, dass Patienten mit niedriger Gesundheitskompetenz meist auch geringere Kenntnisse über Symptome, medizinische Behandlungserfordernisse und Präventionsmöglichkeiten für chronische Erkrankungen haben, seltener zu Früherkennungsuntersuchungen gehen und ärztliche Verhaltensratschläge oder Vorschriften zur Medikamenteneinnahme weniger befolgen.

Es wurde daher geprüft, inwieweit das Gesundheitswissen mit Morbiditätsindikatoren im Zusammenhang steht, wobei noch einmal darauf hinzuweisen ist, dass die Variable anders definiert und operationalisiert wurde als die in den oben genannten Studien verwendete »Gesundheitskompetenz«. Dazu wurden zwei Indikatoren für das Gesundheitswissen gebildet: zum einen die Summe der richtig eingestuften Statements und zum Zweiten richtig bewertete Statements minus falsch eingestufte. Für diese beiden Summenindikatoren wurden jeweils fünf Gruppen gebildet (nach Quintilen) mit besonders niedrigem bis besonders hohem Wissen. In multivariaten Analysen wurde anschließend geprüft, ob es Zusammenhänge gibt zwischen Gesundheitswissen und Morbidität, definiert über die Betroffenheit a) von einer chronischen Erkrankung und b) einer »lang andauernden Krankheit, Behinderung oder körperlichen Gebrechlichkeit«. Zur Kontrolle weiterer Einflüsse wurden zusätzlich folgende Variablen einbezogen: sozioökonomische Schicht (fünf Gruppen), Schulabschluss (drei Gruppen), Lebensalter (drei Gruppen), Geschlecht, Familienstand, Rauchen, gesunde Ernährung (mit Obst, Gemüse, Salat), BMI, gesundheitliches Risikoverhalten.

Für beide Morbiditätsindikatoren zeigt sich: Der Alterseinfluss ist am stärksten, mit Wahrscheinlichkeiten (odds ratios) von 5,0 bis 6,0 für die Altersgruppe ab 60 Jahren im Vergleich zur jüngsten Gruppe. Auch ein BMI über 30 fällt ins Gewicht (odds ratios im Vergleich zum Normalgewicht: 1,7 bis 2,3). Darüber hinaus spielt auch das Gesundheitswissen eine Rolle, allerdings in genau entgegengesetzter Richtung wie hypothetisch angenommen. Im Vergleich der beiden Extremgruppen (mit »sehr hohem« und »sehr niedrigem« Wissen) ergibt sich für einen hohen Wissensstand überraschenderweise eine höhere Wahrscheinlichkeit, von einer chronischen Krankheit oder einer Behinderung beziehungsweise einem Gebrechen betroffen zu sein (odds ratios: 1,8 bis 2,2). Verkürzt ausgedrückt gilt: Personen mit fundiertem Gesundheitswissen sind häufiger chronisch krank oder behindert.

Dieses Ergebnis veranschaulicht, dass auch in multivariaten Analysen keine Kausalzusammenhänge geprüft, sondern lediglich verborgene oder sich überlappende Effekte mehrerer unabhängiger Variablen statistisch kontrolliert werden. Dass ein umfassendes gesundheitliches und medizinisches Wissen krank macht, ist wenig plausibel. Sehr viel wahrscheinlicher erscheint die Interpretation: Wer von einer chronischen Krankheit oder einer Behinderung betroffen ist, bemüht sich häufiger als eine gesunde Person um präventions- oder therapiebezogene Informationen und weist daher in späteren Befragungen einen höheren Wissensstand auf.

Für einen Aspekt allerdings lässt sich ein Effekt des Gesundheitswissens in der erwarteten Tendenz aufzeigen. Er betrifft das individuelle Arrangement mit einer chronischen Krankheit, sodass die Analyse auch auf chronisch Erkrankte beschränkt wurde. Überprüft wurde der Indikator »psychische Energie und emotionales Befinden«, der durch Zusammenfassung mehrerer Merkmale (Gefühle von Müdigkeit, Erschöpfung, sich ausgelaugt fühlen ...) gebildet wurde.

Hier zeigt sich im Rahmen einer multivariaten Analyse folgendes Ergebnis. Für das emotionale Befinden spielt bei chronisch Erkrankten das Alter eine große Rolle. Ältere artikulieren weitaus geringere Beeinträchtigungen als Junge (odds ratios für die beiden Altersgruppen unter 60 Jahren: 3,4 bis 4,0). Auch die Schulbildung ist von Belang (odds ratios für das niedrigste Bildungsniveau: 2,1), während das Geschlecht keine Rolle spielt. Von sehr großer Bedeutung ist jedoch das Gesundheitswissen, das chronisch Erkrankten dabei hilft, Gefühle wie Ermüdung und Erschöpfung und ähnliche negative Emotionen in Grenzen zu halten. Die odds ratios variieren hier bei fünf Gruppen zwischen 1,0 (Referenzgruppe »sehr hohes Wissen«) und 4,8 (»sehr niedriges Wissen«). Die in diese Analyse ebenfalls einbezogenen Variablen für Teilaspekte des Gesundheitswissens (Gesundheitsverhalten, GKV, Früherkennung ...) sind bis auf eine Ausnahme nicht signifikant; sie betrifft Kenntnisse über die medizinische Versorgung und Arzneimittel.

Sozialstrukturelle Einflussfaktoren auf das Gesundheitswissen

Um zu prüfen, welche sozialstatistischen Merkmale besonders stark mit dem Gesundheitswissen zusammenhängen, wurden wiederum multivariate Datenanalysen durchgeführt. Einbezogen wurden das Lebensalter (drei Gruppen), die sozioökonomische Schicht (fünf Gruppen), der höchste Schulabschluss (drei Gruppen), das Geschlecht, der Familienstand (alleinstehend oder verheiratet), die Selbsteinstufung des Gesundheitszustands (drei Gruppen) und die Betroffenheit von einer chronischen Erkrankung. Für das Gesundheitswissen wurden zwei Gruppen gebildet: eine »Risikogruppe« mit besonders geringem Wissensstand und eine zweite Gruppe mit besserem Wissen.

Schulbildung, Lebensalter und Betroffenheit von einer chronischen Erkrankung, teilweise auch das Geschlecht, sind in der Analyse die bedeutsamsten Einflussfaktoren für ein eher defizitäres Gesundheitswissen. Die Wahrscheinlichkeit (odds ratio), zu einer Gruppe mit unterdurchschnittlichem Wissen zu gehören, beträgt dabei für Befragte mit Hauptschulabschluss 1,7 (Vergleich: Fachhochschulreife, Abitur), für Ältere ab 60 Jahren 2,5 (Vergleich: 18- bis 39-Jährige), für nicht chronisch Erkrankte 1,4 (Vergleich: chronisch Erkrankte) und für Männer 1,7 (Vergleich: Frauen). Alle Ergebnisse sind mindestens auf dem 5-Prozent-Niveau signifikant, überwiegend jedoch auf dem 1-Prozent- oder 1-Promille-Niveau. Nicht signifikant sind die Variablen Familienstand, sozioökonomische Schicht sowie Selbsteinstufung des Gesundheitszustands. Die Abbildung 2 zeigt noch einmal grafisch den kombinierten Einfluss der zwei bedeutsamsten unabhängigen Variablen Alter und Schulbildung auf das Gesundheitswissen.

Hervorzuheben bleibt als Ergebnis dieser Analysen, dass das allgemeine Bildungsniveau einen starken Einfluss auf das Gesundheitswissen hat. Der Zusammenhang (Korrelation) zwischen Bildungsniveau und Gesundheitswissen beträgt 0,24. Gleichwohl findet man auch bei Befragten mit sehr hohem Schulabschluss eine quantitativ durchaus nennenswerte Gruppe mit unterdurchschnittlichen Kenntnissen im Bereich Medizin und Gesundheit. Immerhin jeder fünfte Befragte (20 %) mit einem höheren Schulabschluss (Fachhochschulreife oder Abitur) gehört noch zur »Risikogruppe« derjenigen mit deutlich unterdurchschnittlichen Kenntnissen. Es ist offensichtlich nicht so, dass mit der Dauer der schulischen Ausbildung und höheren Schulabschlüssen gesundheitliche und medizinische Kenntnisse automatisch ein sehr hohes Niveau erreichen. Offensichtlich spielen hierfür andere Faktoren eine Rolle.

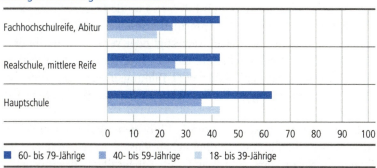

Abbildung 2: Gesundheitswissen nach Alter und Schulabschluss: Befragte mit niedrigem Wissensstand

Alle Angaben in Prozent der Befragten

Einflüsse des persönlichen Informationsverhaltens

Gesundheitliches und medizinisches Wissen wird – außerhalb dazu spezialisierter Ausbildungsgänge – kaum in der Schul-, Hochschul- oder Berufsausbildung vermittelt. Art und Intensität des individuellen Informationsverhaltens zu diesen Themen, sei es im Internet oder in Büchern, sei es in Zeitungen oder im Fernsehen, dürften daher eine, wenn nicht die zentrale Hintergrundbedingung dafür sein, ob jemand über eher fundierte oder eher defizitäre Wissensbestände verfügt. Es wurde daher für eine große Zahl unterschiedlicher Informationsquellen und Medien gefragt, wie häufig man sich ihrer bedient.

Fasst man die Antworten »sehr häufig« und »häufig« zusammen, zeigt eine Häufigkeitsauszählung, dass der Arzt ganz vorne liegt (37 %), gefolgt von Apotheken- oder Krankenkassenzeitschriften (31 %), Tageszeitungen (31 %), Fernseh- oder Radiosendungen (29 %), speziellen Gesundheitsseiten und Portalen im Internet (28 %) sowie Büchern oder Lexika (25 %). Seltener wird auf Krankenkasseninformationen (Internetportal, Anruf) zurückgegriffen (15 %), auf Wochenzeitschriften (beispielsweise Stern, Spiegel, Focus, Zeit mit 15 %) oder auf Gesundheitsseiten großer Zeitungen und Zeitschriften im Internet (12 %). Noch seltener schließlich werden Patientenverbände oder Selbsthilfegruppen zurate gezogen (2 %) oder Callcenter (unter 1 %).

Auf der Basis einer Faktorenanalyse wurden die insgesamt elf unterschiedlichen Informationsquellen zu drei Gruppen zusammengefasst: (1) Populäre Medien (Zeitungen, Zeitschriften, Radio, Fernsehen), (2) Expertenquellen (Arzt, Bücher und Lexika, Krankenkassen, Selbsthilfegruppen) und (3) Internet. Für die Fragestellung »Welche dieser drei Gruppen von Informationsquellen verhilft zu einem fundierten Wissen und welche verfestigt oder verursacht Irrtümer?« ist natürlich zu berücksichtigen, dass es hier spezielle Gewohnheiten gibt, etwa nach Lebensalter oder Bildungsniveau, die beide zugleich auch unabhängige Einflussfaktoren für das Gesundheitswissen sind.

Die multivariaten Analysen (unter Einbeziehung der wesentlichen sozialstatistischen und gesundheitlichen Variablen) zeigen folgendes Ergebnis: Neben den Einflüssen des Lebensalters, des höchsten Schulabschlusses und des Geschlechts spielt auch das Informationsverhalten zu Gesundheitsfragen eine Rolle für das Gesundheitswissen, und zwar dann, wenn es intensiv über populäre Medien wie Tageszeitungen, Wochenzeitschriften und kostenlose Zeitschriften (Krankenkasse, Apotheke), Radio und Fernsehen erfolgt. Je häufiger jemand in diesen Medien medizinische und gesundheitliche Informationen zur Kenntnis nimmt, desto höher ist die Wahrscheinlichkeit, Irrtümern aufzusitzen, wie sie im Rahmen der Befragung teilweise vorgegeben wurden. Für die Nutzung der übrigen beiden Mediengruppen ergeben sich keine signifikanten Effekte (siehe Abbildung 3).

Dieses Risiko eines hohen Grades an Fehleinschätzungen lässt sich auch über odds ratios beziffern. Es beträgt für die Altersgruppe der über 59-Jährigen 2,3 (Referenz: 18- bis 39-Jährige), für einen niedrigen Schulabschluss 2,0 (Referenz: Fachhochschulreife, Abitur), für Männer 1,6 (Referenz: Frauen) und für eine intensive Nutzung populärer Medien zu Gesundheitsfragen ebenfalls 1,6 (Referenz: geringe Nutzung). In ähnlicher Größenordnung bewegen sich die Werte für den Indikator »gesundheitliches Wissen: richtige Einschätzungen minus falsche«. Abbildung 3 verdeutlicht diesen Einfluss des Informationsverhaltens auf die beiden Indikatoren.

Als Zwischenergebnis festzuhalten bleibt: Eine individuelle »Weiterbildung« in medizinischen und gesundheitlichen Fragen erscheint – auch unabhängig vom Bildungsniveau der Nutzer – zumindest dann, wenn sie überwiegend oder allein über die populären Printmedien, über Radio- und TV-Sendungen erfolgt, eher problematisch. Die Daten lassen sich so interpretieren, dass durch dieses Informationsver-

Abbildung 3: Informationsbemühungen in populären Medien und Gesundheitswissen

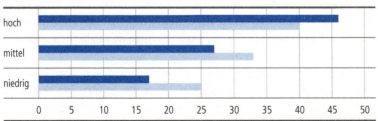

■ Befragte mit geringem Wissen (richtige minus falsche Bewertungen)
■ Befragte mit hohem Anteil an Fehleinschätzungen

Alle Angaben in Prozent der Befragten

halten schon vorhandene Irrtümer nicht korrigiert, in vielen Fällen wohl auch neue Irrtümer und Fehleinschätzungen verbreitet werden. Dies hängt zweifellos damit zusammen, dass im Unterschied zu einer aktiven Informationssuche, sei es im Internet oder durch Inanspruchnahme eines Arztes, die »populären Medien« (Zeitungen, Zeitschriften, Radio, Fernsehen) nur eine passive Rolle ermöglichen: Man kann dort nicht (oder nur stark eingeschränkt) systematische Suchstrategien verfolgen oder nach konkurrierenden Informationen Ausschau halten.

Informationsbedarf und individuelle Veränderungsbereitschaft

Das Informationsangebot zu gesundheitlichen und medizinischen Fragen ist derzeit so groß wie nie zuvor. Nicht nur die zunehmende Verbreitung des Internet ist hierfür als Beleg anzuführen, sondern auch die Vielzahl der Beratungsstellen von Krankenkassen, Selbsthilfeorganisationen und gemeinnützigen Einrichtungen. Gibt es gleichwohl Verbraucher- oder Patientenwünsche, die besonders häufig genannt werden und auf vorrangige Informationsdefizite verweisen? Die Antworthäufigkeiten zu den in der Befragung vorgegebenen Optionen (Abbildung 4) zeigen auf, dass trotz oder möglicherweise wegen der Vielfalt und Unübersichtlichkeit des Informationsangebots eine große Zahl von Informationswünschen offen geblieben ist.

Dies betrifft die schon in vielen Studien als unverständlich und Angst einflößend charakterisierten Arzneimittelinformationen in Beipackzetteln ebenso wie Informations- und Erklärungsmängel von Ärzten und zielt auch auf die aus Verbrauchersicht unzureichende Kennzeichnung von Lebensmitteln und Haushaltsprodukten. Insgesamt fällt auf, dass unter den sechs am häufigsten genannten Informationsmängeln drei Aspekte zu finden sind, die nicht den Patienten, sondern den Verbraucher betreffen.

Präventionskampagnen und Interventionen gegen das Rauchen hatten auch in Deutschland gezeigt, dass die Erfolge bei Schülern und Jugendlichen sehr viel größer sind als bei Erwachsenen. Unter anderem diese Bilanz führte zu Vorschlägen, Präventionsbemühungen schon in den Schulen zu beginnen beziehungsweise dort noch sehr viel stärker auszubauen: durch eine Intensivierung des Sportunterrichts, durch Schulunterricht zum Thema »Gesundheitliches

Abbildung 4: Vorrangige Informationsinteressen von Verbrauchern und Patienten

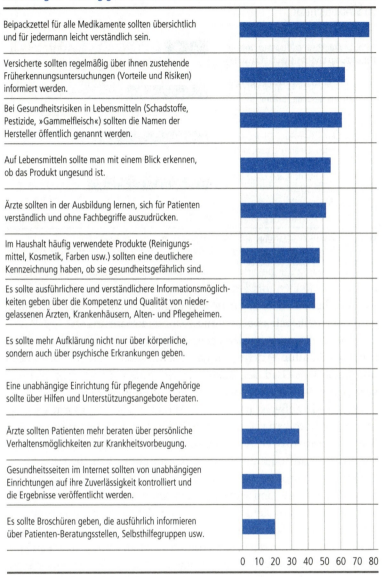

Mehrfachnennungen möglich

Alle Angaben in Prozent der Befragten

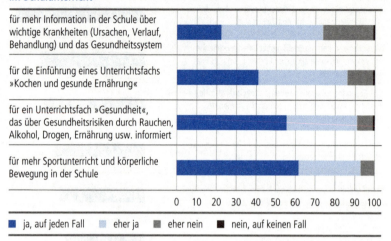

Abbildung 5: Zustimmungsraten für gesundheitsorientierte Themen im Schulunterricht

Risikoverhalten« oder sogar (wie in England bereits eingeführt) durch ein Unterrichtsfach »Kochen und gesunde Ernährung«.

In der Befragung wurden mehrere solcher Vorschläge zur Ausweitung des Schulunterrichts auf das Thema »Gesundheit« vorgegeben und nach dem Grad der Zustimmung gefragt. Dabei zeigt sich ein sehr hohes Maß an Befürwortung, das allerdings themenspezifische Unterschiede aufweist (siehe dazu Abbildung 5). Insgesamt wird damit in der Bevölkerung eine überraschend große Zustimmung deutlich, was eine Ausweitung des schulischen Bildungs- oder zumindest Informationsauftrags zum Thema »Gesundheit« betrifft.

Dass die Vermittlung gesundheitlichen Wissens tatsächlich ein relevanter Veränderungswunsch in der Bevölkerung ist, zeigen schließlich Antworten auf die Frage, ob man selbst zu solchen Lernprozessen bereit wäre. Nur jeder fünfte Befragungsteilnehmer (19 %) artikuliert hier eine strikte Verweigerungshaltung. Für die Übrigen sind allerdings bestimmte Voraussetzungen erforderlich, um solche Lernsituationen als Erwachsener noch einmal auf sich zu nehmen. Dazu zählt in erster Linie, dass der Unterricht nicht mit Kosten verbunden ist. Darüber hinaus werden von jeweils etwa 20 bis 25 Prozent als Voraussetzung einer Teilnahme Bedingungen genannt, die derzeit nicht erfüllt sind: eine schwerwiegende Erkrankung, eine ausbleibende Beschwerdebesserung oder eine starke Unzufriedenheit mit ärztlichen Informationen und Erklärungen. Unter dem Strich bedeutet dies, dass einer umfassenderen Erwachsenenbildung im Bereich Medizin und Gesundheit, etwa im Sinne einer »Patientenuniversität«, wie sie derzeit in Hannover erprobt wird, doch deutliche Barrieren der Teilnahmebereitschaft im Wege stehen.

Fazit und gesundheitspolitische Bedeutung der Befunde

Die Gesundheitsgesellschaft bedarf eines aktiven und kritischen Bürgers, Konsumenten und Patienten mit einer hohen Gesundheitskompetenz (Kickbusch 2006). Diese wird jedoch den Bürgern weder systematisch vermittelt, noch werden ihnen Gesundheitsentscheidungen im Alltag leicht gemacht; es besteht ein markanter Unterschied zwischen den vorhandenen und den »geforderten« Kompetenzen.

Die zentralen empirischen Befunde dieser Studie zum Gesundheitswissen als begrenztem Teilaspekt der Gesundheitskompetenz zeigen:
- Ein direkter Einfluss des Gesundheitswissens auf die Morbidität lässt sich in den Daten des Gesundheitsmonitors nicht feststellen. Es zeigt sich jedoch bei chronisch Erkrankten, dass ein fundiertes Wissen eine Pufferfunktion einnehmen und negative emotionale Begleiterscheinungen der Krankheit abfedern kann.
- Zwar zeigt sich ein Zusammenhang zwischen Gesundheitswissen und Bildungsniveau, aber auch Befragte mit Abitur weisen keinesfalls durchweg einen fundierten Wissensstand zu Krankheit und Gesundheit auf.
- Die intensive Informationssuche in populären Massenmedien (Radio, Fernsehen, Zeitungen, Zeitschriften) zu gesundheitlichen und medizinischen Fragen führt eher zu einer Verfestigung von Irrtümern und Fehleinschätzungen als zu einem fundierten Gesundheitswissen. Offensichtlich ist das gesundheitliche »Bildungsangebot« dieser Medien überaus defizitär und nicht geeignet, Verbraucher und Patienten bei ihren Entscheidungen im Alltag zu unterstützen. Auch ist dort nur ein passives Zur-Kenntnis-Nehmen von Informationen möglich, nicht aber eine aktive und systematische Suche.
- Es wird eine Vielzahl von Informationsdefiziten bemängelt, für Verbraucher wie Patienten. Reklamiert wird sowohl ein unzureichendes Angebot für bestimmte Themen, insbesondere aber auch

eine unzureichende Verständlichkeit verfügbarer Quellen (unter anderem: Lebensmittel, Medikamente).

Das gesundheitspolitische Fazit ist klar: Gesundheitskompetenz ist eine unterschätzte Dimension der Gesundheitspolitik und wird in der Diskussion um Verbesserungen des Gesundheitssystems sträflich vernachlässigt. Eigenverantwortung braucht gesellschaftliche Vorleistungen. Die Teilnehmer, Patienten wie Verbraucher, dieser Studie bemängeln klar die mangelnde Verständlichkeit der Informationsquellen und fordern, dass Kinder und Jugendliche besser auf die komplexe Gesundheitswelt vorbereitet werden. Sie sind bereit – unter bestimmten Bedingungen –, selbst ihre Gesundheitskompetenz zu verbessern. Die vielen in den Köpfen vorherrschenden Gesundheitsirrtümer müssen zu denken geben, denn sie bestehen trotz – oder wegen (?) – einer Flut von Gesundheitsinformationen.

Schon aus dieser begrenzten Analyse resultieren politische Fragen wie die klare Beschriftung von Lebensmitteln und Medikamenten, die Investition in lebensnahe Kompetenzen in der Schule und das Schaffen von Möglichkeiten für lebenslanges Gesundheitslernen. Gemeinhin ist diese Art von Vorschlägen nicht Teil der gesundheitspolitischen Reform, denn Bürger und Patienten werden immer noch nicht als gleichwertige, bedeutende und aktive Partner im Gesundheitswesen gesehen. Bei der signifikanten Zunahme chronischer Erkrankungen ist die Pufferfunktion von Gesundheitskompetenz ein besonders bedeutsames gesundheitspolitisches Signal, es bestätigt die Empowerment-Thesen der Gesundheitsförderung. Das bedeutet gesundheitspolitisch neben der Stärkung der Prävention bei Kindern und Jugendlichen eine signifikante Verbesserung der Patientenkompetenz im aktiven und selbstbestimmten Disease-Management. Dies kann auf vielerlei Weisen geschehen: durch die Förderung von Patientengruppen, durch verbesserten Service für chronisch Kranke vonseiten ihrer Krankenversicherungen, durch verbesserte Arzt-Patient-Kommunikation und durch neue Modelle wie Patientenuniversitäten, die zwar kein Angebot für alle Bildungsschichten darstellen, aber für bestimmte Bevölkerungsgruppen und insbesondere für chronisch Erkrankte durchweg neue Zugangswege zu persönlich relevantem medizinischem Wissen bieten.

Es ist zu wünschen, dass dieses Thema in Deutschland mehr Beachtung findet. Zumindest sollte eine systematische Erfassung der

Gesundheitskompetenz in Deutschland und insbesondere ihrer Implikationen für Gesundheitszustand und Lebensqualität angestrebt werden, sodass gezielte Maßnahmen gemeinsam mit den Bürgern und Patienten ergriffen werden können. Denn es gilt nicht nur, die Gesundheitskompetenz der Bürger zu erhöhen, es gilt auch, das Gesundheitssystem und die Gesundheitspolitik »lesbarer« und verständlicher zu gestalten und die Kommunikationskompetenz und Bereitschaft der Gesundheitsprofessionen signifikant zu verbessern.

Literatur

Baker, D. W., M. S. Wolf, J. Feinglass, J. A. Thompson, J. A. Gazmararian und J. Huang. »Health Literacy and Mortality Among Elderly Persons«. *Arch Intern Med* (167) 14 2007. 1503–1509.

Human Resources and Social Development Canada. »Bibliography of health literacy ressources 1980–2004«. www.hrsdc.gc.ca/en/hip/lld/nls/Resources/05_healthbib.shtml (Download 30.6.2008).

Institute of Medicine – IOM, Committee on Health Literacy. *Health Literacy: a Prescription to End Confusion.* Washington, D.C. 2004.

Kickbusch, I., D. Maag und H. Saan. »Enabling healthy choices in modern health societies«. Paper for the European Health Forum. Bad Gastein 2005.

Kickbusch, I. *Die Gesundheitsgesellschaft.* Gamburg 2006.

Kickbusch, I., und D. Maag. »Health Literacy: Towards active health citizenship«. *Public health in Österreich und Europa. Festschrift Horst Noack.* Hrsg. M. Sprenger. Graz 2006. 151–158.

Kickbusch, I., S. Wait und D. Maag. »Navigating Health – The Role of Health Literacy. Alliance for Health and the Future«. London 2006 (auch online unter www.ilcuk.org.uk/files/pdf_pdf_3.pdf, Download 23.7.2008).

Murray, S., R. Rudd, I. Kirsch, K. Yamamoto und S. Grenier. *Health Literacy in Canada. Initial Results from the International Adult Literacy and Skills Survey.* Canadian Council on Learning. Ottawa 2007.

Nutbeam, D. »Health literacy as a public health goal: a challenge for contemporary health education and communication strategies into the 21st Century«. *Health Promotion International* 15 2000. 259–267.

Rudd, R. »Health literacy skills of U.S. adults«. *Am J Health Behav* (31) 1 2007. 8–18.

Wang, J., und M. Schmid. *Regionale Unterschiede in der Gesundheitskompetenz der Schweiz*. Institut für Sozial- und Präventivmedizin. Universität Zürich. www.ispmz.ch/downloads/HintergrundGesundheitskompetenz_de_070607.pdf (Download 23.7.2008).

Wolf, M. S., J. A. Gazmararian und D. W. Baker. »Literacy and Functional Health Status Among Older Adults«. *Arch Intern Med* (165) 17 2005. 1946–1952.

Informationsbedarf und Informationssuchverhalten bei der Arztsuche

Max Geraedts

Einleitung

Voraussetzung für eine patientenorientierte ambulante Gesundheitsversorgung ist, dass sich die Versicherten insbesondere über die Hauptakteure in diesem Versorgungssektor – also die niedergelassenen Haus- und Fachärzte – ausreichend informieren können. Solche Informationen sind deshalb immer öfter notwendig, weil einerseits die steigende Mobilität der Versicherten häufiger eine neue Arztsuche notwendig macht. Andererseits binden sich inzwischen immer mehr Versicherte in den von den Krankenkassen angebotenen Hausarztmodellen, sodass deren Arztwechselmöglichkeit zumindest für eine festgelegte Zeitspanne eingeschränkt ist. Umso bedeutender werden umfassende Informationen im Vorfeld der Auswahl eines Arztes.

Informationen zu Ärzten und Arztpraxen werden in Deutschland bislang nicht systematisch und flächendeckend vorgehalten. Zwar bieten Kassenärztliche Vereinigungen zum Teil Strukturinformationen zu den regional niedergelassenen Ärzten an. Zudem haben einzelne Patientenberatungsstellen und Internetseiten Listen von Ärzten, die von Patienten beurteilt wurden. Beispielsweise hat die Zeitschrift Focus mit ihren »Top-Ärzte-Listen« bereits Mitte der 90er Jahre Umsatzsteigerungen erzielen können und Hinweise auf einen nicht gedeckten Informationsbedarf gegeben. Ob jedoch diese sporadisch vorliegenden Informationen genau diejenigen sind, die sich unterschiedliche Versichertengruppen für eine Arztwahl wünschen, und welche Informationsquellen sowie Autoren gewünscht oder bevorzugt werden, bleibt weiterhin aufzuklären.

Stand der Forschung

Der Gesundheitsmonitor bietet seit einigen Jahren Analyseergebnisse zum Informationsbedarf und zur Informationssuche von Versicherten. Nachdem im Gesundheitsmonitor 2006 der Informationsbedarf und die Informationssuche von Versicherten vor allem in Bezug auf die Auswahl stationärer Versorgungseinrichtungen untersucht wurde, hat sich der Gesundheitsmonitor 2007 unter anderem mit der Suche und Auswahl ambulanter Leistungserbringer beschäftigt und einen immensen, weitgehend ungedeckten Informationsbedarf der Versicherten feststellen können (Marstedt 2007).

Die internationale Literatur zu den von Versicherten gewünschten Informationen zur Auswahl von Ärzten oder Arztpraxen, zu ihrem Suchverhalten sowie deren Abhängigkeit von verschiedenen Einflussgrößen wie Gesundheitszustand, Alter oder Sozialschicht gibt bisher nur ein lückenhaftes Bild. Eine vor rund 20 Jahren von Salisbury (1989) durchgeführte Befragungsstudie in Großbritannien erbrachte, dass die damals bereits unter dem Stichwort des »Consumerism« diskutierte neue Rolle von Patienten als aktiv fordernde und sich informierende Verbraucher im Bereich der ambulanten Versorgung noch weitgehend fehlte. Patienten wählten den Hausarzt am ehesten nach der Nähe zum Wohnsitz, gefolgt von Empfehlungen anderer oder der Bekanntheit des Arztes durch andere Familienmitglieder. Die meisten Patienten suchten vor dem ersten Praxisbesuch nicht aktiv nach Informationen zu dieser Praxis und wenn doch, dann indem Bekannte oder Familienmitglieder befragt wurden. Nur elf Prozent der Befragten besuchten vorab eine Praxis, um sich ein Bild zu machen. Das von Patienten mit 64 Prozent der Nennungen als wichtigstes Auswahlkriterium für Ärzte angeführte Kriterium war die Freundlichkeit des Arztes, mit dem es leicht sein sollte zu reden. Danach folgten mit 45 Prozent die Öffnungszeiten und mit 32 Prozent die Existenz eines Terminvergabesystems.

Nachfolgende Studien bestätigten größtenteils lediglich die Ergebnisse von Salisbury. So sahen Lubalin und Kojetin (1999) noch keine aktive Rolle der Bürger bei der Arztwahl und empfahlen mehr und bessere Informationen. Auch Harris (2003) fasste die Literatur sowie ihre eigene Studie dahingehend zusammen, dass rationale, auf aktivem Suchverhalten beruhende Entscheidungen einer Arztwahl zumeist nicht zugrunde liegen. Insbesondere diejenigen Personen, die eine hohe Arztbindung, Nutzung des Gesundheitswesens als Patienten oder einen schlechten Gesundheitszustand aufwiesen, suchten eher nicht aktiv nach einem neuen Arzt. Gesucht wurde am ehesten von denjenigen, die mit ihrem aktuellen Arzt unzufrieden waren. Bezüglich der einer Arztwahl zugrunde gelegten Kriterien stellten Wensing et al. (1998) auf der Basis eines Reviews über 19 Artikel heraus, dass die »Menschlichkeit« des Arztes in 86 Prozent der Studien das herausragende Auswahlkriterium für Hausärzte war. Danach folgte mit 64 Prozent die Kompetenz.

Die besondere Bedeutung der Kommunikation unterstrichen unter anderem Scott und Vick (1999) sowie Newton et al. (2007). In beiden Studien kristallisierten sich die Möglichkeit und Zeit, mit dem Arzt zu sprechen und ihn zu verstehen, als bedeutendste Qualitätskriterien heraus. Darüber hinaus spielte die Wartezeit auf einen Termin eine wichtige Rolle bei der Praxiswahl. Weitere Kriterien, die eine Arztwahl beeinflussen können, sind zum Beispiel das professionelle Erscheinungsbild (Menahem und Shvartzman 1998; Rehman et al. 2005) und die Konkordanz der Muttersprache, des Geschlechts oder der ethnischen Zugehörigkeit (Garcia et al. 2003). Solche persönlichen Charakteristika des Arztes scheinen gegenüber den oben genannten Faktoren der Kommunikationsfähigkeit, der Kompetenz sowie der Praxisorganisation eine untergeordnete Rolle zu spielen (Bornstein, Marcus und Cassidy 2000). Diese Faktoren werden deshalb oftmals in Ratgebern zur Arztwahl vorgeschlagen (ÄZQ 2008). Darüber hinaus liegen Hinweise vor, dass unterschiedliche Kriterien für relevant erachtet werden, wenn es um die Hausarzt- im Vergleich zur Facharztsuche geht. Diese Erkenntnis bestätigten sowohl Fokusgruppen mit amerikanischen (Hanna, Schoenbachler und Gordon 1995) als auch deutschen Studienteilnehmern (Picker Institut Deutschland 2006).

Ob der erwähnte Informationsbedarf der Versicherten mit den neuerdings zahlreichen internetbasierten Arztsuchportalen gedeckt werden kann, lässt sich empirisch noch nicht belegen. Ärzte stehen diesen Portalen bisher skeptisch gegenüber, und Patienten scheinen sie noch nicht in ausreichender Anzahl genutzt und ihre Erfahrungen eingebracht zu haben, um halbwegs sichere Auskünfte für andere Patienten bereitzuhalten (Krüger-Brand 2007; Obermann, Müller und Bach 2008; Stiftung Gesundheit 2008). Ebenfalls unklar ist, ab wann Patienten von einer Initiative der Ärzteschaft profitieren können, die derzeit ein System entwickelt, mit dem die Qualität von Arztpraxen anhand einiger Indikatoren bewertet werden soll (Kleudgen 2008). Praxen mit herausragender Qualität sollen in Zukunft besser honoriert werden, und dies soll den Patienten gegenüber anhand eines Qualitätssiegels publik gemacht werden (Rieser 2007). Gemeinsam ist allen bisherigen Informationsangeboten über ambulant tätige Ärzte, dass ihnen die empirische Basis darüber fehlt, welche Auswahlkriterien im Hinblick auf die Ärzte und deren Praxen von Versicherten für besonders wichtig erachtet werden. Genau dieser Forschungslücke widmete sich deshalb die Befragung im Rahmen des Gesundheitsmonitors 2008.

Fragestellung und methodisches Vorgehen

Ziel der Befragung war es, aus Sicht der Versicherten vor dem Hintergrund soziodemographischer Merkmale differenziert zu erfahren, welche Informationen bei der Auswahl eines Hausarztes oder Facharztes zu den Ärzten selbst und zu den Praxen einerseits für wichtig gehalten und andererseits vergangenen Auswahlentscheidungen zugrunde gelegt werden. Darüber hinaus sollten Fragen zu den bevorzugten Informationsquellen und -autoren wiederholt und ebenfalls differenziert betrachtet werden. Folgende Hypothesen lagen den Fragen vor allem zugrunde:
a) Versicherte bevorzugen und nutzen – in Abhängigkeit von soziodemographischen Faktoren – unterschiedliche Informationen zum Arzt/zur Praxis bei der Arztwahl;
b) genauso bevorzugen sie unterschiedliche Informationsquellen sowie Organisationen als Autoren von Informationen für Arztwahlentscheidungen;
c) hinsichtlich der gewünschten oder genutzten Informationen bei Arztwahlentscheidungen sind Unterschiede bei der Hausarzt- im Vergleich zur Facharztwahl festzustellen;
d) in Ermangelung vieler der präferierten Informationen konnten bei tatsächlichen Auswahlentscheidungen bisher nicht die jeweils bevorzugten Informationen die wichtigste Rolle spielen.

Die Forschungsergebnisse könnten von den gesundheitspolitisch Handelnden genutzt werden, um entsprechende, wo nötig differenziert nutzerorientierte Informationsmaterialien zu entwickeln, die eine Partizipation aller Versicherten ermöglichten. Letztlich könnten damit qualitätsorientierte Auswahlentscheidungen der Versicherten und in der Folge eine Orientierung auch der Leistungserbringer an solchen Qualitätskriterien gefördert werden.

Methodisch folgte dieser Befragungsteil dem beim Gesundheitsmonitor im Allgemeinen genutzten Analyseplan. Die Antworten der 1.533 im Frühjahr 2008 schriftlich Befragten wurden zunächst deskriptiv ausgewertet. Zusammenhänge zwischen den einzelnen Antworten und möglichen Einflussfaktoren auf das Antwortverhalten wurden zunächst bivariat mithilfe von sogenannten Chi^2-Tests und anschließend multivariat mithilfe nominaler logistischer Regressionen analysiert. Folgende Einflussfaktoren wurden berücksichtigt: Alter, Geschlecht, Versicherungsform (gesetzlich versichert gegenüber privat versichert) und die soziale Schichtzugehörigkeit der Befragten, aktuelle Nutzung des Gesundheitswesens, Zusammenleben mit einem Partner, Ausübung eines Gesundheitsberufes und Angabe eines Hausarztes. Gemeinsamkeiten und Unterschiede in der Beurteilung einzelner Kriterien bei der Hausarzt- beziehungsweise Facharztwahl wurden mithilfe von Korrelations- und Ranganalysen überprüft (Korrelation nach Spearman, Mann-Whitney-U-Test).

Befragungsergebnisse

Bei allen Ergebnissen gilt es zu beachten, dass von den meisten Befragten nicht häufig nach einem Haus- oder Facharzt gesucht wird. Laut den Befragungsergebnissen hat nur rund ein Fünftel der erwachsenen deutschen Bevölkerung in den letzten Jahren mindestens einmal einen Hausarzt gesucht. Wesentlich mehr Befragte, nämlich 35 Prozent, gaben an, in den letzten Jahren mindestens einmal einen Facharzt gesucht zu haben.

Auswahlkriterien für Haus- und Fachärzte

Die sicherlich bedeutsamste Frage dieses Abschnitts lautet: »Wenn Sie einen neuen Arzt suchen müssten, welche genaueren Informationen zum Arzt hätten Sie gern, die Ihnen bei der Auswahl des Arztes helfen könnten?« Zur Beantwortung stand eine Liste von 23 Kriterien zur Verfügung, wobei die Befragten getrennt für die Hausarzt- und Facharztsuche ankreuzen konnten, ob sie diese Kriterien für sehr wichtig, eher wichtig oder nicht so wichtig hielten. Einen Überblick zu den zehn wichtigsten Kriterien für eine Hausarztsuche gibt die Abbildung 1.

Demnach präferieren die Befragten zu mehr als 95 Prozent solche Kriterien, die erst im persönlichen Kontakt zu einem Arzt erlebbar sind, nämlich inwieweit auf Fragen eingegangen wird, die Erklärungen verständlich sind und insgesamt ein freundlicher Umgangston herrscht. Ebenfalls als besonders wichtig erscheint die Wissenschaftlichkeit und Auswahl der Behandlungsverfahren. Daneben spielen die Erfolgsrate und Erfahrungen anderer Patienten, aber auch Strukturvariablen wie Berufserfahrung, Bereitschaft zu Haus- oder Heim-

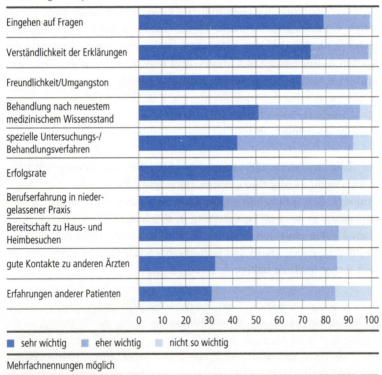

Abbildung 1: Top-10-Auswahlkriterien für Hausärzte

Mehrfachnennungen möglich

Alle Angaben in Prozent der Befragten

besuchen und Kontakte zu anderen Ärzten eine prominente Rolle bei der Hausarztsuche.

Unterschiede zwischen der Suche nach Haus- oder Fachärzten sowie die Beurteilung der Relevanz weiterer Informationen für die Arztsuche stellt Tabelle 1 dar. Hier sind zunächst alle 23 Kriterien aufgeführt, die den Befragten vorgelegt wurden. Zusätzlich enthält sie die Rangplätze, die die Befragten den einzelnen Kriterien für eine Hausarzt- oder Facharztsuche gegeben haben. Die Rangplätze wurden nach dem Anteil der Befragten gebildet, die das jeweilige Kriterium als »sehr wichtig« beurteilten. Darüber hinaus wird die Korrelation zwischen den Beurteilungen der einzelnen Kriterien für die Haus- und Facharztwahl und zuletzt anhand der jeweiligen Konfidenzintervalle der Rangplätze gezeigt, welche der Kriterien sich signifikant von den benachbarten unterscheiden.

Beim Großteil der Auswahlkriterien bestanden entweder gar keine oder nur geringe Unterschiede bei der Relevanzbeurteilung der Hausarzt- im Vergleich zur Facharztsuche. Nur drei Kriterien wurden stärker unterschiedlich bewertet: Für die Hausarztsuche spielte die Bereitschaft, Haus- beziehungsweise Heimbesuche zu machen, eine wichtigere Rolle als bei der Facharztsuche, während für die Facharztsuche die Tätigkeitsschwerpunkte und Spezialisierungen als wesentlich relevanter im Vergleich zur Hausarztsuche eingeschätzt wurden. Bei Betrachtung der Konfidenzintervalle der Rangplätze fiel auf, dass sich die Gruppe der oberen und unteren fünf Kriterien bei der Haus- und Facharztwahl relativ stabil von einer mittleren Gruppe der Kriterien abgrenzen ließ. Die Kriterien mit mittleren Rangplätzen zeigten breitere Konfidenzintervalle, sodass eine Abgrenzung zu den benachbarten Kriterien nicht sicher erfolgen konnte.

Unter den möglichen Einflussgrößen auf das Antwortverhalten verblieben in der multivariaten Analyse sowohl bei der Hausarzt- als auch der Facharztsuche fast nur noch das Alter und das Geschlecht der Befragten als statistisch bedeutsame (signifikante) Faktoren, die jeweils bei fünf bis sechs der 23 Auswahlkriterien zu Unterschieden in der Beurteilung führten. Demnach fanden jüngere Befragte die Freundlichkeit sowie ein Foto des Arztes signifikant wichtiger, Ältere hingegen schätzten die Berufserfahrung sowie die Bereitschaft zu Hausbesuchen höher ein. Frauen bevorzugten im Vergleich zu Männern die oben als die drei wichtigsten Faktoren genannten Auswahlkriterien der Freundlichkeit, des Eingehens auf Fragen sowie der Verständlichkeit signifikant stärker.

Tabelle 1: Auswahlkriterien für Haus- und Fachärzte und deren Relevanzbeurteilung (Rangplatz [»sehr wichtig«] bei der Haus-/Facharztwahl unter 23 Kriterien)

Auswahlkriterien	Hausarztwahl		Facharztwahl		Korrelation
	Rang	Konfidenzintervall	Rang	Konfidenzintervall	
Eingehen auf Fragen der Patienten	1	1	1	1	0,88
Verständlichkeit der Erklärungen	2	2–3	2	2–3	0,88
Freundlichkeit, Umgangston	3	2–3	3	2–4	0,91
Behandlung nach neuestem medizinischem Wissensstand	4	4	4	3–5	0,73
Bereitschaft zu Haus-/Heimbesuchen	5	4–5	18	18	0,57
Erfahrung mit speziellen Untersuchungs-/ Behandlungsverfahren	6	5–7	5	5–7	0,64
Erfolgsrate bei Behandlungen	7	6–8	8	6–8	0,79
Berufserfahrung als niedergelassener Arzt	8	7–11	10	9–12	0,79
Komplikationsrate bei Behandlungen	9	8–13	9	9–10	0,84
Spezialisierungen	10	8–13	7	6–8	0,59
Gute Kontakte zu anderen Ärzten	11	8–13	11	10–13	0,82
Erfahrungen anderer Patienten	12	8–13	12	10–13	0,86
Tätigkeitsschwerpunkte	13	8–13	6	6–8	0,53
Empfehlung durch andere Ärzte	14	14–17	13	10–13	0,74
Empfehlung durch Verwandte oder Freunde	15	14–17	17	14–17	0,85
Unabhängige Qualitätsprüfung	16	14–17	15	14–17	0,84
Fortbildungsnachweise	17	14–17	14	14–17	0,83
Berufserfahrung in der Klinik	18	18	16	14–17	0,77
Doktortitel	19	19	19	19	0,88
Alter des Arztes	20	20	20	20	0,80
Geschlecht des Arztes	21	21	21	21	0,73
Fremdsprachenkenntnisse	22	22–23	22	22–23	0,82
Foto des Arztes	23	22–23	23	22–23	0,91

Auf die Frage, welche der genannten Informationen bei der Suche nach einem Haus- oder Facharzt genutzt wurden, gaben die Befragten zu 28 Prozent (Hausarztsuche) beziehungsweise 23 Prozent (Facharztsuche) an, bisher keine der Informationen genutzt zu haben. Mit 13 Prozent noch relativ häufig wurden Empfehlungen von Verwandten oder Freunden bei der Hausarztsuche beziehungsweise Empfehlungen anderer Ärzte bei der Facharztsuche genutzt. Bei der Hausarztsuche wurden zudem das Eingehen auf Fragen (10 % der Befragten) und die Freundlichkeit (7 %) noch relativ häufig als bereits genutzte Auswahlkriterien genannt.

Auswahlkriterien für Haus- und Facharztpraxen

Neben den Informationen zum Arzt selbst spielen für die Wahl eines Haus- oder Facharztes Auswahlkriterien eine Rolle, die sich auf die Praxis beziehen. Deshalb wurden die Befragten in einem zweiten großen Fragenblock gebeten, folgende Frage wiederum getrennt für Haus- und Facharztpraxen nach ihrer Wichtigkeit zu beurteilen: »Wenn Sie einen neuen Arzt suchen müssten, welche genaueren Informationen zur Arztpraxis hätten Sie gern, die Ihnen bei der Auswahl der Arztpraxis helfen könnten?« Zur Beantwortung stand diesmal eine Liste von 26 Kriterien zur Verfügung. Einen Überblick zu den zehn wichtigsten Kriterien für eine Hausarztpraxissuche gibt Abbildung 2.

Demnach benannten mehr als 50 Prozent der Befragten die Freundlichkeit der Mitarbeiter, die Sauberkeit, die Nähe zum Wohnort sowie die Wartezeit auf einen Termin und in der Praxis als sehr wichtig. Andere Strukturmerkmale wie die technische Ausstattung, die Ausweisung als Schwerpunktpraxis, der Platz im Wartebereich sowie eine Vertraulichkeit garantierende Gestaltung der Räumlichkeiten, sodass zum Beispiel bei der Anmeldung keine akustischen Brücken zum Wartebereich existieren, spielten ebenfalls eine wichtige Rolle. Daneben war noch die Erfahrung anderer Patienten unter den Top-10-Kriterien zu finden.

Unterschiede zwischen der Suche nach Haus- oder Facharztpraxen sowie die Beurteilung der Relevanz weiterer Informationen für die Praxiswahl stellt die Tabelle 2 dar. Hier sind alle 26 Kriterien aufgeführt, die den Befragten vorgelegt wurden. Zudem enthält die Tabelle die Rangplätze, die die Befragten den einzelnen Kriterien für eine Hausarzt- oder Facharztpraxissuche gegeben haben.

Abbildung 2: Top-10-Auswahlkriterien für Hausarztpraxen

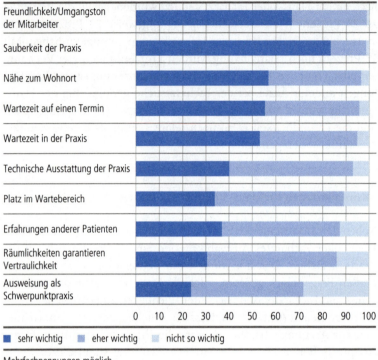

Mehrfachnennungen möglich

Alle Angaben in Prozent der Befragten

Auch bei der Relevanzbeurteilung der Hausarzt- im Vergleich zur Facharztpraxissuche bestanden auf der Basis der Korrelationsanalyse kaum Unterschiede. Nur das Kriterium »Nähe zum Wohnort« zeigte einen Unterschied von vier Rangplätzen, wobei dieses Kriterium als wichtiger bei der Hausarzt- im Vergleich zur Facharztpraxissuche eingeschätzt wurde. Mit drei Rangplätzen Unterschied stach noch das Kriterium »Technische Ausstattung der Praxis« hervor, das für Facharztpraxen höher bewertet wurde. Bei Betrachtung der Konfidenzintervalle der Rangplätze fiel auf, dass sich eine Gruppe der oberen und unteren neun Kriterien bei der Haus- und Facharztpraxiswahl von einer mittleren Gruppe der Kriterien abgrenzen ließ, die wiederum breitere Konfidenzintervalle zeigte.

Unter den möglichen Einflussgrößen auf das Antwortverhalten spielten in der multivariaten Analyse sowohl bei der Hausarzt- als

Tabelle 2: Auswahlkriterien für Haus-/Facharztpraxen und deren Relevanzbeurteilung (Rangplatz [»sehr wichtig«] bei der Praxiswahl unter 26 Kriterien)

Auswahlkriterien	Hausarztwahl		Facharztwahl		Korrelation
	Rang	Konfidenzintervall	Rang	Konfidenzintervall	
Sauberkeit der Praxis	1	1	1	1	0,93
Freundlichkeit/Umgangston der Mitarbeiter	2	2	2	2	0,94
Nähe zum Wohnort	3	3–5	7	6–10	0,69
Wartezeit auf einen Termin	4	3–5	4	3–5	0,86
Wartezeit in der Praxis	5	3–5	5	3–5	0,90
Technische Ausstattung der Praxis	6	6	3	3–5	0,90
Erfahrungen anderer Patienten	7	7–8	6	6–8	0,61
Platz im Wartebereich	8	7–9	8	6–10	0,92
Räumlichkeiten garantieren Vertraulichkeit	9	8–9	9	7–10	0,93
Erreichbarkeit mit öffentlichen Verkehrsmitteln	10	10–12	11	11–14	0,69
Erweiterte Öffnungszeiten	11	10–12	12	11–15	0,91
Ausweisung als Schwerpunktpraxis	12	10–13	10	7–10	0,86
Elektronische Patientenakte	13	12–16	14	12–15	0,93
Beschilderung der Räume innerhalb der Praxis	14	13–16	13	11–15	0,90
Qualitätszertifikat	15	13–17	15	12–16	0,89
Begleitung für hilfebedürftige Patienten	16	13–17	16	15–17	0,92
Individuelle Gesundheitsleistungen	17	15–18	17	16–17	0,84
Barrierefreiheit/Zugang für Behinderte	18	17–19	18	18–19	0,97
Unterhaltungsmöglichkeiten für die Wartezeit	19	18–19	19	18–20	0,94
Gemeinschaftspraxis	20	20	20	19–21	0,79
Informationen über Abläufe in der Praxis	21	21	21	20–21	0,87
Broschüre mit Vorstellung der Mitarbeiter	22	22	22	22	0,87
Art der Patienten	23	23–25	24	23–25	0,84
Erstkontakt per E-Mail möglich	24	23–25	25	23–25	0,90
Präsentation im Internet	25	23–25	23	23–25	0,89
Fotos der Praxis	26	26	26	26	0,85

auch der Facharztpraxissuche wiederum das Alter mit einem signifikanten Einfluss auf fünf beziehungsweise sechs Auswahlkriterien (Hausarzt-/Facharztpraxissuche) und das Geschlecht der Befragten mit einem signifikanten Einfluss auf jeweils vier Auswahlkriterien eine statistisch auffällige Rolle. Ältere Befragte werteten die Barrierefreiheit und Erreichbarkeit sowohl von Hausarzt- als auch Facharztpraxen mit öffentlichen Verkehrsmitteln (ÖPNV) sowie das Angebot einer Begleitung hilfebedürftiger Personen als wesentlich wichtiger als jüngere. Diese wiederum fanden die Unterhaltungsmöglichkeiten in der Praxis und erweiterte Öffnungszeiten bedeutsamer. Frauen legten im Vergleich zu Männern signifikant mehr Wert auf die Erreichbarkeit mit dem ÖPNV, die Sauberkeit der Praxen, die Wartezeit in der Praxis und die Freundlichkeit der Mitarbeiter beider Praxisarten. Hinzu kam bei der Praxissuche der Sozialindex als Einflussgröße, wobei bei der Hausarztpraxissuche vier, bei der Facharztpraxissuche zwei Auswahlkriterien in Abhängigkeit von der Sozialschichtzugehörigkeit signifikant unterschiedlich beantwortet wurden. Angehörige niedrigerer sozialer Schichten beurteilten sowohl bei Hausarzt- als auch Facharztpraxen deren Erreichbarkeit mit dem ÖPNV sowie die Beschilderung in der Praxis als signifikant wichtiger als Angehörige höherer sozialer Schichten. Darüber hinaus galt für Hausarztpraxen, dass die Auswahlkriterien »Erweiterte Öffnungszeiten« und »Informationen über Abläufe in der Praxis« ebenfalls in Abhängigkeit von der Sozialschicht sehr unterschiedlich beantwortet wurden. Eine Präferenz für erweiterte Öffnungszeiten zeigten höhere soziale Schichten, während Praxisablaufinformationen von Angehörigen niedrigerer sozialer Schichten als wichtiger erachtet wurden.

Auf die Frage, welche der genannten Informationen bei der Suche nach einer Haus- oder Facharztpraxis wirklich schon genutzt wurden, gaben die Befragten zu 44 Prozent (Hausarztpraxissuche) beziehungsweise 41 Prozent (Facharztpraxissuche) an, bisher keine der Informationen genutzt zu haben. Mit 21 Prozent beziehungsweise 16 Prozent noch relativ häufig wurde die Nähe zum Wohnort bei den beiden Praxistypen als genutztes Kriterium benannt. Ansonsten spielte die Freundlichkeit der Mitarbeiter und die Wartezeit auf einen Termin zumindest bei rund sieben Prozent der Befragten eine Rolle bei der Praxiswahl.

Informationsquellen für die Arzt- und Praxissuche

Für die Arzt- beziehungsweise Arztpraxissuche stehen mittlerweile eine Reihe von Informationsquellen zur Verfügung, wobei Informationsangebote im Internet in den letzten Jahren sprunghaft zugenommen haben, jedoch weiterhin nicht die wichtigste Rolle spielen. Die Ergebnisse zu der Frage »Welche Informationsquellen halten Sie für geeignet, um sich über Ärzte beziehungsweise Arztpraxen zu informieren?« gibt die Abbildung 3 wieder.

Den Befragungsergebnissen zufolge zählten Gespräche mit Freunden und Verwandten, der Rat eines anderen Arztes oder von Patientenberatungsstellen zu den wichtigsten Informationsquellen. Danach folgten internetbasierte Informationen durch unabhängige Beratungsstellen und Ärzteverbände, die gegenüber arzteigenen Praxisdarstellungen oder denen von anonymen Patientenportalen im Internet bevorzugt wurden. Krankenkassen wurden von mehr als 50 Prozent der Befragten als geeignete Informationsquellen benannt, während Radio- und Fernsehsendungen beziehungsweise Zeitungen und Zeitschriften nur von einer Minderheit befürwortet wurden.

In der multinomialen logistischen Regression übte das Alter auf die Einschätzung von fünf der Informationsquellen einen signifikanten Einfluss aus, der Sozialindex auf eine Quelle. Alle übrigen Einflussfaktoren erzielten nach Korrektur für multiples Testen ein nicht signifikantes Niveau. Die Einschätzung der Eignung sowohl des Gesprächs mit Freunden als auch des Internets sank als Informationsquelle mit zunehmendem Alter. Darüber hinaus schätzten Angehörige höherer sozialer Schichten vor allem die Internetpräsentation von Informationen über Ärzte beziehungsweise Arztpraxen durch unabhängige Beratungsstellen als besser geeignet ein als Angehörige niedrigerer sozialer Schichten.

Eignung von Organisationen zur Information über Ärzte und Arztpraxen

Auch in Bezug auf die Eignung von Organisationen, Informationen über Ärzte beziehungsweise Arztpraxen bereitzustellen, offenbarten sich bei der Befragung kaum Unterschiede in Abhängigkeit von den untersuchten Einflussgrößen auf das Antwortverhalten. Abbildung 4

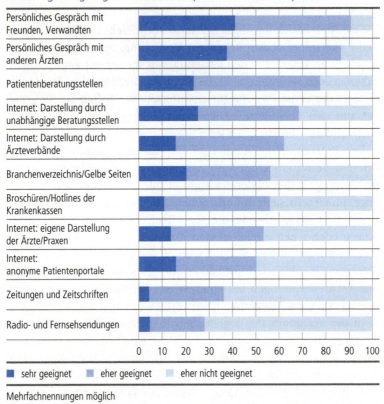

Abbildung 3: Eignung von Informationsquellen zu Ärzten/Arztpraxen

zeigt die Einschätzung der Eignung von acht Organisationen, die in jüngster Zeit als Autoren solcher Informationen in Erscheinung getreten sind.

Die Befragten brachten weiterhin das größte Vertrauen solchen Organisationen entgegen, die als besonders unabhängig beziehungsweise patientenorientiert gelten (Patientenberatungsstellen, Verbraucherschutzorganisationen, Selbsthilfegruppen). Fast gleich großes Vertrauen erzielten die Krankenkassen, während staatliche Einrichtungen und Ärzteverbände als um knapp zehn Prozent weniger geeignet eingeschätzt wurden und Universitäten beziehungsweise wissenschaftliche Einrichtungen sowie gemeinnützige Organisationen im Allgemeinen nur von rund zehn Prozent als sehr geeignet bezeichnet wurden.

Abbildung 4: Eignung von Organisationen zur Bereitstellung von Informationen über Ärzte/Arztpraxen

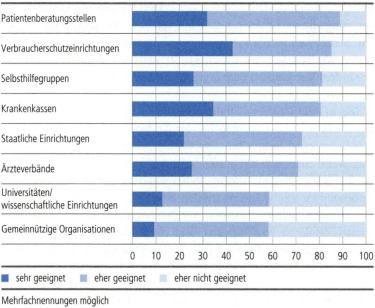

Nach der Korrektur für multiples Testen verblieb in der multivariaten Analyse nur ein Einfluss der Krankenversicherungsart sowie der Sozialschicht auf die Einschätzung der Eignung jeweils einer Organisationsform. Wissenschaftliche Einrichtungen wurden von privat Versicherten signifikant häufiger als geeignet bezeichnet, und Angehörige niedrigerer sozialer Schichten fanden im Vergleich zu Angehörigen höherer sozialer Schichten die Krankenkassen geeigneter als Autoren von Informationen über Ärzte und Arztpraxen.

Diskussion

Weiterhin basiert die Haus- oder Facharztsuche in Deutschland mehrheitlich nicht auf einem aktiven Verbraucherverhalten, das durch eine Suche auf der Grundlage von verlässlichen und den eigenen Bedarf deckenden Auswahlkriterien gekennzeichnet ist. Zwar zeigen die Bürger eine klare Präferenz für Auswahlkriterien, die vor allem das Kommunikationsverhalten der Ärzte und Praxismitarbeiter sowie deren Kompetenz und die Organisation der Praxen fokussieren. Genutzt wurden einige dieser Kriterien bisher nur von einer Minderheit der Befragten. Stattdessen beruhen Auswahlentscheidungen zu Haus- und Fachärzten wie seit Langem üblich größtenteils auf Empfehlungen von Freunden, Verwandten oder anderen Ärzten sowie auf der Nähe zum Wohnort.

Das in vielen anderen Studien ebenfalls aufgezeigte große Informationsbedürfnis der Patienten bei der Arztwahl wird von den vorhandenen Informationsquellen also nicht befriedigt – nicht verwunderlich, wenn man sich die präferierten Auswahlkriterien im Vergleich zu den vorhandenen Informationen anschaut. Während Patienten insbesondere solche Informationen bevorzugen, die eigene oder die Erfahrungen anderer Patienten mit dem Arzt-Patienten-Kontakt und dessen Erfolg in strukturierter und objektivierter Form umfassen, bieten die gängigen Informationsquellen größtenteils Strukturinformationen. In Ermangelung der gewünschten Informationen stützen sich die Versicherten deshalb auf verfügbare, individuelle und sicherlich subjektive Erfahrungs- beziehungsweise Empfehlungsurteile, die ihr Informationsbedürfnis noch am ehesten decken.

Interessanterweise ergeben sich beim Informationsbedarf kaum Unterschiede in Abhängigkeit von den acht geprüften möglichen Einflussfaktoren auf das Antwortverhalten. Der Gesundheitszustand, der hier in Form einer aktuellen Nutzung des Gesundheitswesens operationalisiert wurde, die Ausübung eines Gesundheitsberufes, das Zusammenleben mit einem Partner, die Angabe eines Hausarztes sowie die Versicherungsform üben laut den Befragungsergebnissen in Deutschland nur einen zu vernachlässigenden Effekt auf die Arztsuche aus. Einzig Alter, Geschlecht und Sozialschicht der Befragten verbleiben in der multivariaten Analyse als signifikante Einflussfaktoren. Es muss jedoch erwähnt werden, dass auch diese Einflussfaktoren eine nur untergeordnete Rolle zu spielen scheinen, da im höchsten Fall nur 15 Prozent der Varianz der Antworten aufgeklärt wurden, d.h., mindestens 85 Prozent der Antwortunterschiede konnten nicht durch die geprüften Einflussfaktoren erklärt werden. Schlussfolgernd ergibt sich, dass im Allgemeinen keine differenziert auf den Bedarf verschiedener Bevölkerungsgruppen abgestimmte Information bereitgestellt werden müsste. Genauso scheint keine Notwendigkeit dafür zu bestehen, eine nach Haus- und Fachärzten völlig unterschiedliche Information vorzuhalten oder die Information der Bürger durch unterschiedliche Autoren oder – abgesehen von der geringen Nutzung internetbasierter Informationen durch ältere Befragte – auf der Basis grundsätzlich unterschiedlicher Quellen vorzuhalten.

Diese Ergebnisse für den ambulanten Sektor sind durchaus vergleichbar mit denen, die für den Informationsbedarf im stationären Sektor vorliegen. Schaeffer (2006) stellte in ihrer Literaturanalyse heraus, dass auch hier der Informationsbedarf der Patienten im Wesentlichen qualitative Aspekte wie die Kommunikation, die Vertrauenswürdigkeit und die Behandlung mit Würde und Respekt umfasst. Für die Bereitschaft, ein Krankenhaus weiterzuempfehlen, spielt sogar die persönliche Erfahrung des Arzt-Patient-Verhältnisses die weitaus wichtigste Rolle (Picker Institut Deutschland 2005). Empirisch wurden diese Befunde mit der Befragung im Rahmen des Gesundheitsmonitors 2006 für Deutschlands stationären Sektor bestätigt, wo Aspekte wie die Freundlichkeit des Personals, die Zufriedenheit der Patienten und das Einbeziehen der Patienten unter den Top-10-Informationswünschen für die Krankenhauswahl zu finden waren (Geraedts 2006). Auch hier war jedoch festzustellen, dass die von Versicherten gewünschten Informationen größtenteils nicht in den verfügbaren Informationsquellen enthalten sind.

In ähnlicher Weise konnte die Befragung im Rahmen des Gesundheitsmonitors 2008 nun für den ambulanten Sektor klar herauskristallisieren, dass Versicherte ihre Haus- und Facharztwahl gern auf Kriterien basieren würden, die zurzeit nicht vorgehalten werden. Wenn also eine stärker patientenorientierte Ausrichtung des Gesundheitswesens auch im ambulanten Sektor gewünscht wird, sollte nach Wegen gesucht werden, diesen Informationsbedarf in Zukunft zu decken. In Anbetracht der bevorzugten Auswahlkriterien und Autoren kommt dafür am ehesten eine Informationsbereitstellung durch unabhängige Verbraucherorganisationen infrage, die auf der Grundlage systematischer Patientenerfahrungs- und Strukturerhebungen vergleichende Informationen zu Ärzten beziehungsweise Arztpraxen anbieten. Dabei sollten insbesondere die als Top 10 genannten Aspekte, also die Erfahrungen anderer Patienten insbesondere mit der Arzt-Patient-Kommunikation und den Behandlungserfolgen sowie die Kompetenzen anhand der Berufserfahrung im ambulanten Bereich, die Behandlung nach neuestem medizinischem Wissensstand und die Vorhaltung spezieller Untersuchungs- und Behandlungsverfahren, erfasst werden.

Literatur

Ärztliches Zentrum für Qualität in der Medizin – ÄZQ (Hrsg.). *Woran erkennt man eine gute Arztpraxis – Checkliste für Patientinnen und Patienten*. Schriftenreihe der ÄZQ. Band 34. Berlin 2008.

Bornstein, B. H., D. Marcus und W. Cassidy. »Choosing a doctor: an explanatory study of factors influencing patients' choice of a primary care doctor«. *J Eval Clin Pract* (6) 3 2000. 255–262.

Garcia, J. A., D. A. Paterniti, P. S. Romano und R. L. Kravitz. »Patient preferences for physician characteristics in university-based primary care clinics«. *Ethn Dis* (13) 2 2003. 259–267.

Geraedts, M. »Qualitätsberichte deutscher Krankenhäuser und Qualitätsvergleiche von Einrichtungen des Gesundheitswesens aus Versichertensicht«. *Gesundheitsmonitor 2006. Gesundheitsversorgung und Gestaltungsoptionen aus der Perspektive von Bevölkerung und Ärzten.* Hrsg. J. Böcken, B. Braun, R. Amhof und M. Schnee. Gütersloh 2006. 154–170.

Hanna, N., D. D. Schoenbachler und G. L. Gordon. »Physician choice criteria – factors influencing patient selection of generalists versus specialists«. *Health Marketing Quarterly* (12) 2 1995. 29–42.

Harris, K. M. »How do patients choose physicians? Evidence from a national survey of enrollees in employment-related health plans«. *Health Services research* (38) 2 2003. 711–732.

Kleudgen, S. »Ambulante Qualitätsindikatoren und Kennzahlen – Anreizsysteme für eine bessere Versorgung«. *Deutsches Ärzteblatt* (105) 21 2008. A1110–A1111.

Krüger-Brand, H. E. »Arztsuche online – Noten für den Arzt«. *Deutsches Ärzteblatt, Praxis* 4 2007. 12–15.

Lubalin, J. S., und L. H. Kojetin. »What do consumers want and need to know in making health care choices?«. *Med Care Res Rev* (56) 1999. 67–102.

Marstedt, G. »Transparenz in der ambulanten Versorgung – Patienten auf der Suche nach einem ›guten Arzt‹«. *Gesundheitsmonitor 2007. Gesundheitsversorgung und Gestaltungsoptionen aus der Perspek-*

tive von Bevölkerung und Ärzten. Hrsg. J. Böcken, B. Braun und R. Amhof. Gütersloh 2007. 11–34.

Menahem, S., und P. Shvartzman. »Is our appearance important to patients?«. *Fam Pract* (15) 5 1998. 391–397.

Newton, F. J., M. T. Ewing, S. Burney und D. Vella-Brodrick. »Medical clinic facilities and doctor characteristics: what older rural men value«. *Aust J Rur Health* (15) 1 2007. 41–45.

Obermann, K., P. Müller und A. Bach. »Ärzte im Zukunftsmarkt Gesundheit 2007 – eine deutschlandweite Befragung niedergelassener Ärztinnen und Ärzte«. www.stiftunggesundheit.de/forschung/studien.htm (Download 17.7.2008).

Picker Institut Deutschland. *Through the patient's eyes.* Hamburg 2005.

Picker Institut Deutschland. *Qualitative Evaluation von patienten- und bedarfsgerechten Informationen über Gesundheitseinrichtungen.* Studie im Auftrag der Bertelsmann Stiftung. Gütersloh 2006.

Rehman, S. U., P. J. Nietert, D. W. Cope und A. O. Kilpatrick. »What to wear today? Effects of doctor's attire on the trust and confidence of patients«. *Am J Med* (118) 11 2005. 1279–1286.

Rieser, S. »Projekt ›Ambulante Qualitätsindikatoren‹ – das Geld soll der Qualität folgen«. *Deutsches Ärzteblatt* (104) 42 2007. A2843.

Salisbury, C. J. »How do people choose their doctor?«. *BMJ* (299) 1989. 608–610.

Schaeffer, D. *Bedarf an Patienteninformationen über das Krankenhaus – eine Literaturanalyse.* Gütersloh 2006.

Scott, A., und S. Vick. »Patients, doctors and contracts: an application of principal-agent theory to the doctor-patient relationship«. *Scottish J Polit Econ* (46) 2 1999. 111–134.

Stiftung Gesundheit. »Arztbewertungsportale – eine Beobachtung der Angebote im deutschsprachigen Internet«. www.stiftunggesundheit.de/PDF/studien/Arztbew.pdf (Download 17.7.2008).

Wensing, M., H. P. Jung, J. Mainz, F. Olesen und R. Grol. »A systematic review of the literature on patient priorities for general practice care: part I, description of the research domain«. *Soc Sci Med* 47 1998. 1573–1588.

Die gesundheitliche Lage von alleinerziehenden Müttern

Andreas Timm

Einleitung

Im Zuge des Wandels von Familien- und Lebensformen und der zunehmenden Entkopplung von Ehe und Elternschaft durch Individualisierungs- und Pluralisierungsprozesse (Beck 1986; Timm 2004; Timm 2006) ist der Anteil von Ein-Eltern-Familien in Deutschland stetig gestiegen (Achterberg 2006).

Seit 1975 hat sich der Anteil nahezu verdoppelt (Engstler und Menning 2003). Von 1996 bis 2006 erhöhte sich der Anteil von alleinerziehenden Eltern mit Kindern unter 18 Jahren um etwa fünf Prozentpunkte (Statistisches Bundesamt 2008). Im Westen stieg der Anteil von 13 auf 17 Prozent und im Osten der Republik von 18 auf 25 Prozent (Statistisches Bundesamt 2008). Damit ist in den neuen Bundesländern alleinerziehende Elternschaft häufiger anzutreffen als in den alten Bundesländern (Achterberg 2006).

Der Anteil alleinerziehender Väter betrug in Deutschland 2006 zehn Prozent, während er 1996 noch bei 13 Prozent lag. Im Osten ist der Anteil von alleinerziehenden Vätern mit acht Prozent deutlich geringer als im Westen mit elf Prozent (Statistisches Bundesamt 2008). Der größte Teil der Alleinerziehenden ist geschieden (63 %), 23 Prozent sind ledig (Engstler und Menning 2003).

Alle bisherigen Studien zur Lebenslage Alleinerziehender zeigen übereinstimmend die schlechte ökonomische Situation von Ein-Eltern-Familien im Vergleich zu Haushalten mit Ehepaaren (Helfferich, Hendel-Kramer und Klindworth 2003). Anzumerken ist, dass der Begriff der Lebenslage sich bis heute nicht als eigenständiger Fachbegriff etablieren konnte (Voges et al. 2003). Die schlechtere Lebenslage ist gekennzeichnet durch eine geringere Erwerbsbeteiligung, eine höhere Sozialhilfeabhängigkeit und ein niedrigeres Haushaltseinkommen.

Kommen zu diesen prekären sozioökonomischen Bedingungen noch andere Belastungen hinzu, wie die alleinige Zuständigkeit für die Kinderbetreuung, Haushaltsführung und die Sorge um den Lebensunterhalt, ist unzweifelhaft erkennbar, dass Alleinerziehende stark belastet sind (Helfferich, Hendel-Kramer und Klindworth 2003; Hurrelmann, Laaser und Razum 2006).

Darüber hinaus ist die Tatsache von Bedeutung, ob und inwieweit Alleinerziehende in soziale Netze eingebunden sind. Soziale Netze haben nicht nur Einfluss auf die Handlungsspielräume, sondern darüber hinaus auch eine positive Wirkung bei der Bewältigung des Alltags durch die psychosoziale Unterstützung, die das psychische Wohlbefinden von Alleinerziehenden günstig beeinflusst (Krüger und Micus 1999).

Die bisherigen Untersuchungen zu sozialen Netzwerken Alleinerziehender zeigen, dass alleinerziehende Mütter weniger Vertrauenspersonen haben, wodurch die Belastung dieser Gruppe stärker ist als die der Vergleichsgruppe.

Ein Defizit an sozialer Unterstützung kann zu Überforderungen und letztendlich sogar zu Resignation führen (Helfferich, Hendel-Kramer und Klindworth 2003). Die nachteilige Lebenslage und die sich daraus ergebenden psychosozialen Belastungen führen zu einem schlechteren Gesundheitszustand und einem stärker beeinträchtigten subjektiven Wohlbefinden von Alleinerziehenden im Vergleich zu verheirateten Eltern (Helfferich, Hendel-Kramer und Klindworth 2003; Lampert et al. 2005).

Überdies verhalten sich alleinerziehende Mütter im Vergleich zu verheirateten häufiger gesundheitsriskant (Lampert et al. 2005). Da die Lebenslage von alleinerziehenden Müttern sehr heterogen ist, kann nicht allgemein von der »kranken« Gruppe der Alleinerziehenden gesprochen werden, denn alleinerziehende Mütter, die über ausreichende soziale und finanzielle Mittel verfügen, schätzen ihren Gesundheitszustand nicht schlechter ein als verheiratete.

Obwohl alleinerziehende Väter Nachteile gegenüber verheirateten Vätern haben, sind sie sozial deutlich besser gestellt als alleinerziehende Mütter. Es scheint keine empirischen Hinweise darauf zu geben, dass alleinerziehende Väter einen schlechteren Gesundheitszustand aufweisen als verheiratete. Es gibt allerdings empirische Belege dafür, dass sich alleinerziehende Männer eher gesundheitsriskant verhalten als verheiratete Väter (Lampert et al. 2005).

Bei der Interpretation solcher Ergebnisse kann es leicht zu Missverständnissen beziehungsweise Fehleinschätzungen kommen, da in den Analysen und in der amtlichen Statistik oft keine einheitliche Abgrenzung von Alleinerziehenden zu anderen Familientypen vorgenommen wird. Während in einigen Untersuchungen Mütter und Väter, die in nicht ehelichen Lebensgemeinschaften leben, mitgerechnet werden, sind diese in anderen Untersuchungen ausgeschlossen worden.

Bei den Kindern wird ebenfalls oft uneinheitlich vorausgesetzt, dass sie minderjährig, unter 27 Jahren (beispielsweise Engstler und Menning 2003) oder ledig sind. Deshalb sind die meisten Untersuchungsergebnisse kaum miteinander vergleichbar (Helfferich, Hendel-Kramer und Klindworth 2003).

Die unterschiedlichen Definitionen von Alleinerziehenden können der Intragruppenheterogenität nicht Rechnung tragen. Es gibt starke Unterschiede in der Lebenssituation hinsichtlich der Belastungen und sozioökonomischen Ressourcen zwischen beispielsweise Alleinerziehenden mit einem Partner und Alleinerziehenden ohne Partner im Haushalt, zwischen ledigen, geschiedenen und verwitweten Vätern und Müttern. Dabei muss vor allem auch danach differenziert werden, welche Untergruppen bei den Alleinerziehenden besonders belastet sind und welche innerhalb der Alleinerziehenden über genügend sozioökonomische und psychische Ressourcen verfügen und deshalb seltener von sozialen und gesundheitlichen Beeinträchtigungen betroffen sind.

Die meisten bisher durchgeführten Studien haben eines deutlich gemacht: Alleinerziehende, die mit mindestens einem minderjährigen Kind und ohne einen Partner leben, sind besonders belastet. Aus diesem Grund wird in der multivariaten Analyse zwischen Alleinerziehenden mit und ohne Partner differenziert. Um die Spezifika der Lebens- und gesundheitlichen Situation der Alleinerziehenden zu bestimmen, werden ihnen zum Vergleich nicht alleinerziehende Frauen mit mindestens einem minderjährigen Kind im Haushalt gegenübergestellt. Frauen im Alter von 18 bis 59 Jahren werden in die Analyse einbezogen.

Theoretischer Rahmen

Die Lebensbedingungen und die psychosoziale Belastung von Menschen sind eine mögliche Ursache für gesundheitliche Beschwerden. Dies ist in vermehrtem Umfang für alleinerziehende Mütter der Fall. Um mit Belastungen und Stress adäquat umgehen zu können, sind Faktoren wie Belastungsverarbeitung und -bewältigung von Bedeutung, die helfen, gesundheitliche Probleme weitgehend zu vermeiden, und die einen Schutz darstellen. Die Bewältigungsstrategien wiederum werden von sozialen, materiellen und individuellen Ressourcen beeinflusst. Vier wesentliche Elemente sind für den Gesundheitszustand von Menschen bedeutsam (Mielck 2000: 158):
- Lebensbedingungen (Arbeitsbedingungen, soziale Unterstützung, Einbindung in Netze, gesundheitliche Versorgung, Wohnen ...),
- gesundheitsrelevantes Verhalten (Ernährung, Rauchen, Bewegung ...),
- soziale Ungleichheit (Differenzen nach Bildung, beruflichem Status, Einkommen) und
- medizinische Versorgung.

Lebensbedingungen, sozioökonomischer Status und Gesundheitsverhalten sind eng miteinander verbunden. Deshalb gibt es sozioökonomische Unterschiede im Gesundheitszustand.

Wie schon in der Einführung dargelegt, spielen soziale Netze für die Bewältigung von belastenden Lebensereignissen eine nicht unbedeutende Rolle, wozu auch die Situation von alleinerziehenden Müttern zählt. Das Vorhandensein von sozialer Unterstützung wird von einigen Autoren als Erweiterung von Handlungsspielräumen betrachtet (Krüger und Micus 1999). Darüber hinaus haben soziale Netze einen Einfluss auf das psychische Wohlbefinden von Alleinerziehenden (Helfferich, Hendel-Kramer und Klindworth 2003).

Die meisten Analysen, die den Einfluss belastender Lebensereignisse auf die Gesundheit untersucht haben, legen den Fokus vor allem auf die soziale Unterstützung. Nur wenige Arbeiten haben sich mit dem Zusammenhang zwischen sozialer Schicht und sozialer Unterstützung beschäftigt. Dabei zeigten sich durchaus unterschiedliche Ergebnisse. Während einige Untersuchungen eine geringere soziale Unterstützung in benachteiligten sozialen Schichten zeigten (Fischer 1982), fanden andere Analysen eher keinen Zusammenhang oder eine höhere soziale Unterstützung als in den bessergestellten Schichten (Turner und Marino 1994). Es liegt zwar eine Vielzahl von Studien vor, die zeigen, dass ein Mangel an sozialer Unterstützung das gesundheitliche Risiko erhöht, aber es besteht noch ein Mangel an detailliertem Wissen über den Zusammenhang von sozioökonomischen Differenzen beim Erhalt von sozialer Unterstützung.

Daraus lässt sich für die Situation von Alleinerziehenden folgern, dass Lebensbedingungen, sozioökonomischer Status und Gesundheitsverhalten als Prädiktoren für den Gesundheitszustand in die Modellbildung einfließen sollten. Da es keine detaillierten Informationen zu sozialen Netzwerken im Gesundheitsmonitor gibt, kann dieser Aspekt nicht in der empirischen Analyse berücksichtigt werden.

In der folgenden empirischen Analyse wird mithilfe der Daten des Gesundheitsmonitors die Lebenslage von Alleinerziehenden beschrieben, wodurch das Ausmaß von ungünstigen sozioökonomischen Bedingungen deutlich wird, die einen negativen Einfluss auf die physische und psychische Gesundheit von Alleinerziehenden haben können. Daraus abgeleitet können mögliche gesundheitsfördernde Aspekte aufgezeigt sowie mögliche Hilfspotenziale deutlich werden. Auf dieser Datenbasis wird folgenden Aspekten explorativ nachgegangen:
1. Wie sieht die Lebenslage von alleinerziehenden Müttern im Vergleich zu nicht alleinerziehenden Müttern aus?
2. Welche gesundheitlichen Differenzen existieren zwischen alleinerziehenden Müttern im Vergleich zu nicht alleinerziehenden Müttern?
3. Welche Unterschiede existieren zwischen alleinerziehenden Müttern im Vergleich zu nicht alleinerziehenden Müttern hinsichtlich des gesundheitlichen Verhaltens?

Mit multivariaten Modellen soll untersucht werden, welche Faktoren für die Gesundheit (Selbsteinschätzung) und das Gesundheitsverhalten (Anzahl prekärer Verhaltensweisen) von Bedeutung sind. Dabei werden wichtige Kontrollvariablen wie Alter, Bildung, Berufsstatus, Familienstand mit in der Modellbildung berücksichtigt.

Daten, Variablen und Methoden

Daten

Für die empirischen Analysen wurden die Daten des Gesundheitsmonitors über die Zeit von Frühjahr 2002 bis Herbst 2007 kumuliert, damit eine ausreichende Fallzahl von Alleinerziehenden vorhanden war. Die Untersuchungsgruppe umfasste alle Mütter, die alleinerziehenden wie die nicht alleinerziehenden, zwischen dem 18. und 59. Lebensjahr. Damit ergeben sich insgesamt 3.355 Frauen für die Untersuchungsstichprobe, davon 717 befragte Alleinerziehende und 2.638 befragte nicht Alleinerziehende.

Variablen für die multivariate Analyse

Die abhängige Variable war die gesundheitliche Selbsteinschätzung der Befragten; für das Gesundheitsverhalten wurden sechs Fragen herangezogen, die zu einem Indikator aufsummiert wurden.

Die »Selbsteinschätzung der Gesundheit« wurde mit der Frage »Wie würden Sie Ihren Gesundheitszustand im Allgemeinen beschreiben?« erhoben. Die Befragten konnten ihre Gesundheit auf einer Skala von 1 bis 5 einschätzen: 1 = ausgezeichnet; 2 = sehr gut; 3 = gut; 4 = weniger gut; 5 = schlecht. Für die Konstruktion der abhängigen Variablen »Selbsteinschätzung der Gesundheit« wurden die Werte 4 und 5 zusammengenommen. Dabei bekamen alle Personen, die ihren Gesundheitszustand mit »weniger gut« oder mit »schlecht« einschätzten, den Wert 1, die übrigen Teilnehmer den Wert 0.

Das Gesundheitsverhalten der Befragten wurde anhand mehrerer Fragen erhoben:
1. »Wie oft gehört frisches Obst zu ihrem Speiseplan?« (Die Variable bekam den Wert 1, wenn Personen angaben, dass sie selten oder nie Obst auf ihrem Speiseplan haben.)
2. »Wie oft gehört Salat, frisches Gemüse zu Ihrem Speiseplan?« (Die Variable bekam den Wert 1, wenn Personen angaben, dass sie selten oder nie Salat und frisches Gemüse auf ihrem Speiseplan haben.)
3. »Wie oft gehören Tiefkühlkost, Fertiggerichte, Pizza zu Ihrem Speiseplan?« (Die Variable bekam den Wert 1, wenn Personen an-

gaben, dass sie oft bis täglich Tiefkühlkost, Fertiggerichte, Pizza auf ihrem Speiseplan haben.)
4. »Wie oft gehören Süßigkeiten, Kuchen, Snacks zu Ihrem Speiseplan?« (Die Variable bekam den Wert 1, wenn Personen angaben, dass sie oft bis täglich Süßigkeiten, Kuchen, Snacks auf ihrem Speiseplan haben.)
5. »Wie halten Sie es mit dem Genuss von alkoholischen Getränken?« (Die Variable bekam den Wert 1, wenn Personen angaben, dass sie öfter bis täglich Alkohol zu sich nehmen.)
6. »Haben Sie früher geraucht oder rauchen Sie zurzeit?« (Die Variable erhielt den Wert 1, wenn eine Person angab, dass sie raucht.)

Aus diesen Variablen wurde ein Indikator für das Gesundheitsverhalten gebildet, indem die Werte der einzelnen Variablen aufsummiert wurden. Danach konnte die neu gebildete Variable »Gesundheitsverhalten« Werte von 0 bis 6 annehmen. Für die logistische Regression bekamen alle Personen, die einen höheren Wert als 3 hatten, eine 1, alle anderen den Wert 0. Für die Interpretation bedeutet diese Skalierung, dass mit steigenden Werten in dieser Variablen ein jeweils schlechteres Gesundheitsverhalten einhergeht.

Die Lebenslage Alleinerziehender und nicht Alleinerziehender in Deutschland

Die objektiven Lebensbedingungen sowie psychische und soziale Belastungen erhöhen das Risiko von Beschwerden und Erkrankungen. Im Hinblick auf diese schwerwiegenden Aussagen ist es wichtig, zunächst die Lebenssituation beziehungsweise die Lebensbedingungen von Alleinerziehenden zu betrachten, um die sozial und gesundheitlich ungünstigen Bedingungen von Alleinerziehenden zu erkennen und anschließend notwendige gesundheitsfördernde Aspekte aufzeigen zu können.

In Tabelle 1 ist die Lebenssituation von alleinerziehenden und nicht alleinerziehenden Müttern mit den kumulierten Daten des Gesundheitsmonitors dargestellt, wodurch die sozioökonomischen Differenzen zwischen beiden Gruppen deutlich werden.

Der Großteil der nicht alleinerziehenden Mütter ist entweder geschieden oder verwitwet (63 %). Dagegen sind 82 Prozent der nicht

Tabelle 1: Beschreibung der Lebenslage von alleinerziehenden und nicht alleinerziehenden Frauen

	alleinerziehend (in Prozent)	nicht alleinerziehend (in Prozent)	gesamt (absolut)
Familienstand			
ledig	28,0	15,2	598
verheiratet	9,3	82,0	2.223
geschieden	58,1	2,3	46
verwitwet	4,6	0,5	473
gesamt	100,0	100,0	3.340
Altersgruppen			
18- bis 19-Jährige	1,0	4,4	122
20- bis 29-Jährige	7,9	13,2	404
30- bis 39-Jährige	43,5	40,0	1.367
40- bis 49-Jährige	39,9	35,0	1.209
50- bis 59-Jährige	7,7	7,5	253
gesamt	100,0	100,0	3.355
überwiegender Lebensunterhalt			
Vollzeitbeschäftigung	30,9	17,4	668
Teilzeitbeschäftigung	33,8	29,8	1.013
Teilzeitbeschäftigung bis 15 Stunden die Woche	6,5	17,7	508
Mutterschutz	5,1	10,3	305
arbeitslos/in Ausbildung/ nicht erwerbstätig	23,7	24,8	817
gesamt	100,0	100,0	3.311
monatliches Haushaltsnettoeinkommen (in Euro)			
unter 500	2,7	0,8	39
500 bis unter 1.000	21,4	3,1	226
1.000 bis unter 1.500	32,8	9,3	457
1.500 bis unter 2.000	20,8	15,6	527
2.000 bis unter 2.500	10,8	23,6	653

	alleinerziehend (in Prozent)	nicht alleinerziehend (in Prozent)	gesamt (absolut)
monatliches Haushaltsnettoeinkommen (in Euro) (Fortsetzung)			
2.500 bis unter 3.000	5,5	20,1	532
3.000 bis unter 4.000	4,2	17,7	462
4.000 und mehr	1,8	9,7	252
gesamt	100,0	100,0	3.148
Zahl der Kinder unter 18 Jahren			
ein Kind	58,8	43,0	1.437
zwei Kinder	33,8	43,7	1.280
drei und mehr Kinder	7,4	13,3	370
gesamt	100,0	100,0	3.087
mit Partner im Haushalt			
ja	19,2	88,9	2.457
nein	80,8	11,1	865
gesamt	100,0	100,0	3.322

alleinerziehenden Mütter verheiratet; und nur etwa drei Prozent dieser Gruppe sind geschieden oder verwitwet.

Vergleicht man die Altersstruktur von alleinerziehenden mit nicht alleinerziehenden Müttern, so sind deutlich mehr Frauen der ersten Gruppe älter als 30 Jahre. Diese Altersverteilung ist wohl auch dadurch gegeben, dass Frauen in erster Linie durch Scheidung und Verwitwung alleinerziehend wurden.

Etwa zwei Drittel (65 %) der alleinerziehenden Mütter erwirtschaftet den überwiegenden Lebensunterhalt durch eine Vollzeitstelle oder in Teilzeit. Etwa sieben Prozent der Frauen haben zumindest noch eine Beschäftigung mit bis zu 15 Stunden in der Woche. Diese Zahlen stimmen mit Angaben aus anderen Untersuchungen recht gut überein (Helfferich et al. 2003). In der Gruppe der nicht alleinerziehenden Mütter sind dagegen nur etwa 17 Prozent in Vollzeit erwerbstätig. Doch auch in dieser Gruppe ist der Anteil Erwerbstätiger mit etwa 65 Prozent relativ hoch. Rechnet man noch die im Mutterschutz befindlichen Frauen mit etwa zehn Prozent dazu, ergibt sich sogar ein Anteil von ungefähr 75 Prozent.

Die finanzielle Lage von alleinerziehenden Müttern ist für einen großen Teil dieser Gruppe vergleichsweise prekär. Etwa 57 Prozent müssen mit weniger als 1.500 Euro monatlichem Haushaltsnettoeinkommen auskommen. Ungefähr 24 Prozent haben sogar weniger als 1.000 Euro verfügbares monatliches Haushaltsnettoeinkommen. Im Vergleich dazu trifft diese angespannte finanzielle Situation nur für etwa vier Prozent der nicht alleinerziehenden Mütter zu. Für diese Gruppe beträgt der Anteil mit mehr als 2.000 Euro im Monat 71 Prozent gegenüber 22 Prozent der alleinerziehenden Mütter.

Diese Ergebnisse stimmen weitgehend mit den Ergebnissen der amtlichen Statistik überein. Demnach befinden sich Alleinerziehende überproportional häufig in den unteren Einkommenskategorien, während Ehepaare mit Kindern vor allem in höheren Einkommenskategorien zu finden sind. Alleinerziehende Frauen haben die höchste Sozialhilfequote unter allen Bevölkerungsgruppen. Dabei steigt der Anteil Alleinerziehender im Sozialhilfebezug mit der Anzahl der Kinder im Haushalt an (Helfferich et al. 2003). Während sich 59 Prozent der alleinerziehenden Mütter um nur ein Kind kümmern müssen, beträgt der Anteil von nicht alleinerziehenden Müttern mit zwei und mehr Kindern 57 Prozent.

Die bisherigen Darstellungen der Lebenssituation alleinerziehender Mütter haben gezeigt, dass die sozioökonomische Lage dieser Gruppe im Vergleich zu nicht alleinerziehenden Müttern ungünstiger ausfällt. Dabei zeigte sich jedoch, dass die Gruppe der Alleinerziehenden in sich relativ heterogen ist. Diese Tatsache wird in der multivariaten Analyse berücksichtigt, indem erstens zwischen alleinerziehenden Frauen mit und ohne Partner differenziert wird und zweitens differenzierende sozioökonomische Faktoren wie Alter, Bildungsabschluss, Berufsstatus, Familienstand, Haushaltsnettoeinkommen und Erwerbsbeteiligung in die Modelle aufgenommen werden.

Das Gesundheitsverhalten und die gesundheitliche Situation alleinerziehender und nicht alleinerziehender Frauen

Ausgangspunkt sind die signifikanten Unterschiede zwischen allein- und nicht alleinerziehenden Müttern bezüglich der gesundheitlichen Situation und des Gesundheitsverhaltens, wobei nur die für die empi-

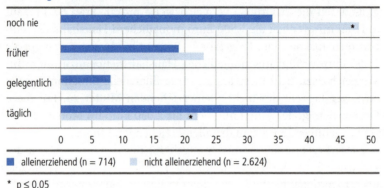

Abbildung 1: Rauchverhalten alleinerziehender und nicht alleinerziehender Frauen

* p ≤ 0,05

Alle Angaben in Prozent der Befragten

rische Analyse signifikanten bivariaten Zusammenhänge beschrieben werden.

In Abbildung 1 ist das Rauchverhalten von alleinerziehenden und nicht alleinerziehenden Müttern dargestellt. Die relativen Zahlen sagen, dass nicht alleinerziehende Mütter zu 48 Prozent deutlich häufiger noch nie geraucht haben als die alleinerziehenden Mütter (34 %). Dagegen rauchen mit einem Anteil von etwa 40 Prozent doppelt so viele alleinerziehende Mütter wie nicht alleinerziehende (etwa 21 %). Eine Erklärung hierfür leitet sich aus dem Belastungs-Ressourcen-Konzept ab, nach dem Rauchen eine Antwort auf Stressbelastungen ist. Frühere Untersuchungen haben gezeigt, dass Frauen, die höheren sozialen Belastungen ausgesetzt sind, häufiger zur Zigarette greifen als Frauen in weniger belasteten Situationen (BMFSFJ 2001).

Auch in dieser Analyse zeigen sich die bekannten, statistisch signifikanten Zusammenhänge zwischen Schulabschluss und Rauchverhalten. Innerhalb der Gruppe der alleinerziehenden Mütter rauchen diejenigen Frauen mit Hauptschulabschluss mit 52 Prozent fast doppelt so häufig wie Frauen mit Abitur (28 %). Dasselbe Muster ergibt sich für nicht alleinerziehende Mütter: Von den Hauptschulabsolventinnen rauchen 32 Prozent, während von den Frauen mit Abitur nur 13 Prozent rauchen. Festzuhalten ist an dieser Stelle, dass sich alleinerziehende Mütter hinsichtlich des Rauchverhaltens im Vergleich zu nicht alleinerziehenden Müttern gesundheitlich noch einmal deutlich schlechter stellen.

Abbildung 2: Sportliche Betätigung alleinerziehender und nicht alleinerziehender Frauen

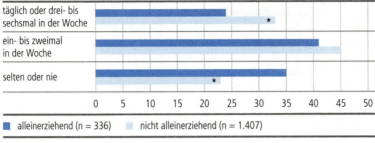

* p ≤ 0,05

Alle Angaben in Prozent der Befragten

Bei den sportlichen Aktivitäten gibt es ebenfalls Differenzen zwischen den alleinerziehenden und nicht alleinerziehenden Müttern. Abbildung 2 zeigt, dass mehr alleinerziehende Mütter (35 %) als Mütter der Vergleichsgruppe (23 %) sich selten bis nie derart sportlich betätigen, dass sie außer Atem oder ins Schwitzen kommen. Auf der anderen Seite sind mehr nicht alleinerziehende Mütter (33 % gegenüber 24 %) zu finden, die sich täglich oder drei- bis sechsmal in der Woche intensiver sportlich betätigen. Ein größerer Teil aus beiden Gruppen befindet sich im Bereich mittlerer Intensität sportlicher Aktivitäten. Hier ist die Differenz zwischen den beiden Gruppen nicht besonders stark ausgeprägt.

Wenn man alleinerziehende und nicht alleinerziehende Mütter fragt, inwieweit sie allgemein auf ihre Gesundheit achten, tun dies mit 52 Prozent nicht alleinerziehende Mütter deutlich häufiger als die Mütter in der Vergleichsgruppe (44 %). Im mittleren Bereich dreht sich das Verhältnis leicht um. Am anderen Pol der Skala wird erkennbar, dass eher alleinerziehende Mütter sich etwas weniger stark um ihre Gesundheit bemühen (siehe hierzu Abbildung 3).

Summiert man alle Indikatoren auf, die für diese Analyse des Gesundheitsverhaltens aus dem Fragebogen berücksichtigt wurden, ergibt sich eine Skala von 0 bis 6. Mit anderen Worten: Je größer der Wert des Indikators wird, desto negativer ist das Gesundheitsverhalten der Befragten. Abbildung 4 zeigt die Verteilung der Werte für die beiden Gruppen. Frauen, die ihre Kinder nicht allein erziehen, sind in der Kategorie 0 mit 60 Prozent deutlich häufiger vertreten als

Abbildung 3: Gesundheitsachtung alleinerziehender und nicht alleinerziehender Frauen

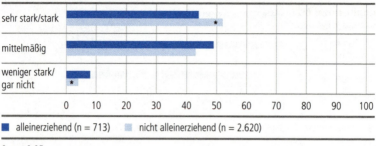

* p ≤ 0,05

Alle Angaben in Prozent der Befragten

Abbildung 4: Gesundheitsverhalten** von alleinerziehenden und nicht alleinerziehenden Frauen

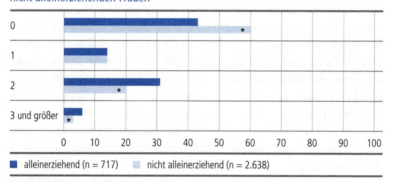

* p ≤ 0,05
** Der neue Indikator »Gesundheitsverhalten« wurde aus einer Kombination von sechs Variablen zum Gesundheitsverhalten gebildet und nimmt Werte zwischen 0 und 6 an. Mit steigenden Werten in dieser Variable geht auch ein jeweils schlechteres Gesundheitsverhalten einher.

Alle Angaben in Prozent der Befragten

Frauen der Vergleichsgruppe (43 %). Insgesamt verhalten sich also alleinerziehende Mütter gesundheitlich riskanter als nicht alleinerziehende Mütter.

Die bisherigen bivariaten Darstellungen haben gezeigt, dass es zwischen alleinerziehenden und nicht alleinerziehenden Müttern Unterschiede in der Lebenssituation beziehungsweise Lebenslage und dem Gesundheitsverhalten gibt. In der multivariaten Analyse soll nun der Frage nachgegangen werden, ob die und wenn ja welche der gerade beschriebenen Zusammenhänge die Unterschiede in der Gesundheit von alleinerziehenden und nicht alleinerziehenden Müttern in erster Linie erklären.

Multivariate Analyse

Wie schon andere Analysen zur gesundheitlichen Lage von alleinerziehenden Müttern gezeigt haben, ist diese Gruppe relativ heterogen (Helfferich et al. 2003). Deshalb ist es wichtig, den Einfluss sozioökonomischer Faktoren auf die Selbsteinschätzung der Gesundheit und die Anzahl von Krankheiten explizit in der multivariaten Analyse zu berücksichtigen. Darüber hinaus wird die Gruppe der alleinerziehenden Frauen danach differenziert, ob ein Partner vorhanden ist oder nicht. Die nicht alleinerziehenden Mütter sind jeweils als Referenzgruppe in den Modellen definiert.

In Tabelle 2 sind die berechneten Wahrscheinlichkeiten (die sogenannten »odds ratios«) der geschätzten signifikanten Koeffizienten einer logistischen Regression für die Selbsteinschätzung der Gesundheit dargestellt. Unter Kontrolle wichtiger sozioökonomischer Faktoren zeigt sich, dass alleinerziehende Mütter ihre Gesundheit deutlich schlechter einschätzen als nicht alleinerziehende Mütter. Bei der separaten Betrachtung alleinerziehender Frauen mit und ohne Partner wird noch einmal die Heterogenität dieser Gruppe deutlich. Die Wahrscheinlichkeit, dass alleinerziehende Mütter ihre Gesundheit als schlecht einstufen, ist im Vergleich zu nicht alleinerziehenden Müttern 1,51-mal höher. Haben Mütter einen Partner an ihrer Seite, ergibt sich sogar noch eine deutlich höhere Wahrscheinlichkeit (2,69), die eigene Gesundheit als schlecht zu bewerten.

Inwieweit diese Intragruppendifferenz ein Ausdruck von zusätzlichem Stress durch einen Partner ist, müssen weitergehende Analysen zeigen. Es ist durchaus denkbar, dass alleinerziehende Frauen mit einem Partner, zumindest am Beginn einer neuen Partnerschaft, in einen gewissen Zwiespalt zwischen Kind und Partner geraten, der einen zusätzlichen Stressfaktor in ihr Leben bringt und somit zu einer zusätzlichen Belastung wird. Ob und inwieweit dies der Fall ist, sollte mit längsschnittorientierten Analysen überprüft werden, die auch mögliche zeitlich befristete negative Effekte identifizierbar machen.

Tabelle 2: Einschätzung der Gesundheit (logistische Regression)

	odds ratios
alleinerziehend ohne Partner	1,51*
alleinerziehend mit Partner	2,69**
40- bis 49-Jährige	1,98**
50- bis 59-Jährige	2,77**
Abitur	0,69*
Vollerwerbsbeschäftigung	0,52**
hohes Haushaltsnettoeinkommen	0,58**
mittleres Haushaltsnettoeinkommen	0,71*

n = 3.355

* $p \leq 0{,}05$; ** $p \leq 0{,}01$

Eine negativere Selbsteinschätzung der eigenen Gesundheit nimmt über das Lebensalter hinweg kontinuierlich zu. Frauen mit Abitur beurteilen ihre gesundheitliche Lage deutlich positiver als die jeweils niedriger gebildeten Frauen. Und schließlich ergibt sich ein positiver Effekt des Haushaltsnettoeinkommens auf die Selbsteinschätzung der Gesundheit.

Den Abschluss der multivariaten Analyse bilden zwei Modelle zum Gesundheitsverhalten von alleinerziehenden und nicht alleinerziehenden Müttern. Da die abhängige Variable eine endlich abzählbare Skala von 0 bis 6 aufweist, kann aus methodischer Sicht neben einer logistischen Regression auch eine lineare Regression gerechnet werden. Da die Berechnung einer logistischen Regression immer mit einem Informationsverlust verbunden ist, bietet es sich bei dieser abhängigen Variablen an, ein lineares Regressionsmodell zu berechnen.

Wie aus Tabelle 3 ersichtlich, gibt es einige Differenzen zwischen beiden Regressionsmodellen bezüglich der Signifikanzen der geschätzten Koeffizienten. Während es wesentliche Unterschiede zwischen alleinerziehenden und nicht alleinerziehenden Müttern im linearen Modell gibt, sind diese Differenzen im logistischen Modell nur noch auf dem 10-Prozent-Niveau ($p \leq 0{,}10$) signifikant. Deshalb erscheint es angebracht, die geschätzten Koeffizienten der linearen Regression

Tabelle 3: Gesundheitsverhalten (lineare Regression, logistische Regression)

	Koeffizienten	odds ratios
Konstante	1,17**	
alleinerziehend ohne Partner	0,30**	1,49 (n. s.)
alleinerziehend mit Partner	0,23*	
40- bis 49-Jährige	−0,14*	
verheiratet	−0,14*	0,73 (n. s.)
Abitur	−0,38**	0,42**
Realschulabschluss	−0,18**	
hoher Berufsstatus		0,63*

n = 3.354

* $p \leq 0{,}05$; ** $p \leq 0{,}01$; n. s. = nicht signifikant $p \leq 0{,}10$

zu betrachten, da dieses Modell die Variation in der abhängigen Variablen differenzierter erfassen kann als eine logistische Regression. Für beide Modelle zeichnet sich aber eine Übereinstimmung in der Wirkungsrichtung der geschätzten Koeffizienten ab.

Wenn man unterstellt, dass der Zusammenhang zwischen den abhängigen und den unabhängigen Variablen linear ist, ergibt sich folgendes empirisches Bild: Alleinerziehende Mütter haben ein deutlich schädlicheres Gesundheitsverhalten als nicht alleinerziehende Mütter. Dabei existieren augenscheinlich auch innerhalb der Gruppe der alleinerziehenden Mütter leichte Differenzen. Alleinerziehende Frauen mit Partner achten noch etwas eher auf ihre Gesundheit als alleinerziehende Frauen ohne Partner. Betrachtet man das Alter der Befragten, scheinen die 40 bis 49 Jahre alten Frauen ein gesünderes Verhalten an den Tag zu legen als die älteren oder jüngeren Frauen. Frauen mit einem jeweils höheren allgemeinen Bildungsabschluss verhalten sich gesünder als die jeweils niedriger gebildeten Frauen, und verheiratete Frauen scheinen ebenfalls mehr Wert auf ein gesundes Verhalten zu legen als Frauen mit einem anderen Familienstatus.

Zusammenfassung und Diskussion

Im Zuge von Modernisierungsprozessen in der Gesellschaft hat sich in den letzten 50 Jahren eine sukzessive Pluralisierung privater Lebensformen ergeben. Die zunehmende Entkopplung von Ehe und Elternschaft hat zu einer Zunahme von alleinerziehenden Elternteilen geführt. Der Großteil Alleinerziehender mit etwa 90 Prozent sind Frauen. Darüber hinaus ist die durchschnittliche ökonomische Situation vor allem für alleinerziehende Mütter schlechter als die Situation für alleinerziehende Väter. Dies ist wohl auch dem Umstand geschuldet, dass sich eine Integration von alleinerziehenden Müttern in den Arbeitsmarkt relativ schwer gestaltet (IAB 2001).

Die empirische Analyse ergab Hinweise darauf, dass es in erster Linie die Lebenssituation beziehungsweise die Lebenslage ist, also sozioökonomische Bedingungen sind, die die gesundheitliche Situation von alleinerziehenden Müttern negativ beeinflussen. Daher müssen Maßnahmen zur Verbesserung der gesundheitlichen Situation primär an den Lebensumständen der Betroffenen ansetzen.

Weiterhin wurde auch in dieser Analyse deutlich, dass es die Gruppe der Alleinerziehenden so nicht gibt und empirische Analysen die Mehrdimensionalität des Phänomens berücksichtigen müssen. Im Zusammenhang mit der Diskussion etwa in der Sozialhilfeforschung ist bekannt, dass Mütter und Väter nicht zwingend ein Leben lang alleinerziehend bleiben müssen, sodass der Zustand »alleinerziehend« durchaus nur eine Phase im Lebenszyklus (beziehungsweise Familienzyklus) darstellt.

Die Mehrdimensionalität verweist damit auf den in solche Analysen einzubeziehenden zeitlichen Faktor und die damit verbundene Notwendigkeit, derartige soziale Phänomene ausschließlich im Längsschnitt zu untersuchen – mit all seinen sozio-ökonomischen Implikationen. Eine weitere Dimension in empirischen Analysen zu Alleinerziehenden sind regionale Aspekte und die Einbeziehung sozialer Netze der Betroffenen.

Darüber hinaus spielen Bildungseinflüsse eine wesentliche Rolle für die Gesundheit der Frauen, die sich allein um ihre Kinder kümmern müssen. Die jeweils höheren Bildungsabschlüsse haben günstigen Einfluss auf die Möglichkeiten, die alleinerziehende Mütter haben, einen entsprechenden höher dotierten oder überhaupt einen Arbeitsplatz zu bekommen.

Der auch in dieser Analyse identifizierte starke positive Effekt von Erwerbsarbeit auf die Selbsteinschätzung der Gesundheit zeigt den engen Zusammenhang zwischen Erwerbstätigkeit mit den dadurch gegebenen finanziellen Ressourcen und den dahinterstehenden günstigen beziehungsweise ungünstigen sozialen Lebenslagen von alleinerziehenden Frauen. Diese Tatsache verweist darauf, dass eine Intervention dahingehend erfolgen sollte, Alleinerziehende in zunehmendem Maße in die Lage zu versetzen, ernst zu nehmende Konkurrenten auf dem Arbeitsmarkt zu werden. Dazu ist es notwendig, den Ausbau von Kinderbetreuungsmöglichkeiten voranzutreiben, psychosoziale Hilfsangebote zu erhöhen und die Weiterbildungsmöglichkeiten für Arbeit suchende alleinerziehende Mütter auszubauen, da es auch in dieser sozialen Gruppe einen starken Bildungseffekt gibt.

Darüber hinaus können Arbeitgeber familienfreundlichere Rahmenbedingungen schaffen, indem sie eine bessere Abstimmung der Arbeitszeiten mit den Bedürfnissen der Familie gewährleisten. All diese Maßnahmen werden notwendig oder ergeben sich zwangsläufig angesichts der Tatsache, dass diese Familienform in Zukunft quantitativ noch zunehmen wird.

Literatur

Achterberg, P. »Gesundheit in Deutschland«. *Gesundheitsberichterstattung des Bundes*. Berlin 2006.
Beck, U. *Risikogesellschaft*. Frankfurt/Main. 1986.
Bundesministerium für Familie, Senioren, Frauen und Jugend – BMFSFJ (Hrsg.). *Bericht zur gesundheitlichen Situation von Frauen in Deutschland. Eine Bestandsaufnahme unter Berücksichtigung der unterschiedlichen Entwicklung in West- und Ostdeutschland*. Stuttgart, Berlin und Köln 2001.
Engstler, H., und S. Menning. *Die Familie im Spiegel der Statistik. Lebensformen, Familienstrukturen, wirtschaftliche Situation der Familien und familiendemographische Entwicklung in Deutschland*. Berlin 2003.
Fischer, C. S. *To dwell among friends. Personal networks in town and city*. Chicago und London 1982.
Helfferich, C., A. Hendel-Kramer und H. Klindworth. »Gesundheit alleinerziehender Mütter und Väter«. *Gesundheitsberichterstattung des Bundes*. Heft 14. Berlin 2003.

Hurrelmann, K., U. Laaser und O. Razum. *Handbuch Gesundheitswissenschaften.* Weinheim und München 2006.

IAB. »Alleinerziehende Frauen haben besondere Beschäftigungsprobleme«. *IAB-Kurzbericht* 2 2001.

Krüger, D., und C. Micus. »Diskriminiert? Privilegiert? Die heterogene Lebenssituation Alleinerziehender im Spiegel neuer Forschungsergebnisse und aktueller Daten«. Staatsinstitut für Familienforschung an der Universität Bamberg. *Ifb-Materialien* 1 1999. Bamberg 1999.

Lampert, T., A.-C. Saß, M. Häfelinger und T. Ziese. »Armut, soziale Ungleichheit und Gesundheit«. *Beiträge zur Gesundheitsberichterstattung des Bundes.* Berlin 2005.

Mielck, A. *Soziale Ungleichheit und Gesundheit. Empirische Ergebnisse, Erklärungsansätze, Interventionsmöglichkeiten.* Bern 2000.

Statistisches Bundesamt. www.destatis.de (Download 15.7.2008).

Timm, A. *Partnerwahl- und Heiratsmuster in modernen Gesellschaften. Der Einfluss des Bildungssystems.* Wiesbaden 2004.

Timm, A. »Die Veränderung des Heirats- und Fertilitätsverhaltens im Zuge der Bildungsexpansion. Eine Längsschnittanalyse für West- und Ostdeutschland«. *Die Bildungsexpansion. Erwartete und unerwartete Folgen.* Hrsg. A. Hadjar und R. Becker. Wiesbaden 2006. 277–309.

Turner, R. J., und F. Marino. »Social support and social structure: a descriptive epidemiology«. *Journal of Health & Social Behavior* 35 1994. 193–212.

Voges, W., O. Jürgens, A. Mauer und F. Meyer. *Methoden und Grundlagen des Lebenslageansatzes. Endbericht im Bundesministerium für Arbeit und Sozialordnung.* Bremen 2003.

Streitigkeiten zwischen gesetzlichen Kranken- und Pflegekassen und ihren Versicherten

Felix Welti

Einführung

Im Folgenden werden Häufigkeit, Gegenstände, Formen und Ergebnisse von Meinungsverschiedenheiten und Konflikten zwischen gesetzlichen Kranken- und Pflegekassen und ihren Versicherten untersucht. Seit Jahren gibt es immer mehr Widerspruchsverfahren bei den Krankenkassen und immer mehr Gerichtsverfahren gegen die Krankenkassen bei den Sozialgerichten. In der juristischen und politischen Debatte werden die Ursachen kontrovers verhandelt. Sehen die einen eine Inanspruchnahme der Gerichte durch eine Flut von vornherein aussichtsloser Klagen (vergleiche Gesetzentwurf des Bundesrates zur Einführung von Gebühren im sozialgerichtlichen Verfahren: Bundestagsdrucksache 16/1028; Brödl 1997), wird in einer neueren Studie nach Befragung von Richtern und Klägern der Sozialgerichtsbarkeit stärker betont, dass Probleme im Verfahren der Sozialleistungsträger liegen (Höland et al. 2008). Danach gelten die bei den Sozialgerichten geführten Klagen nur als die Spitze eines Eisbergs von Konflikten, die Bürger mit Sozialleistungsträgern führen und die durch die Reformgesetzgebung und soziale Unzufriedenheit an Menge und Schärfe zunehmen.

In der gesundheitswissenschaftlichen Forschung wird seit Jahren darauf hingewiesen, dass es im Gesundheitssystem zu Unter- und Fehlversorgung chronisch kranker Menschen kommt (Bundestagsdrucksache 14/6871). Dabei ist ungeklärt, welchen Anteil das Verfahren der Krankenkassen in Konfliktfällen an dieser Problemlage hat. Es muss überprüft werden, ob das Verfahren um Sozialleistungen von den Krankenkassen zur Risikoselektion genutzt wird, indem insbesondere chronisch kranken Menschen der Zugang zu Leistungen erschwert wird und sie so zum Kassenwechsel bewegt werden.

Rechtsbeziehung zwischen Versicherten und Kranken- und Pflegekassen

Die Beziehungen zwischen gesetzlichen Kranken- und Pflegekassen und ihren Versicherten sind für fast 90 Prozent der Bevölkerung entscheidend dafür, ob und wie der grundlegende Bedarf an Gesundheitsleistungen gedeckt werden kann und welche Beiträge dafür aufzubringen sind. In einem solidarisch finanzierten Gesundheitssystem hängen die Entscheidungen nicht primär von der Zahlungsbereitschaft der Versicherten und von marktförmigen Prozessen ab, sondern von einem rechtlich determinierten Entscheidungsprozess. Dabei sind die individuellen Interessen der Versicherten an einer Versorgung mit gewünschten und für notwendig gehaltenen Leistungen mit den Interessen aller Versicherten und der Arbeitgeber an moderaten Beiträgen ins Verhältnis zu setzen. Auch die Interessen der Leistungserbringer sind zu beachten. Dieser Prozess findet in sozialrechtlichen Formen in den gesetzlichen Kranken- und Pflegekassen statt.

Das Kranken- und Pflegeversicherungsrecht besteht insbesondere aus den allgemeinen Regelungen des Sozialgesetzbuchs (SGB I, IV und X) und den besonderen Regelungen des Krankenversicherungsrechts (SGB V) sowie des Pflegeversicherungsrechts (SGB XI). Die wichtigsten Fragen zwischen Kranken- und Pflegekassen und Versicherten (Mitgliedschaft, Beitrag, Leistungsumfang) werden nicht frei ausgehandelt, sondern sind oftmals rechtlich bestimmt oder zumindest konditioniert. Das ergibt sich aus dem das öffentliche Recht beherrschenden und im Sozialrecht (Paragraf 31 SGB I) nochmals besonders festgeschriebenen Grundsatz des Gesetzesvorbehalts, wonach die Rechte und Pflichten gegenüber den Krankenkassen nicht ohne eine gesetzliche Grundlage bestehen können. Soweit Krankenkassen Leistungsentscheidungen auf der Grundlage selbst gesetzter Normen (Satzungen) treffen – beispielsweise in der Prävention –, sind diese umfassend rechtsgebunden und überprüfbar. Alle Entscheidungen der Krankenkassen über Mitgliedschaft und Beitrag und die meisten Entscheidungen über den Leistungsumfang sind gebundene Entscheidungen auf der Grundlage mehr oder weniger bestimmter Rechtsbegriffe. Diese Entscheidungen sind gerichtlich voll überprüfbar, es gibt im Rechtssinn nur eine richtige Entscheidung. Nur einige wenige Entscheidungen der Krankenkassen sind Ermessensentscheidungen. Sie beruhen auf rechtlich festgelegten Konditionalprogrammen, die dem Kassenhandeln einen Rahmen setzen. Der Entscheidungsprozess in der gesetzlichen Kranken- und Pflegeversicherung stellt sich den Beteiligten und hier insbesondere den Versicherten nicht immer als typisches Verwaltungsrechtsverhältnis dar, in dem auf einen Leistungsantrag eine rechtsgebundene Entscheidung im Einzelfall (Verwaltungsakt) folgt, die im Streitfall durch einen Widerspruch bei der entsprechenden Kasse und danach durch eine Klage bei einem Gericht angefochten werden kann. Dies hat mehrere Gründe. In dem für die gesetzliche Krankenversicherung zentralen Bereich der vertragsärztlichen Leistungen werden die Leistungen von den Versicherten unmittelbar beim Vertragsarzt oder auf dessen Veranlassung in Anspruch genommen, ohne dass für die Versicherten ein Entscheidungsvorgang der Kasse sichtbar würde. Der Leistungsanspruch der Versicherten wird vielmehr durch den Vertragsarzt konkretisiert, indem dieser die Leistung unmittelbar erbringt oder verordnet (vergleiche BSG vom 16. Dezember 1993, Az. 4 RK 5/92, BSGE 73, 271). Ob er dies zu Recht getan hat, wird im Konfliktfall im Leistungserbringungsverhältnis zwischen Vertragsarzt, Kassenärztlicher Vereinigung und Krankenkassen verhandelt, etwa aus Anlass von Wirtschaftlichkeitsprüfungen. Ein Streit mit einer Kranken- oder Pflegekasse kann erst entstehen, wenn der Leistungserbringer die gewünschte Leistung nicht erbringt und sich der Versicherte in einen Streit mit der Kasse über die Genehmigung oder die nachträgliche Kostenerstattung (Paragraf 13 SGB V) begibt. Nur bei einem geringeren Teil der Leistungen – etwa Vorsorge- und Rehabilitationsleistungen oder planbare Krankenhausaufenthalte – kommt es zu einer der Leistung vorgelagerten Entscheidung der Kassen. Bezüglich der Beiträge und der Mitgliedschaft besteht für die Mehrzahl der Versicherten – die als Beschäftigte pflichtversicherte Personen sind – keine unmittelbare Rechtsbeziehung zur Kranken- und Pflegekasse, weil die Beiträge vom Arbeitgeber geschuldet und bezahlt werden und der Arbeitgeber verpflichtet ist, pflichtversicherte Beschäftigte bei der Kasse anzumelden. Nur bei anderen Versicherungstatbeständen wie der studentischen Krankenversicherung, der Familienversicherung oder der freiwilligen Versicherung treten sich Versicherte und Krankenkasse unmittelbar gegenüber und können so in Konflikte miteinander geraten.

Wahrnehmung der Rechtsbeziehungen durch die Beteiligten

Die strikt öffentlich-rechtliche Ausgestaltung des Verhältnisses zwischen Kassen und Versicherten entspricht nicht immer der Wahrnehmung der Akteure. Insbesondere seit durch das Gesetz ein Wettbewerb der Kassen als öffentlich-rechtliche Körperschaften um Versicherte veranstaltet wird, treten diese in der Selbstdarstellung als »Unternehmen im Wettbewerb« auf. Sie werden von einem Teil der Versicherten auch so wahrgenommen. In der Kommunikation zwischen Versicherten und Kassen werden daher Begriffe wie »Kulanz« benutzt, die dem Rechtsverhältnis unangemessen sind. Bei einer Kranken- oder Pflegekasse, die ihren Versicherten Leistungen aus Wettbewerbsgründen und »Kulanz« gewährte, obwohl diese nach dem Gesetz nicht beansprucht werden dürften, wäre der Vorstand persönlich regresspflichtig (Paragraf 12 Absatz 3 SGB V). Aus Expertenbefragungen (Höland et al. 2008) und Gerichtsentscheidungen (beispielsweise Bundessozialgericht vom 28. September 2006, Az. B 3 KR 28/05 R, Die Sozialgerichtsbarkeit 2007, 489; Landessozialgericht Berlin-Brandenburg vom 22. Mai 2008, Az. L 15 B 242/07 SO ER – juris; SG Neubrandenburg vom 30. November 2006, Az. S 4 KR 40/05 – juris) gibt es Hinweise darauf, dass Kassen in der Kommunikation mit Versicherten häufig die vorgeschriebenen öffentlich-rechtlichen Formen vermeiden. Sie bezeichnen ihre Entscheidungen nicht als Bescheid (Verwaltungsakt), verzichten auf die vorgeschriebene Rechtsbehelfsbelehrung über die Möglichkeit des Widerspruchs und nennen nicht die Rechtsgrundlagen ihrer Entscheidungen. In welchem Umfang und aus welchen Gründen dieser Verzicht auf gesetzlich vorgesehene Formen stattfindet, ist nicht hinreichend erforscht und kann hier nicht abschließend beurteilt werden. Dies liegt daran, dass über das Konfliktgeschehen zwischen Kassen und ihren Versicherten praktisch kein empirischer Forschungsstand existiert. Zurückgegriffen werden kann lediglich auf die amtlichen Statistiken über Widerspruchsverfahren und sozialgerichtliche Verfahren.

Häufigkeit von Widerspruchsverfahren und Klagen gegen Krankenkassen und Pflegekassen

Ein Widerspruchsverfahren ist die Voraussetzung für ein anschließendes Verfahren beim Sozialgericht. Bei Eilbedürftigkeit besteht die Möglichkeit, bereits vorher einen einstweiligen Rechtsschutz zu erlangen. Bleibt die Kasse bei einem Antrag oder Widerspruch untätig, kann nach drei Monaten eine Untätigkeitsklage erhoben werden. Die Klage- und Widerspruchsstatistiken sind nicht voll kompatibel, da die Widerspruchs- und Klageeingänge starken Schwankungen unterliegen. Tendenziell steigen diese an, wie das in einigen anderen Bereichen des Sozialleistungsrechts auch der Fall ist. Die Erfolgsquote ist im Mittel der letzten zehn Jahre – bei Schwankungen – sowohl im Widerspruchsverfahren als auch im Klageverfahren leicht gestiegen.

Bei etwa 70 Millionen Versicherten sind im Jahr 2006 137.641 Widersprüche von Versicherten gegen eine Krankenkasse erhoben worden. Dies ist in den Jahren seit 1997 der dritthöchste Wert; lediglich 2004 (175.196) und 2005 (151.577) sind noch mehr Widersprüche erhoben worden. Im Jahr 2006 sind 155.361 Widersprüche erledigt worden. Weniger als ein Viertel (35.449) wurden durch Abhilfe seitens der Kasse erledigt. Das bedeutet, dass auf den Widerspruch hin unmittelbar die Kassenentscheidung korrigiert wird. 30.906 Widersprüche wurden seitens der versicherten Personen zurückgenommen. Etwa die Hälfte der Widersprüche (78.303) wurde durch formellen Widerspruchsbescheid eines Widerspruchsausschusses erledigt. Der Widerspruchsausschuss ist eine Einrichtung innerhalb der Krankenkasse, der aus Vertretern der Selbstverwaltung (Versicherten- und Arbeitgebervertreter) besteht und dessen Entscheidungen von der Verwaltung der Kasse vorbereitet werden. Bei den Widerspruchsbescheiden war in nur 6.156 Fällen die versicherte Person voll erfolgreich, in 678 Fällen teilweise. 71.469 Widerspruchsbescheide waren für die Versicherten abschlägig. Rechnet man ganz und teilweise erfolgreiche Widerspruchsbescheide und Abhilfeentscheidungen zusammen, ergibt sich eine Erfolgsquote im Widerspruchsverfahren von 27 Prozent.

2006 sind 33.829 Klagen von Versicherten gegen ihre Krankenkasse bei den Sozialgerichten eingegangen. Dies ist im Vergleich zum Jahr 1997 (14.752 Klagen) mehr als eine Verdoppelung. In den Jahren 2002 (35.528 Klagen) und 2005 (34.771) waren noch mehr Klagen

Abbildung 1: Widerspruch gegen Verwaltungsakte

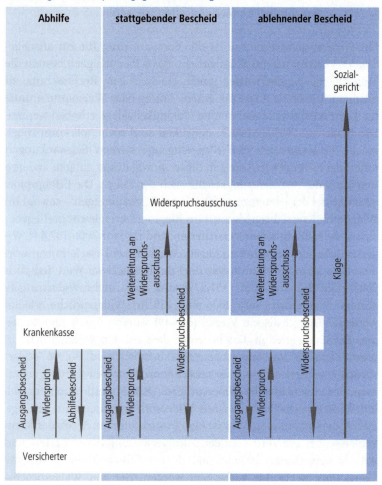

eingegangen als 2006. 2006 sind 35.722 Klagen von Versicherten gegen ihre Kasse bei den Sozialgerichten bearbeitet worden. Hiervon endeten 6.390 Verfahren mit einer gerichtlichen Entscheidung (Urteil oder Beschluss), 2.866 mit einem gerichtlichen Vergleich zwischen Kassen und Versicherten, 4.130 mit einem angenommenen Anerkenntnis der Kasse, dass die Klage ganz oder teilweise begründet war, und 12.355 mit Rücknahme der Klage. Zählt man die Entscheidungen und Verfahrensausgänge mit einem vollen oder teilweisen Erfolg für die Versicherten zusammen, so beträgt die Quote der Verfahren, in denen Kläger ganz oder teilweise erfolgreich waren, 35 Prozent.

Im Jahr 2006 kam somit in der Krankenversicherung ein neues Widerspruchsverfahren auf 508 Versicherte (0,2 %) und ein neues Klageverfahren auf 2.069 Versicherte (0,05 %). Von 5.912 Versicherten war einer in einem erledigten Klageverfahren ganz oder teilweise erfolgreich (0,017 %). Die Inzidenz rechtsförmiger Streitigkeiten kann aber nur näherungsweise geschätzt werden, weil eine versicherte Person mehrere Widerspruchs- oder Klageverfahren betreiben kann, sodass die Anzahl betroffener Versicherter niedriger liegen müsste.

In der Pflegeversicherung dagegen wurden im Jahr 2006 von den Versicherten 66.970 Widersprüche erhoben. Dieser Wert ist seit Einführung der Pflegeversicherung im Jahr 1994 in etwa gleich geblieben (1997: 71.037 erhobene Widersprüche). In 17.551 Fällen hat die Ausgangsbehörde dem Widerspruch abgeholfen. 14.346 Widersprüche wurden zurückgenommen. Ein Widerspruchsbescheid erging in 31.463 Fällen. Von den Widerspruchsbescheiden brachten 1.223 vollen Erfolg für die Versicherten, 597 endeten mit einem teilweisen Erfolg. 29.643 Versicherte hatten keinen Erfolg. Bei Zusammenfassung von Abhilfe sowie mindestens teilweise erfolgreichen Widerspruchsbescheiden ergibt sich im Jahr 2006 eine Erfolgsquote der Versicherten von 29 Prozent.

Aus dem Bereich Pflegeversicherung wurden 2006 bei den Sozialgerichten 7.743 Klagen erhoben. Diese Zahlen sind seit Jahren im Wesentlichen stabil. Hiervon endeten 1.302 Verfahren mit einer gerichtlichen Entscheidung, 636 durch Vergleich, 896 durch eine Erledigungserklärung, 962 durch Anerkenntnis seitens der Kasse. 2.391 Klagen wurden von den Versicherten zurückgenommen. Wenn man hier wiederum die mindestens teilweise erfolgreichen Klagen zusammenfasst, ergibt sich für das Jahr 2006 eine Erfolgsquote der Kläger von 44 Prozent (alle Zahlen nach: Höland et al. 2008 auf der Basis von BMAS, Ergebnisse der Statistik der Sozialgerichtsbarkeit und Tätigkeit der Widerspruchsstellen der Sozialversicherung und der Kriegsopferfürsorge).

Aus der Widerspruchsstatistik und der Gerichtsstatistik können keine Daten darüber entnommen werden, warum Widerspruchsführer und Kläger erfolgreich oder erfolglos sind. Es werden keine Daten über die soziale Lage, den Gesundheitszustand oder andere persönliche Merkmale der Widerspruchsführer oder Kläger erhoben. Auch sozialwissenschaftliche Untersuchungen über die Widerspruchsführer oder Kläger gegen Kranken- und Pflegekassen gibt es nicht. Die Untersuchung von Höland und anderen hatte eine Stichprobe von allen Klägerinnen und Klägern bei den Sozialgerichten erhoben. Die Fallzahlen derjenigen, die gegen Kranken- und Pflegekassen klagten, waren daher niedrig. Die Gesamtheit der Klägerinnen und Kläger war nach dieser Untersuchung vom Einkommen her deutlich schlechter gestellt als die Gesamtbevölkerung. Über den Gesundheitszustand waren keine Daten erhoben worden. Vor dem Hintergrund gesundheitswissenschaftlicher Erkenntnisse über die Unter- und Fehlversorgung chronisch Kranker im deutschen Gesundheitswesen stellte sich daher nach bisherigem Erkenntnisstand die Frage, wie chronisch Kranke in Streitigkeiten mit den Kassen repräsentiert sein würden.

Ergebnisse der Befragung

Die hier ausgewertete Befragung von 1.388 gesetzlich versicherten Personen ist – soweit bekannt – die erste empirische Untersuchung über Streitigkeiten zwischen Versicherten und ihren Krankenkassen. Mit ihrer Hilfe soll insbesondere versucht werden, Aussagen darüber zu treffen, wie viele Streitigkeiten zwischen Krankenkassen und ihren Versicherten ohne Widerspruchs- und Klageverfahren stattfinden, was ihre Gegenstände sind, mit welchen Mitteln sie geführt werden und zu welchen Ergebnissen sie führen.

Meinungsverschiedenheiten

Die Versicherten wurden gefragt, ob es in den letzten zwei Jahren vorgekommen ist, dass sie mit einer Entscheidung ihrer gesetzlichen Kranken- oder Pflegekasse nicht einverstanden waren (Dissens). Bei 1.275 Antworten wurde von 256 Befragten angegeben, dass sie mit einer Entscheidung nicht einverstanden waren (20 %). Es wurden jedoch 429 Streitgegenstände genannt. Zum Teil passt ein Streit unter mehrere Kategorien (beispielsweise unter die jeweilige Leistungsart und unter eine zunächst selbst bezahlte Leistung), zum Teil haben die Versicherten mehrere Meinungsverschiedenheiten gehabt. Unterstellt man vereinfachend, dass nur ein wesentlicher Dissens pro Versichertem in dem Zweijahreszeitraum vorlag, so ist pro Jahr ein Zehntel der Versicherten einmal uneins mit ihrer Krankenkasse gewesen.

Gegenstände von Dissensen

Die mit Abstand am häufigsten genannte Kategorie sind Zuzahlungen und Eigenbeteiligungen an Leistungen. Sie wurden 131-mal genannt und damit von mehr als der Hälfte (51 %) derjenigen, die einen Dissens mit ihrer Krankenkasse hatten. Damit ist die Ausweitung von Zuzahlungen durch die letzten Reformen der Krankenversicherung, namentlich durch das GMG 2003, eine plausible Erklärung für den Anstieg auch der rechtsförmigen Streitigkeiten in den letzten Jahren.

Die zweitstärkste Gruppe der Dissense betraf Rehabilitations- und Vorsorgeleistungen (18 %), Leistungen der Gesundheitsförderung (14 %) und Fahrtkosten (11 %). In 17 Prozent der Fälle ging es um zunächst selbst bezahlte Leistungen; diese Kategorie überschneidet sich zum Teil mit den vorgenannten Kategorien. Um Beitragsangelegenheiten wie auch um Bonusprogramme ging es in jeweils elf Prozent der Fälle, um Krankengeld in sechs Prozent. Leistungen der Pflegeversicherung und Pflegebegutachtung waren in jeweils vier Prozent der Fälle betroffen beziehungsweise umstritten. Die Feststellung der Mitgliedschaft war ebenfalls bei vier Prozent streitig. Sonstige Fragen waren zu 18 Prozent Streitgegenstand.

Ergebnisse von Streitigkeiten

Unter denen, die einen Streit mit der Kasse geführt haben, antworteten 137 Personen gültig auf die Frage nach dem Ergebnis. Ein Fünftel (20 %) gab an, es sei im Ergebnis vollständig zu ihren Gunsten entschieden worden, mehr als ein Viertel (28 %), es sei teilweise zu ihren Gunsten entschieden worden, und etwas über die Hälfte (52 %), es sei zu ihren Ungunsten entschieden worden. Damit konnte knapp die Hälfte der Antwortenden durch ihr Tätigwerden die Kassenentscheidung noch verändern. Dabei zeigten sich keine bedeutenden Unterschiede nach Streitgegenständen. Nur bei der Gruppe derjenigen, die um Pflegeleistungen stritten, waren nach eigener Angabe über 90 Prozent ganz oder teilweise erfolgreich. Dies kann daran lie-

Abbildung 2: Gegenstände von Dissensen

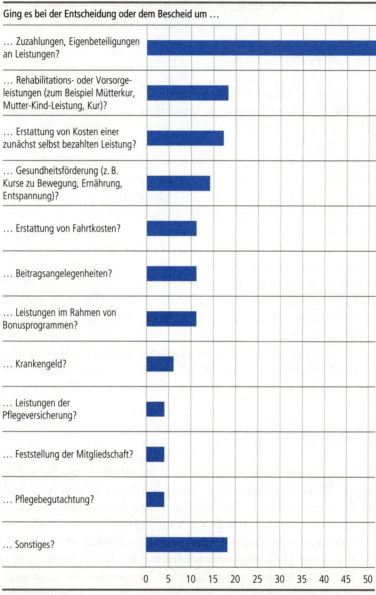

Mehrfachnennungen möglich; Basis: 256 Befragte; Anzahl der Nennungen: 429
Alle Angaben in Prozent der Befragten

Abbildung 3: Ergebnisse von Streitigkeiten

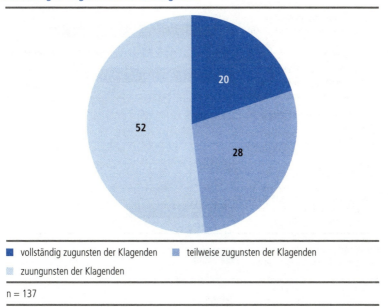

■ vollständig zugunsten der Klagenden   ■ teilweise zugunsten der Klagenden
▫ zuungunsten der Klagenden

n = 137

Alle Angaben in Prozent der Befragten

gen, dass wegen des fortschreitenden Charakters von Pflegebedürftigkeit ein Streit oft mit einer Neubegutachtung beendet wird.

Ob aus einem Dissens eine Streitigkeit wird, entscheidet sich daran, ob Versicherte etwas unternehmen, um die Entscheidung der Krankenkasse zu ihren Gunsten zu ändern. Tun sie dies nicht, wird die Entscheidung rechtskräftig und normalerweise jeder weiteren Überprüfung entzogen. Von 250 Versicherten, die einen Dissens mit der Krankenkasse hatten, geben 62 Prozent an, etwas unternommen zu haben, um den Bescheid zu ihren Gunsten zu ändern.

Formen von Streitigkeiten

Es bestehen mehrere Möglichkeiten, etwas zu unternehmen, um einen Dissens mit der Kasse zu bearbeiten, die auch nebeneinander und nacheinander genutzt werden können. Unter den Versicherten, die aktiv geworden sind, haben 85 Prozent mit einem Kassenmitarbeiter persönlich oder telefonisch gesprochen, 62 Prozent hatten einen Briefwech-

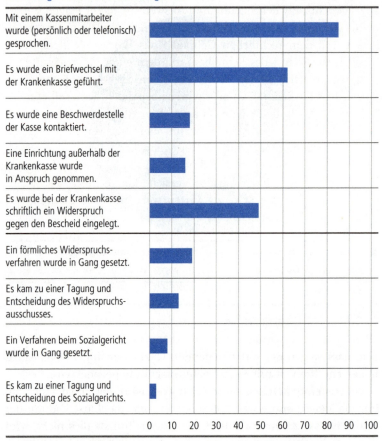

Abbildung 4: Formen von Streitigkeiten

Mehrfachnennungen möglich (n = 155)

Alle Angaben in Prozent der Befragten

sel. Gezielt an eine Beschwerdestelle haben sich 19 Prozent gewandt. 16 Prozent geben an, eine Einrichtung außerhalb der Kasse – beispielsweise eine Rechtsberatung – in Anspruch genommen zu haben.

Die Hälfte derjenigen, die etwas unternommen haben (49 %), gibt an, schriftlich Widerspruch eingelegt zu haben, ein Fünftel (19 %) gibt an, ein förmliches Widerspruchsverfahren in Gang gesetzt zu haben, und ein Achtel (13 %), dass es zu einer Tagung und Entscheidung des Widerspruchsausschusses kam. In jedem zwölften geführten Streit (8 %) wurde ein Verfahren beim Sozialgericht in Gang gesetzt, und bei drei Prozent kam es zu einer Verhandlung und Entscheidung des Sozialgerichts. Bei der Stellung und Auswertung dieser Fragen war zu berücksichtigen, dass eine Differenz zwischen dem umgangssprachlichen und dem rechtlichen Gebrauch des Wortes »Widerspruch« möglich ist. Nicht jedes Schreiben, mit dem einer Entscheidung widersprochen wird, ist ein Widerspruch im Sinne von Paragraf 78 Sozialgerichtsgesetz (SGG) oder wird so behandelt. Dies sollte in der Befragung durch die Frage nach dem »formellen« Widerspruchsverfahren aufgefangen werden. Es kann allerdings vermutet werden, dass nicht nur die Befragung, sondern auch die Statistik aus verschiedenen Gründen ungenau ist und nicht vollständig wiedergibt, in wie vielen Fällen eine Erklärung des Versicherten rechtlich als Widerspruch im Sinne des SGG zu werten war. Zum Teil können Versicherte und Kassenmitarbeiter oder nur Letztere fälschlich davon ausgegangen sein, nur eine förmlich so bezeichnete Erklärung sei ein Widerspruch. Es ist auch möglich, dass Kassen in ihrem Bestreben, nicht als Behörden erkannt zu werden, zwar einen eingelegten Widerspruch bearbeiten und ihm möglicherweise abhelfen, ohne dies entsprechend zu benennen und zu erfassen.

Zu berücksichtigen ist weiterhin, dass bei den Fragen nach den Handlungsformen im Streit mit der Krankenkasse ein relativ hoher Anteil fehlender Antworten – etwa ein Drittel – zu konstatieren ist; im Zweifel wurde die jeweilige Handlungsform nicht genutzt, sodass die entsprechenden Anteile niedriger liegen dürften. Werden die gültigen Antworten ins Verhältnis zu der Gesamtheit der Befragten (n = 1.388) gesetzt, haben innerhalb von zwei Jahren etwa fünf Prozent der Versicherten widersprochen, knapp ein Prozent ein förmliches Widerspruchsverfahren in Gang gesetzt, bei einem Prozent kam es zu einer Entscheidung des Widerspruchsausschusses, weniger als ein Prozent haben ein Verfahren beim Sozialgericht ausgelöst, und bei nur 0,22 Prozent kam es zu einer Entscheidung des Sozialgerichts. Nach der oben referierten Statistik für 2006 (Höland et al. 2008 auf Basis der vom BMAS herausgegebenen Ergebnisse der Statistik der Sozialgerichtsbarkeit und der Tätigkeit der Widerspruchsstellen der Sozialversicherung und der Kriegsopferfürsorge) wären für einen Zweijahreszeitraum nur 0,4 Prozent Widerspruchsverfahren und 0,1 Prozent Klageverfahren zu erwarten gewesen.

Die Form der Konfliktführung beeinflusst das Ergebnis des Konflikts. Bei 70 Prozent derjenigen, die keinen Briefwechsel mit der Kasse hatten, wurde vollständig zu ihren Ungunsten entschieden, dagegen nur bei 36 Prozent derjenigen, die einen Briefwechsel hatten. Die Schriftlichkeit des Konflikts als solche – wesentlich ausgeprägter als der Widerspruch oder das förmliche Verfahren – ist damit ein besonders bedeutender Prädiktor des Ergebnisses, und zwar auch nach multivariaten Auswertungen unter Berücksichtigung von sozialer Schicht, Alter und Gesundheitszustand (Signifikanzniveau kleiner als 5 %). Interessanterweise hatte ein schriftlicher Widerspruch keinen signifikanten Einfluss. Bei 56 Prozent derjenigen, die keine externe Hilfe wie eine Rechtsberatung in Anspruch nahmen, war der Konflikt ganz erfolglos, indes nur bei 29 Prozent derjenigen, die Hilfe in Anspruch nahmen. Der Kontakt zu einer Beschwerdestelle der Kasse hatte dagegen statistisch nur einen geringen Einfluss auf das Ergebnis.

Geprüft wurde auch, welche Versichertengruppen besonders häufig einen Dissens mit ihrer Kasse hatten und daraufhin aktiv wurden, um ihre Ansprüche und Interessen durchzusetzen. Besonders wichtige unabhängige Variablen der Analyse überlappen sich hier allerdings. So ist möglicherweise der Bildungsabschluss von Bedeutung, da er ein Indikator verwaltungsrechtlicher Kenntnisse oder noch allgemeiner eines staatsbürgerlichen Selbstbewusstseins sein kann, das auf eine Durchsetzung von Ansprüchen gegenüber Krankenkassen und anderen Einrichtungen pocht. Das Merkmal einer erfolgreichen Klage kann ebenfalls im Rahmen einer multivariaten Analyse statistisch nicht belastbar geprüft werden, da diese Gruppen zahlenmäßig als Analyseeinheit zu klein sind.

Bedeutsam dürfte mutmaßlich auch die Betroffenheit von einer chronischen Erkrankung sein, da hierbei besonders viele Berührungspunkte mit dem Versorgungssystem bestehen und somit viele potenzielle Konflikte mit der finanzierenden Krankenkasse. Bildungsniveau und Gesundheitszustand sind freilich, wie vielfältige epidemiologische Studien zeigen, sehr eng miteinander verknüpft, sodass eine bivariate Betrachtung der Zusammenhänge zu fehlerhaften Schlüssen führen kann.

Die folgende Tabelle zeigt die Ergebnisse dieser multivariaten Analysen, wobei zum einen überprüft wurde, welche Gruppen überhaupt einen für sie nicht akzeptablen Bescheid erhalten haben, und zum anderen, wer gegen diesen Bescheid aktiv geworden ist. Wie zu erkennen, ist die Struktur der Einflussfaktoren zwar nicht identisch, aber doch recht ähnlich. Folgende Befunde sind besonders hervorzuheben:

Tabelle 1: Einflussfaktoren für einen Dissens mit dem Kassenbescheid und Aktivwerden dagegen (Ergebnisse logistischer Regressionen)

	Dissens mit Kasse (odds ratios)	Aktivwerden gegen Kassenbescheid (odds ratios)
Alter		
18- bis 39-Jährige	0,56*	0,13***
40- bis 59-Jährige	0,52**	0,38*
60- bis 79-Jährige	1,00^a	1,00^a
chronisch krank		
ja	1,96***	1,90 n. s.
nein	1,00^a	1,00^a
Schulabschluss		
ohne/Hauptschule	0,78 n. s.	0,61 n. s.
Realschule, mittlere Reife, Fachhochschulreife	1,17 n. s.	0,66 n. s.
Abitur	1,00^a	1,00^a
früherer Dissens mit Arzt		
nein	0,41***	0,35**
ja	1,00^a	1,00^a
frühere Wechsel der Kasse		
einmal	1,08 n. s.	1,62 n. s.
mehrfach	1,48 n. s.	2,20 n. s.
nein, aber aktuell geplant	4,32**	4,35 n. s.
nein	1,00^a	1,00^a
Kritik an zu hohen GKV-Beiträgen		
ja	1,96**	0,68 n. s.
nein	1,00^a	1,00^a
Kritik an zu hohen Zuzahlungen		
ja	1,12 n. s.	6,50**
nein	1,00^a	1,00^a

nur GKV-Versicherte (n = 1.275)

a Referenzgruppe; * p ≤ 0,05; ** p ≤ 0,01; *** p ≤ 0,001; n. s. = nicht signifikant

Weitere einbezogene unabhängige, durchweg insignifikante Variablen:
Kritik an medizinischer Versorgungsqualität, Kritik an sozialer Ungleichheit der Versorgung, Befürchtungen über langfristige Verschlechterungen in der Versorgung

Das Lebensalter spielt eine bedeutsame Rolle, sowohl für die Wahrnehmung eines Konflikts als auch für das Konfliktverhalten. »Jüngere« Gruppen (zwischen 18 und 59 Jahren) sagen nur etwa halb so oft, dass sie mit einem Kassenbescheid nicht einverstanden waren. Hinsichtlich des Aktivwerdens zeigen sich noch größere Alterseffekte: Bei den 18- bis 39-Jährigen liegt die Wahrscheinlichkeit hierfür (odds ratio) bei 0,13, bei den 40- bis 59-Jährigen etwas höher (0,38), ist aber immer noch deutlich niedriger und nur halb so groß wie bei den über 59-Jährigen. Dass jüngere Befragte in diesem Kontext weniger oft im Streit mit ihrer Kasse sind, dürfte wohl weniger an mangelndem Selbstbewusstsein oder größerer Konfliktscheu dieser Generationen liegen als mehr daran, dass der im Durchschnitt deutlich bessere Gesundheitszustand zu einer selteneren Inanspruchnahme medizinischer Leistungen führt, was von vornherein das Konfliktpotenzial reduziert.

Überaus starken Einfluss, zumindest für die Wahrnehmung eines Dissenses, hat die Betroffenheit von einer chronischen Erkrankung, für die sich eine etwa doppelt so hohe Wahrscheinlichkeit (odds ratio 1,96) ergibt. Für die andere abhängige Variable, das Einschreiten gegen einen ablehnenden Bescheid, zeigt sich ein ähnlich hoher Wert, allerdings verfehlt dieser das statistische Signifikanzniveau von fünf Prozent.

In der Gruppe derer, die einen Dissens mit ihrer Krankenkasse hatten, bezeichneten 31 Prozent ihren Gesundheitszustand als weniger gut, vier Prozent als schlecht. In dieser Gruppe waren 36 Prozent chronisch krank. Damit ist der Anteil der chronisch kranken Personen in der Dissens-Gruppe deutlich erhöht. Von den chronisch Kranken waren 29 Prozent mit einer Kassenentscheidung nicht einverstanden.

Eine chronische Krankheit ist danach ein wichtiger Faktor für Unzufriedenheit mit Kassenentscheidungen und für deren Umsetzung in Handeln. Chronisch Kranke schreiben häufiger an ihre Kasse (69 %) und nehmen externe Hilfe in Anspruch (22 %). Sie legen auch häufiger Widerspruch ein (55 %) und hatten dabei eine Erfolgsquote von 57 Prozent. Weder für die Wahrnehmung eines Dissenses noch für den darauf – in welcher Form auch immer – eingeleiteten Widerspruch spielt das Bildungsniveau eine Rolle. Möglicherweise neutralisieren sich hier verschiedene Einflussfaktoren wie beispielsweise die Kenntnis von Rechtsansprüchen oder die sachkundige Art des Vortrags und der Begründung.

Hervorzuheben ist zudem, dass Angaben zu einem früheren Dissens mit dem Arzt – herangezogen als Indikator für eine grundsätzliche Konfliktfähigkeit und prinzipielle Konfliktbereitschaft – auch einen Einfluss haben. Unter allen Befragten war ein Fünftel schon einmal mit einer Diagnose oder einem Behandlungsvorschlag ihres Hausarztes nicht einverstanden gewesen, unter denjenigen, die mit ihrer Kasse nicht einverstanden waren, waren es 35 Prozent.

Frühere Kassenwechsel spielen keine Rolle, wohl aber die aktuelle Neigung zu diesem Schritt. Offensichtlich spiegelt sich in diesem statistischen Zusammenhang (mit sehr hohem odds ratio von 4,32) wider, dass die Ablehnung von Leistungen durch die Kasse oftmals als Anlass oder zumindest vorübergehender Impuls für einen Kassenwechsel erlebt wird. Unter den mit der Krankenkasse Konfliktbereiten hatten 35 Prozent schon einmal aus Unzufriedenheit den Hausarzt gewechselt, unter allen Befragten nur etwas über ein Viertel. Dagegen hatten unter den Konfliktführern sogar etwas weniger (33 %) seit 1996 mindestens einmal die Kasse gewechselt als in der Gesamtheit der Befragten (36 %). Allerdings beabsichtigten von den Konfliktführern fünf Prozent, demnächst die Krankenkasse zu wechseln (gegenüber zwei Prozent bei allen Befragten).

Gesundheitspolitische Einstellungen und Bewertungen des Gesundheitssystems spielen ebenfalls eine Rolle; allerdings sind diese nicht konsistent und durchgängig zu beobachten. Trotzdem ist festzuhalten, dass sich die Konfliktführer bei zahlreichen Fragen zur Einstellung zum Gesundheitswesen fast immer mit einer größeren Mehrheit für die kritische Antwortvariante entschieden. Besonders ausgeprägt war dies bei der Befürchtung, im Alter nicht ausreichend versorgt zu werden (76 % gegenüber 63 %), bei der Furcht um Missbrauch persönlicher Gesundheitsdaten (68 % gegenüber 50 %), bei der Ablehnung von Zuzahlungen (88 % gegenüber 81 %) und der Kritik an ungleichem Zugang zu Gesundheitsleistungen (89 % gegenüber 83 %) sowie der Aussage, es würden nicht genügend Leistungen angeboten (54 % gegenüber 46 %). Starke parteipolitische Zuordnungen der Konfliktbereitschaft ergaben sich nicht. Wähler der Linken finden sich häufiger unter den Konfliktführern als in der Gesamtheit der Befragten (12 % gegenüber 9 %), Wähler der Grünen finden sich seltener unter den Konfliktführern als unter der Gesamtheit der Befragten (4 % gegenüber 6 %). Weitere einbezogene unabhängige, durchweg insignifikante Variablen waren: Kritik an der medizinischen Versorgungsqualität, Kritik an der sozialen Ungleichheit der Versorgung und Befürchtungen über langfristige Verschlechterungen in der Versorgung. Wird zusätzlich das Verhalten der Kasse überprüft, also die Reaktion der Kasse in der streitigen Angelegenheit, sahen sich etwas mehr als die Hälfte der Befragten (53 %) als ausführlich genug informiert (»trifft voll zu« beziehungsweise »trifft eher zu«); etwas mehr (58 %) meinten, die Informationen seien für Laien verständlich gewesen. Stark unzufrieden (»trifft überhaupt nicht zu«) waren 15 beziehungsweise 17 Prozent. 37 Prozent fanden die Atmosphäre in der streitigen Angelegenheit freundlich, 54 Prozent neutral und acht Prozent unfreundlich.

Zusammenfassung und Diskussion

Dissense und Streitigkeiten von Versicherten mit Kranken- und Pflegekassen sind ein alltägliches Phänomen. Obwohl in entscheidenden Fragen entweder der Leistungserbringer oder der Arbeitgeber zwischen beiden steht, kommt es zu einer erheblichen Anzahl von Meinungsverschiedenheiten, von denen knapp zwei Drittel auch als Konflikt ausgetragen werden. Angesichts der hohen Relevanz von Krankenversicherungsschutz und Gesundheitsleistungen sowie der Komplexität der Materie in rechtlicher und tatsächlicher Hinsicht überrascht dies nicht.

Nur höchstens ein Zwölftel der ausgetragenen Konflikte endet in einem rechtsförmigen Widerspruchsverfahren und höchstens die Hälfte davon in einem sozialgerichtlichen Verfahren. Der größte Teil der Konflikte wird vorher gelöst oder zumindest beendet. Aus Sicht des Rechtssystems ist dennoch zu fragen, ob Defizite in der Konfliktbearbeitung deutlich werden, durch deren Behebung die Inanspruchnahme der Gerichte vermindert und die Konflikte einer schnelleren Lösung zugeführt werden können. Vor allem aus Sicht des Gesundheitssystems ist zu fragen, ob die Konflikte einer richtigen Lösung zugeführt werden, bei der die Versicherten ihnen zustehende Leistungen auch bekommen und der Konflikt selbst nicht zu einer für die Gesundheit negativen Verzögerung führt.

Wenn im Ergebnis die Hälfte der befragten Versicherten im Laufe des Konflikts die Entscheidung der Kasse ganz oder teilweise zu ihren Gunsten verändern kann, spricht dies einerseits für die Responsivität des Systems, das in der Lage ist, Entscheidungen zu revidieren. Allerdings weisen die Widerspruchs- und die Klagestatistik noch Erfolgsquoten von über 30 Prozent aus, sodass zu bezweifeln ist, ob die Korrektur einer falschen Entscheidung stets zum frühesten Zeitpunkt stattfindet. Da das förmliche Widerspruchsverfahren und erst recht das Gerichtsverfahren erst viele Monate nach Entstehen des Streits eine Entscheidung herbeiführen kann, ist zu fragen, ob etwa ein rasches Mediationsverfahren hilfreich wäre (Schümann 2005).

Zu fragen ist weiterhin, ob insgesamt weniger falsche Entscheidungen getroffen werden könnten und – zugespitzt – ob bei den Kassen zum Teil bewusst rechtswidrige Entscheidungen getroffen werden im Vertrauen darauf, dass nur eine Minderheit Betroffener gegen sie vorgeht. Die starke Betroffenheit chronisch Kranker könnte ein Indiz dafür sein, dass auf diese Weise Risikoselektion betrieben wird. Wechselt ein chronisch Kranker nach einem Streit enttäuscht die Kasse, kann dies für die Kasse im Wettbewerb vorteilhaft sein. Die rechtliche Richtigkeit der am Ende getroffenen Entscheidungen konnte in der Befragung nicht überprüft werden; hierzu wären aufwendige Untersuchungsformen, zum Beispiel Aktenanalysen, erforderlich.

Deutliche Unterschiede sind in der Form der Konfliktbearbeitung erkennbar. Chronisch kranke Menschen, Personen in der Altersgruppe der 40- bis 59-Jährigen, Personen mit mindestens mittleren Bildungsabschlüssen und mindestens mittlerer Schichtzugehörigkeit führen ihren Konflikt häufiger in schriftlicher Form und nehmen häufiger externe Hilfe in Anspruch. Diese Faktoren scheinen eine hohe Erklärungskraft für den für Versicherte erfolgreichen Ausgang von Konflikten zu haben, was wiederum Rückschlüsse auf die Arbeitsweise der Kassen zulässt.

Eine herausragende Gruppe unter den Versicherten in Bezug auf Konflikte sind die chronisch Kranken. Sie haben häufiger Dissense, tragen häufiger Konflikte aus und sind dabei häufiger erfolgreich. Während die erste Beobachtung auch multivariat signifikant ist, werden die beiden anderen Assoziationen chronisch Kranker mit dem Austragen von Konflikten und dem resultierenden Erfolg zwar in der bivariaten Analyse sichtbar, in der logistischen Regression aber nicht als signifikant bestätigt. Das Ergebnis für die Chronikergruppe ist angesichts des kontinuierlichen Leistungsbedarfs und Leidensdrucks sowie der Expertise in eigener Sache inhaltlich nicht überraschend.

Fraglich ist, ob aus den Daten auch auf eine besonders restriktive Leistungspraxis im Verhältnis zu chronisch Kranken geschlossen werden kann. Jedenfalls ist weiter zu erforschen, in welchem Verhältnis Kassenpraxis und Unter- und Fehlversorgung chronisch Kranker stehen.

Die weite Verbreitung von Dissens und Streit zwischen Kassen und Versicherten lässt darauf schließen, dass die Inanspruchnahme der Sozialgerichte durch die Versicherten nur die Spitze des Eisbergs darstellt. Die Einführung von Sozialgerichtsgebühren ist daher kaum ein probates Mittel, die Inanspruchnahme der Sozialgerichte zu reduzieren. Vielmehr sind die Entscheidungsträger der Gesundheitspolitik und bei den Kassen aufgefordert, strukturelle Probleme in der Entscheidungspraxis und im Verwaltungshandeln zu identifizieren. Hierzu sind zunächst weitere Erkenntnisse über das Konfliktgeschehen zu gewinnen. Erkenntnisquellen könnten weitere Befragungen mit größeren Stichproben sowie systematische Auswertungen von Widerspruchs- und Gerichtsakten sein. Rechtswissenschaft und Sozialwissenschaft sind gefordert, ihre wechselseitigen methodischen Berührungsängste zu überwinden und eine systematische Forschung über die Praxis und Wirkung des Sozialrechts zu entwickeln.

Bestätigt sich die durch die vorliegende Untersuchung indizierte Vermutung, dass Schriftlichkeit und externe Unterstützung wesentliche Faktoren des Erfolgs von Versicherten in Auseinandersetzungen mit Kassen sind, ist zu überlegen, wie Personen zu unterstützen sind, die nicht über die nötige Schriftkultur und über kein Unterstützungsnetzwerk verfügen. Es wäre insbesondere zu prüfen, wie in Ausbildung und Unterweisung der Kassenmitarbeiter sichergestellt werden kann, dass sie Versicherte, die sich persönlich oder telefonisch beschweren, nicht »abwimmeln«, sondern ihnen die gleiche Aufmerksamkeit schenken wie Versicherten, die sich schriftlich beschweren.

Da viele Versicherte im formellen Widerspruchsverfahren oder im Klageverfahren erfolgreich sind, ist das Verfahren bei den Kranken- und Pflegekassen darauf zu prüfen, ob falsche Entscheidungen häufiger vermieden werden könnten und berechtigte Beschwerden früher als bisher zum Erfolg führen könnten. In keinem Fall darf das Wirtschaftlichkeitsgebot der Krankenkassen als Abwehrmentalität gegen berechtigte Ansprüche wirksam werden. Wird ein berechtigter Anspruch zunächst verweigert, erhöht dies im Ergebnis die Verwaltungskosten oder führt zu Fehlversorgung mit individuellen und kollektiven Folgekosten, etwa bei Verweigerung der häufig im Streit stehenden Vorsorge- oder Rehabilitationsleistungen. Mögliche Faktoren für eine bessere Verwaltungskultur sind eine verbesserte und veränderte Qualifikation der Kassenbeschäftigten, auch im Bereich kommunikativer Kompetenzen, insbesondere um Versicherten Informationen verständlich und freundlich zu präsentieren. Im formellen Widerspruchsverfahren sollte häufiger eine persönliche Anhörung der Versicherten vorgesehen werden (Ladehoff 2008). Gemessen an den relativ hohen Erfolgsquoten der Versicherten im gerichtlichen Verfahren sind die Versicherten zu selten erfolgreich, wenn die Kasse durch Widerspruchsbescheid entscheidet.

Bestätigt sich, dass chronisch kranke Versicherte sich häufig und oft mit Erfolg beschweren, ist das ein Indiz dafür, dass Unter- und Fehlversorgung chronisch Kranker auch ein Resultat rechtlich falscher Kassenentscheidungen sind. Es kann vermutet werden, dass dies eine Folge des Kassenwettbewerbs um gesunde Versicherte und einer daraus folgenden Vernachlässigung oder bewussten Vergrämung der chronisch kranken Versicherten ist. Den politischen Entscheidungsträgern ist daher zu empfehlen, endlich die Folgen des sozialen Großexperiments Kassenwettbewerb vorurteilsfrei zu evaluieren, um sich auf dieser Grundlage für eine Beendigung des Experiments oder für eine neue Versuchsanordnung entscheiden zu können.

Literatur

Brödl, K. »Besondere Gerichtsgebühren im sozialgerichtlichen Verfahren – ein notwendiger Beitrag zur Begrenzung der Klageflut«. *Neue Zeitschrift für Sozialrecht* 1997. 145–151.

Höland, A., F. Welti, B. Braun und P. Buhr. »Gutachten zu den Auswirkungen der Einführung einer allgemeinen Gebührenpflicht im sozialgerichtlichen Verfahren im Vergleich zur geltenden Rechtslage, erstattet dem Bundesministerium für Arbeit und Soziales«. 2008.

Ladehoff, P. »Bedeutung der Widerspruchsausschüsse für die Selbstverwaltung«. *Soziale Sicherheit* 8 2008. 255–258.

Schümann, I. »Mediation außerhalb und innerhalb des sozialgerichtlichen Verfahrens«. *Die Sozialgerichtsbarkeit* 2005. 27–33.

Sozioökonomische Strukturen und Morbidität in den gesetzlichen Krankenkassen

Melanie Schnee

Die Entwicklung des Risikostrukturausgleichs

Bis Anfang der 90er Jahre war das System der gesetzlichen Krankenversicherung (GKV) in Deutschland durch die Zuweisung der Mehrzahl der Pflichtversicherten zu den einzelnen Krankenkassen beziehungsweise Krankenkassenarten gekennzeichnet. Mit dem Gesundheitsstrukturgesetz (GSG) von 1992 begann die Transformation eines dirigistischen Ordnungsrahmens in eine solidarische Wettbewerbsordnung. Die solidarisch finanzierte Versorgung aller Versicherten sollte nun nach wettbewerblichen Prinzipien zu Versorgungsstrukturen mit mehr Qualität und Wirtschaftlichkeit überführt werden. Zu den Kernpunkten dieser Reform gehörten die freie Kassenwahl (ab dem Jahr 1996) – verbunden mit Kontrahierungszwang und Diskriminierungsverbot aufseiten der Krankenkassen – und ein Risikostrukturausgleich (RSA) (ab dem Jahr 1994) nach Einnahmen sowie Alter, Geschlecht und Invalidität. Dies sollte die Risikoselektion (also einen Wettbewerb um Versicherte mit sogenannten »guten« Risiken) verhindern.

Jeder GKV-Versicherte erhält im Krankheitsfall Leistungen, die medizinisch notwendig sind, und trägt gemäß seiner wirtschaftlichen Leistungsfähigkeit zu den Aufwendungen bei. Dieses Prinzip führt dazu, dass innerhalb der Solidargemeinschaft der gesetzlichen Krankenversicherung nicht nur Gesunde für Kranke, sondern auch Einkommensstarke für Einkommensschwache, Jüngere für Ältere, Kinderlose für Familien mit Kindern und Männer für Frauen aufkommen. Da die Krankenkassen aufgrund der historisch gewachsenen Risikostrukturen ihrer Versicherten und der Wechselbereitschaft beziehungsweise Nicht-Wechselbereitschaft verschiedener Gruppen (Höppner et al. 2004) auch nach der Einführung der Kassenwahlfreiheit über unterschiedliche Versichertenstrukturen verfügen, muss über den Risikostrukturausgleich zwischen den Einzelkassen der Solidarausgleich hergestellt werden. Der Ausgleichsbedarfssatz für das Jahr 2008 wird nach Angaben des Bundesversicherungsamts (BVA) auf 13,4 Milliarden Euro geschätzt.

Der RSA gleicht Unterschiede in den beitragspflichtigen Einnahmen je Mitglied (Finanzkraftausgleich) und in den ausgabeseitigen Risikostrukturen (Beitragsbedarfsausgleich) aus. Die Morbiditätsorientierung des RSA ab dem Jahr 2009 betrifft Letzteres. Gegenwärtig wird die Morbiditätsorientierung lediglich über Alter, Geschlecht und Bezug beziehungsweise Nichtbezug einer Erwerbsminderungsrente berücksichtigt, womit die tatsächliche Morbidität eher unzureichend erfasst wird. Seit dem Jahr 2003 wird zusätzlich die Teilnahme an Disease-Management-Programmen (DMP) zur genaueren Berücksichtigung der Morbidität der Versicherten herangezogen.

Im morbiditätsorientierten RSA ab 2009 soll die Morbidität unmittelbar auf Grundlage von Diagnosen, Indikationen, Leistungen oder Kombinationen dieser Merkmale berücksichtigt werden. Ziel ist es, den Beitragsbedarf im Risikostrukturausgleich präziser zu fassen und über die standardisierten Leistungsausgaben im RSA die Anreize zu wirtschaftlichem Verhalten zu erhalten. Das Bundesgesundheitsministerium vertritt die optimistische Überzeugung: »Die zwischen den Krankenkassen unterschiedlich verteilte Krankheitsbelastung ihrer Versicherten wird dann gezielt ausgeglichen« (Redaktionsbüro Gesundheit 2007: 2).

Zunächst wird das Klassifikationsmodell für den morbiditätsorientierten RSA nicht das gesamte Krankheitsspektrum der Versicherten berücksichtigen, sondern nur ein begrenztes Morbiditätsspektrum von 50 bis 80 Krankheiten (im Mai 2008 wurde vom BVA dazu die Liste von 80 Diagnosen veröffentlicht), die kostenintensiv und chronischer Natur sind oder einen schwerwiegenden Verlauf aufweisen (Wissenschaftlicher Beirat zur Weiterentwicklung des Risikostrukturausgleichs 2007). Damit gehören beispielsweise die Erkrankungen, für die die strukturellen Behandlungsprogramme entwickelt wurden, nicht zwingend dazu.

Einhergehend mit der morbiditätsorientierten Neustrukturierung des RSA entfällt der bisherige Ausgleich der erhöhten standardisierten Leistungsausgaben der Krankenkassen für DMP-Versicherte im Risikostrukturausgleich ab dem Jahr 2009. Zur Förderung der strukturierten Behandlungsprogramme erhalten die Krankenkassen stattdessen aus dem ebenfalls neu gebildeten Gesundheitsfonds Zuweisungen für jeden eingeschriebenen Versicherten zur Deckung der Kosten für medizinisch notwendige Aufwendungen wie Dokumentations- oder Koordinationsleistungen. Zusätzlich zu dieser Programmkostenpauschale erhalten die Krankenkassen aus dem Gesundheitsfonds auch Zuweisungen zur Deckung ihrer standardisierten allgemeinen Verwaltungskosten. Dabei sollen auch die DMP-Verwaltungskosten berücksichtigt werden.

Da ab dem 1. Januar 2009 alle Krankenkassen einen einheitlichen Beitragssatz erheben müssen und diesen an den sogenannten Gesundheitsfonds weiterleiten, wird der Wettbewerb unter den Krankenkassen verlagert: Die Kassen konkurrieren nun nicht mehr primär mit dem Beitragssatz und dem Leistungsangebot, sondern mit dem Leistungsangebot und den Versicherungsmodellen (beispielsweise Selbstbehalt und Kostenerstattung) und sekundär mit möglicherweise zu erhebenden Zusatzbeiträgen. Diejenigen mit einer kostengünstigen Versichertenklientel können also besonders attraktive Angebote machen. Aber was ist eine kostengünstige Klientel, wenn die Einnahmen über den Gesundheitsfonds und den Risikostrukturausgleich standardisiert werden? Es könnte durchaus attraktiv für Krankenkassen sein, Versicherte mit bestimmten Erkrankungen zu versichern, da vielleicht der zu erzielende Betrag aus dem Fonds höher ist als die tatsächlichen Kosten der Behandlung.

In diesem Beitrag soll untersucht werden, inwiefern sich die Versicherten der verschiedenen Krankenkassen(-arten) außer durch die Merkmale »Alter« und »Geschlecht«, die im RSA berücksichtigt werden, durch andere gesundheitsrelevante Faktoren wie Einkommen, Bildung, Schichtzugehörigkeit und damit auch hinsichtlich ihrer Morbidität und Inanspruchnahme von Versorgung voneinander unterscheiden. Denn derartige Unterschiede würden bedeuten, dass die Ausgangslagen für die Krankenkassen im Risikostrukturausgleich womöglich weiterhin schwierig bleiben und damit zu Verzerrungen im Beitragsbedarfsausgleich führen könnten.

Warum sind auch sozioökonomische Aspekte wichtig für die Beurteilung der Morbiditätsstruktur einer Krankenkasse?

Der Einfluss der Ressourcen Einkommen und Bildung – und damit der Schichtzugehörigkeit – auf die Gesundheit und Lebenserwartung wird durch epidemiologische Studien regelmäßig bestätigt (siehe dazu die Überblicke bei Mielck und Helmert 1994 sowie Mielck 2005). Die Angehörigen der unteren Sozialschichten sind vermehrt von körperlichen und psychischen Krankheiten, psychosomatischen Beschwerden, Unfallverletzungen sowie Behinderungen betroffen. Sie schätzen ihre eigene Gesundheit schlechter ein und berichten häufiger von gesundheitsbedingten Einschränkungen in ihrem Alltag. Infolgedessen haben sie einen höheren Bedarf an medizinischen Leistungen und sozialer Absicherung im Krankheitsfall. Die Effekte der sozialen Benachteiligung kumulieren im Lebensverlauf und finden in der vorzeitigen Sterblichkeit einen deutlichen Ausdruck.

Soziale Ungleichheit stellt damit auch in den modernen Wohlfahrtsstaaten ein zentrales Strukturmerkmal dar. Die individuelle Position in der Gesellschaft wird dabei maßgeblich durch die Stellung in der Arbeitswelt und die von dieser abgeleiteten Lebensbedingungen und Teilhabechancen bestimmt. Diese sind im Hinblick auf die Erhaltung, Verbesserung oder Wiedererlangung der Gesundheit von großer Bedeutung. Daneben spielt die Schichtzugehörigkeit bei der Ausprägung und Stabilisierung gesundheitsbezogener Einstellungen und Verhaltensmuster, beispielsweise Rauchen, Alkoholkonsum, Ernährung, körperliche Aktivität oder Inanspruchnahme des Gesundheitswesens, eine wichtige Rolle. Die Gründe für die Ungleichverteilung von Gesundheitschancen liegen (nach Mielck 2005: 53) in
- Unterschieden in den Belastungen
  (beispielsweise Belastungen am Arbeitsplatz),
- Unterschieden in den Bewältigungsressourcen
  (beispielsweise soziale Unterstützung) und
- Unterschieden in der gesundheitlichen Versorgung
  (beispielsweise Arzt-Patient-Kommunikation).

Dies führt wiederum zu Unterschieden beim Gesundheits- und Krankheitsverhalten (beispielsweise Ernährung, Rauchen und Sport). Insgesamt resultieren diese Faktoren in Morbiditäts- und Mortalitätsunterschieden.

Aktuelle Modelle zur Erklärung des Zusammenhangs gehen nicht von einem direkten Einfluss des sozialen Status auf Gesundheit und Lebenserwartung aus (Mackenbach 2006). Stattdessen wirkt der soziale Status indirekt, weil er ein wichtiger Bestimmungsfaktor für Unterschiede in gesundheitlich relevanten Faktoren – wie materiellen und psychosozialen Ressourcen und Belastungen sowie dem Gesundheitsverhalten – ist. Die Chancen und Risiken für die Gesundheitsentwicklung im weiteren Leben sind bereits in Kindheit und Jugend ungleich verteilt; diese Verteilung kann sich im weiteren Lebensverlauf durch Wechselwirkungen zwischen dem sozialen Status und dem Gesundheitszustand verfestigen.

Der Zusammenhang von Status und Gesundheit wurde in Deutschland erst seit Ende der 1990er Jahre in seiner sozialpolitischen Bedeutung thematisiert: Das Robert Koch-Institut erstellte im Auftrag des Bundesministeriums für Gesundheit und Soziale Sicherung eine Expertise zum Thema »Armut, soziale Ungleichheit und Gesundheit«, deren Ergebnisse in den Zweiten Armuts- und Reichtumsbericht der Bundesregierung eingingen. Aber auch die Europäische Union hat diese Perspektive aufgegriffen und möchte mit zwei aufeinanderfolgenden Initiativen die soziale Ungleichheit der Gesundheitschancen in Europa verringern. Auf die Initiative »Closing the Gap« (2004–2007) (siehe dazu www.health-inequalities.eu) folgte die Initiative »Determine« (2007–2010).

Im Risikostrukturausgleich werden sozialökonomische Strukturen der Krankenkassen nicht berücksichtigt; dabei spielen sozialökonomische Unterschiede von chronisch Kranken aufgrund der unterschiedlichen Bewältigungsressourcen sicherlich eine Rolle für die tatsächlichen Behandlungskosten. Eine Nichtberücksichtigung dieser Faktoren im RSA bedeutet, dass die Behandlung eines ressourcenstarken Kranken mit guter Bildung, hohem Einkommen und guter sozialer Unterstützung – die womöglich schneller zum Erfolg führt und damit kostengünstiger wäre – genauso bewertet wird wie die möglicherweise anspruchsvollere Behandlung eines Kranken mit schwachen sozialökonomischen Ressourcen.

Wie können Unterschiede in den sozioökonomischen und Morbiditätsstrukturen der Krankenkassen bestimmt werden?

Datengrundlage ist eine einmalige Befragung zur Gesundheitsversorgung im Herbst 2007 innerhalb des Healthcare Access Panel der TNS Infratest-Gruppe als Ergänzung und Vertiefung des Gesundheitsmonitors. Befragt wurden 27.049 Personen zu Inanspruchnahme und Qualität der ambulanten Versorgung. Darunter befinden sich 23.187 Befragte, die gesetzlich versichert sind und die in den folgenden Auswertungen berücksichtigt werden.

Für den vorliegenden Beitrag werden die Unterschiede in den sozioökonomischen Ressourcen und in der Morbidität und Inanspruchnahme von Versorgung der Versicherten nach Krankenkassen beziehungsweise Krankenkassenarten aufgeschlüsselt. Auf der einen Seite wurden Einzelkassen – Deutsche Angestellten-Krankenkasse (DAK), Barmer Ersatzkasse (Barmer), Techniker Krankenkasse (TK), Kaufmännische Krankenkasse (KKH) und Gmünder Ersatzkasse (GEK) – erfasst, auf der anderen Seite wurden nur Hauptkassenarten – Allgemeine Ortskrankenkassen (AOK), Betriebskrankenkassen (BKK), Innungskrankenkassen (IKK) und als Sammelbegriff für die kleineren Ersatzkassen »andere Ersatzkassen« – unterschieden.

Unterscheiden sich die Krankenkassen in der sozialen Struktur ihrer Versicherten?

Für den Risikostrukturausgleich werden bisher die Merkmale Geschlecht, Alter und Bezug einer Erwerbsminderungsrente herangezogen. Der Vergleich der Krankenkassen zeigt, dass es durchaus Krankenkassen gibt, in denen Frauen deutlich häufiger versichert sind (Abbildung 1): Dies sind die DAK und die Barmer Ersatzkasse mit jeweils 63 Prozent und die Kaufmännische Krankenkasse mit 60 Prozent Frauenanteil. Da Frauen im Durchschnitt länger leben und Schwangerschaften und Geburten als »natürliches Risiko« mitbringen, sind in diesen Kassen andere Morbiditätsstrukturen zu erwarten als in der Gmünder Ersatzkasse, den Innungskrankenkassen oder der Techniker Krankenkasse, die mit 52 bis 55 Prozent einen relativ hohen Männeranteil an der Versichertenklientel aufweisen.

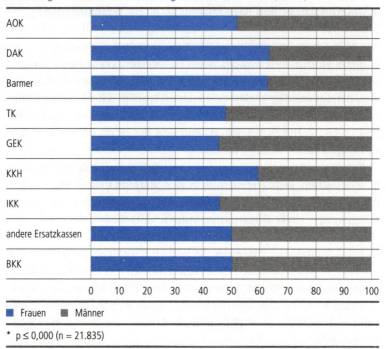

Abbildung 1: Geschlechterverteilung nach Krankenkassen(-arten)

* $p \leq 0{,}000$ (n = 21.835)

Alle Angaben in Prozent der Befragten

Diese Zahlen beziehen sich nur auf die Gruppe der 18- bis 79-Jährigen, da Kinder, Jugendliche und Hochbetagte nicht in die Befragung aufgenommen wurden. Daraus folgt, dass ein Vergleich des Durchschnittsalters der Krankenkassen nur als ausschnitthafte Betrachtung gesehen werden kann. Die Innungskrankenkassen haben im Durchschnitt mit 42 Jahren die jüngste Klientel, darauf folgen die Betriebskrankenkassen und die Gmünder Ersatzkasse mit jeweils 44 Jahren. Eher ältere Versicherte haben die DAK mit durchschnittlich 50 Jahren, die Barmer Ersatzkasse, die Ortskrankenkassen und die anderen Ersatzkassen mit jeweils 49 Jahren. Ob eine Erwerbsminderungsrente bezogen wird, wurde in der Ergänzungsbefragung des Gesundheitsmonitors nicht erhoben. Dass das Merkmal »Bezug einer Erwerbsminderungsrente« in der Ergänzungsbefragung des Gesundheitsmonitors nicht erfasst wurde, ist insofern nicht tragisch, da selbst die Wegbereiter des morbiditätsorientierten RSA einräumen, dass dieses

Merkmal unter Berücksichtigung direkter Morbiditätsindikatoren deutlich an Gewicht verliert (IGES, Lauterbach und Wasem 2004: 14).

Bildung ist eine wichtige Voraussetzung für die Teilhabe am sozialen, kulturellen und politischen Leben. Eine umfassende Bildung erleichtert die Bewältigung der zunehmend komplexeren gesellschaftlichen Anforderungen, die Orientierung und Positionierung in den sozialen Beziehungen sowie den Umgang mit schwierigen Lebenssituationen. Bildung ist in mehr als einer Hinsicht für die Gesundheit relevant. Innerhalb der Arbeitswelt bedeuten unterschiedliche Bildungsniveaus Unterschiede in der arbeitsbezogenen körperlichen und psychischen Belastung und im vorhandenen Tätigkeitsspielraum (siehe dazu Job-Demand-Control-Model, Karasek und Töres 1990); in der Aussicht auf Beförderung oder sonstige berufliche Gratifikationen (Siegrist 1996) zeigen sich ebenfalls Divergenzen. Auch außerhalb der Arbeitswelt stellt Bildung eine wichtige Ressource für die Gesundheit dar, beispielsweise im Vorhandensein sinnstiftender und unterstützender sozialer Beziehungen, bei der Entwicklung und Erhaltung einer gesundheitsfördernden Lebensweise und bei der Bewältigung von Krisen und Krankheiten (Antonovsky 1987). Eine wichtige Rolle spielen dabei Einstellungen, Überzeugungen und Werte, die in der Kindheit erworben werden.

Die Krankenkassen unterscheiden sich deutlich hinsichtlich der Bildungsressourcen ihrer Mitglieder (Abbildung 2). 48 Prozent der AOK-Versicherten, aber nur 19 Prozent der Versicherten der Techniker Krankenkasse haben einen Haupt- oder Volksschulabschluss. Dagegen haben nur neun Prozent der AOK-Versicherten, aber 33 Prozent der TK-Versicherten die allgemeine Hochschulreife. Die Gmünder Ersatzkasse hat 14 Prozent Versicherte mit Hochschulreife, die DAK 17 Prozent und die Innungskrankenkassen 18 Prozent. Die Barmer Ersatzkasse und die anderen Ersatzkassen haben mit jeweils 22 Prozent einen überdurchschnittlichen Anteil an Versicherten mit Abitur. Dementsprechend unterscheiden sich die Versicherten auch hinsichtlich ihres Einkommens. Der durchschnittliche AOK-Versicherte hat ein Haushaltsnettoeinkommen von 1.500 bis 1.750 Euro, während die durchschnittlichen Versicherten der TK, der GEK, der Betriebskrankenkassen und anderer Ersatzkassen über ein Haushaltsnettoeinkommen von 2.000 bis 2.250 Euro verfügen.

Unter dem sozialen Status beziehungsweise der Schichtzugehörigkeit sind schulische und berufliche Bildung, Einkommen und berufli-

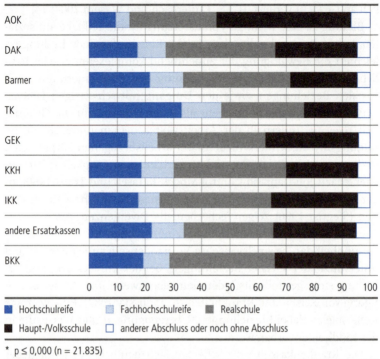

Abbildung 2: Schulbildung der Versicherten nach Krankenkassen(-arten)

Hochschulreife   Fachhochschulreife   Realschule
Haupt-/Volksschule   anderer Abschluss oder noch ohne Abschluss

* p ≤ 0,000 (n = 21.835)

Alle Angaben in Prozent der Befragten

cher Status zusammengefasst. Er ist, wie in der Einleitung bereits diskutiert, wichtiger (wenngleich indirekter) Bestimmungsfaktor für Unterschiede in gesundheitlich relevanten Faktoren wie materiellen und psychosozialen Ressourcen und Belastungen sowie dem Gesundheitsverhalten. Unterscheiden sich die sozialen Strukturen der Krankenkassen, unterscheiden sich damit auch fast unausweichlich Morbidität und Inanspruchnahme von Gesundheitsleistungen. Der Vergleich der Krankenkassen hinsichtlich der Schichtzugehörigkeit ihrer Mitglieder zeigt, dass die Ortskrankenkassen mit 51 Prozent einen deutlich höheren Anteil an Angehörigen aus der unteren sozialen Schicht haben als die anderen Krankenkassen (siehe dazu Abbildung 3). Nur zwei Prozent der AOK-Versicherten können dagegen der Oberschicht zugerechnet werden. Die Techniker Krankenkasse sticht auf der anderen Seite mit fast 13 Prozent Oberschichtangehörigen, 18 Prozent Angehörigen der oberen Mittelschicht und nur 21 Prozent Unterschicht-

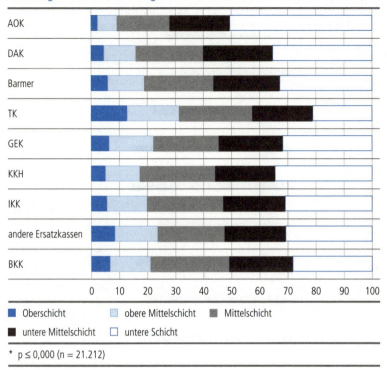

Abbildung 3: Soziale Schichtung der Versicherten nach Krankenkassen(-arten)

■ Oberschicht   ▫ obere Mittelschicht   ■ Mittelschicht
■ untere Mittelschicht   ☐ untere Schicht

* p ≤ 0,000 (n = 21.212)

Alle Angaben in Prozent der Befragten

angehörigen heraus. Mit jeweils 33 bis 35 Prozent haben auch die DAK, die Barmer und die KKH noch vergleichsweise viele Mitglieder aus der unteren sozialen Schicht. Die untere Mittelschicht ist bei allen Kassenarten mit 21 bis 25 Prozent gleichmäßig vertreten.

Unterscheiden sich die Krankenkassen in der Morbidität ihrer Versichertenklientel?

Die Morbiditätsstrukturen der Krankenkassen unterscheiden sich aufgrund der identifizierten sozialökonomischen Unterschiede ebenfalls (siehe dazu Abbildung 4): 28 Prozent der AOK-Versicherten, jeweils 27 Prozent der Barmer-Versicherten und der DAK-Versicherten und 25 Prozent der KKH-Versicherten sind chronisch krank. Krankenkassen mit niedrigen Anteilen chronisch Kranker sind die Techniker

Abbildung 4: Anteil der Gesunden, der chronisch Kranken und der DMP-Teilnehmer an den Versicherten nach Krankenkassen(-arten)

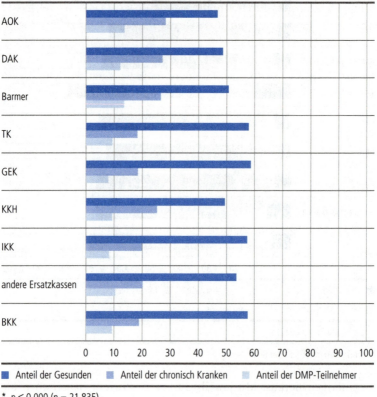

* $p \leq 0,000$ (n = 21.835)

Alle Angaben in Prozent der Befragten

Krankenkasse und die Gmünder Ersatzkasse mit 18 Prozent, die Betriebskrankenkassen mit 19 Prozent sowie die Innungskrankenkassen und die anderen Ersatzkassen mit jeweils 20 Prozent. Der Anteil der DMP-Patienten variiert naturgemäß mit dem Anteil der chronisch Kranken in den einzelnen Kassen: 14 Prozent der AOK- und Barmer-Versicherten sind in strukturierte Behandlungsprogramme eingeschrieben, aber nur acht Prozent der GEK- und IKK-Versicherten.

Der Anteil der eingeschriebenen DMP-Patienten an den chronisch Kranken ist mit 28 Prozent in den Ortskrankenkassen am höchsten und mit 20 Prozent in der TK am niedrigsten. Dieser Unterschied könnte dann für die Kassen von wichtiger Bedeutung sein, wenn die bisherige Berücksichtigung der Teilnahme an strukturierten Behandlungsprogrammen durch erhöhte standardisierte Leistungsausgaben im morbiditätsorientierten Risikostrukturausgleich wegfällt (vergleiche dazu Wissenschaftlicher Beirat zur Weiterentwicklung des Risikostrukturausgleichs 2007: 64 f.) und durch eine Programmkostenpauschale für Verwaltung und Koordination ersetzt wird. Noch im Jahr 2004 hatten die Wegbereiter des morbiditätsorientierten RSA eine pauschalierte Förderung von strukturierten Behandlungsprogrammen und »Qualitätsprämien für besonders herausragende Programmerfolge« vorgeschlagen (IGES, Lauterbach und Wasem 2004: 14).

Die Einschätzung der Befragten, wie sie ihren eigenen Gesundheitszustand bewerten, ist ein weiterer wichtiger Indikator für die Morbidität, denn die subjektive Einschätzung der eigenen Gesundheit ist sicherlich eine wichtige Motivation für die Inanspruchnahme beziehungsweise Nicht-Inanspruchnahme von medizinischen Leistungen. Auch hier können erhebliche Unterschiede zwischen den Krankenkassen beobachtet werden (siehe Abbildung 4): 59 Prozent der GEK-Versicherten und jeweils 58 Prozent der Versicherten der Techniker Krankenkasse und der Betriebskrankenkassen schätzen sich selbst als gesund beziehungsweise ohne gesundheitliche Probleme ein. Dies trifft aber nur auf 47 Prozent der AOK-Versicherten und jeweils 49 Prozent der DAK- und KKH-Versicherten zu.

Um die Morbiditätsunterschiede zwischen den Krankenkassen genauer bestimmen zu können, wurde zusätzlich die Prävalenz von einzelnen chronischen Erkrankungen in den Krankenkassen(-arten) untersucht. In der Ergänzungsbefragung des Gesundheitsmonitors wurde gefragt, ob die Befragten unter einer chronischen Erkrankung leiden, deretwegen sie mindestens einmal im Quartal ärztlicher Hilfe bedürfen oder regelmäßig Medikamente einnehmen. Zur Auswahl standen Bluthochdruck, Durchblutungsstörungen am Herzen, Herzinfarkt, Herzinsuffizienz, Schlaganfall, Durchblutungsstörungen des Gehirns, Asthma, chronische Bronchitis, Diabetes mit und ohne Insulingabe, Krebs, Gelenkverschleiß, entzündliche Gelenk- oder Wirbelsäulenerkrankung und Neurodermitis.

Die Ortskrankenkassen sind bei fast allen erhobenen Erkrankungen trauriger Spitzenreiter in der bei ihren Versicherten erfassten Prävalenz der oben genannten Erkrankungen, aber auch die DAK und die

Barmer Ersatzkasse haben vergleichsweise hohe Prävalenzen aufzuweisen. Die Versicherten der Techniker Krankenkasse und der Innungskrankenkassen leiden dagegen seltener an den erfassten chronischen Erkrankungen, und auch die GEK und die Betriebskrankenkassen haben bei den in der Befragung erfassten 18- bis 79-Jährigen eher unterdurchschnittliche Prävalenzen.

Damit ist natürlich nicht das komplette Spektrum der Versicherten oder gar ein erschöpfendes Krankheitsspektrum erfasst; die hier nur beispielhaft aufgeführten Zahlen verdeutlichen teilweise erhebliche Unterschiede in der Morbidität. 27 Prozent der AOK-Versicherten, aber nur 19 Prozent der TK-Versicherten geben an, unter Bluthochdruck zu leiden. 17 Prozent der AOK-Versicherten geben an, unter Gelenkverschleiß zu leiden; dies trifft nur auf knapp elf Prozent der TK-Versicherten zu. 14 Prozent der AOK-Versicherten leiden unter entzündlichen Gelenkerkrankungen, aber nur jeweils acht Prozent der TK- und GEK-Versicherten geben an, wegen dieses Erkrankungsbildes in regelmäßiger ärztlicher Behandlung zu sein.

Mit der Morbidität hängt naturgemäß die Häufigkeit der Inanspruchnahme von ambulanten ärztlichen Leistungen zusammen (Abbildung 5). Versicherte, die in der Techniker Krankenkasse, in einer Betriebskrankenkasse oder einer anderen Ersatzkasse versichert sind, gehen im Durchschnitt im Jahr mehr als einmal weniger zum Arzt als Versicherte einer Ortskrankenkasse, die durchschnittlich fünf Mal den Arzt besuchten. Auch Versicherte der DAK mit 4,5 Arztbesuchen oder der Barmer Ersatzkasse und der KKH mit 4,4 Arztbesuchen in den letzten zwölf Monaten gehörten zu den intensiveren Nutzern der ambulanten Versorgung. Die Ergebnisse entsprechen den Resultaten aus der vorherigen Abbildung 4 (Anteil der Gesunden, der chronisch Kranken und der DMP-Teilnehmer).

Fazit

Auch über zehn Jahre nach Einführung des freien Kassenwahlrechts sind die sozialen und damit die Morbiditätsstrukturen der Krankenkassen unterschiedlich. Die Allgemeinen Ortskrankenkassen versichern einkommensschwache und bildungsferne Schichten und haben damit eine völlig andere Klientel als beispielsweise die Techniker Krankenkasse. Die unterschiedlich hohen Einnahmen werden durch den

Abbildung 5: Durchschnittliche Häufigkeit des Arztbesuchs in den letzten zwölf Monaten nach Krankenkassen(-arten)

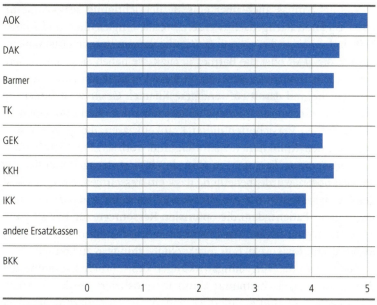

* $p \leq 0,000$ (n = 20.449)

Angaben = durchschnittliche Zahl der Arztbesuche

Finanzkraftausgleich im Risikostrukturausgleich egalisiert. Die Umstellung auf einen morbiditätsorientierten Risikostrukturausgleich erfordert jedoch, dass die Morbiditätsunterschiede zwischen den Krankenkassen und damit die unterschiedlichen Beitragsbedarfe ausgeglichen werden.

Die Risikostrukturen der Krankenkassen sind so, wie sie sind. Der Risikostrukturausgleich muss aber diese Strukturen genau erfassen. Damit ist nicht nur die weitere Ausweitung des Krankheitsspektrums auch auf chronische, hoch prävalente, jedoch womöglich nicht kostenintensive Erkrankungen gemeint, die durch die definitorischen Vorgaben des Gesetzgebers eventuell durch das Raster gefallen sind. Hier entstehen die Kosten nicht durch den einzelnen Behandlungsfall, sondern durch die Masse an Patienten, die an Krankheiten wie zum Beispiel Bluthochdruck oder Gelenkverschleiß erkrankt sind. Eine Erweiterung des Krankheitsspektrums und damit eine kontinuierliche Weiterentwicklung sind für den morbiditätsorientierten RSA für die nächsten Jahre schon vorgesehen.

Vielmehr muss auch über eine Berücksichtigung sozioökonomischer Faktoren nachgedacht werden. Soziale Ungleichheit und Krankheit sind miteinander verknüpft. Krankenkassen wie die Ortskrankenkassen, die DAK oder die Barmer Ersatzkasse haben aufgrund fehlender sozioökonomischer Ressourcen ihrer Versicherten eine schwerer zugängliche und damit aufwendigere Klientel. Gesundheitsförderung oder Prävention sind oft an der Mittelschicht orientiert und gehen an den typischen Versicherten dieser Krankenkassen, die gerade besonders von den Krankheiten betroffen sind, vorbei. Eine Nichtberücksichtigung dieser Faktoren im RSA durch eine strenge Orientierung an Diagnosen würde bedeuten, dass ein ressourcenstarker Patient genauso bewertet würde wie ein anspruchsvollerer und damit kostenträchtigerer Patient, dem die optimalen Ressourcen zur Bewältigung seiner Krankheit fehlen. Damit stünde der morbiditätsorientierte RSA im Verdacht, Risikoselektion nicht völlig verhindern zu können.

Auch wenn die Verteilungswirkungen des morbiditätsorientierten RSA zum jetzigen Zeitpunkt kaum prognostiziert werden können, muss beobachtet und evaluiert werden, ob die Orientierung an Diagnosen den Kern der Kosten trifft oder ob die hier vorgestellten sozialökonomischen Strukturen in den Krankenkassen relevante Faktoren für die tatsächlichen Krankheitskosten sind. Der Wettbewerb um die besten Versorgungsangebote, der durch den Gesundheitsfonds in Verbindung mit dem morbiditätsorientierten RSA entstehen soll, ist gefährdet, wenn unterschiedliche Startbedingungen aufgrund schwieriger oder einfacher zu versorgenden Versichertenstrukturen herrschen. Die Wechselbereitschaft der älteren und kränkeren Versicherten war schon bei dem bisherigen Wettbewerb, der vordergründig um den Beitragssatz ging, geringer als bei den jüngeren und gesunden Versicherten.

Ein Wettbewerb, der den Beitragssatz egalisiert und den Vergleich der Qualität der Versorgungsangebote erfordert, stellt höhere Anforderungen an die Versicherten. Bildung ist schon jetzt ein wichtiger Aspekt für die Bereitschaft, die Krankenkasse zu wechseln (Braun et al. 2008). Der neuartige Wettbewerb der Krankenkassen ab 2009 führt womöglich dazu, dass sich die schon jetzt zu beobachtende sozioökonomische und gesundheitliche Schieflage zwischen den Krankenkassen noch weiter verschärft: Versicherte mit ausreichenden sozioökonomischen Ressourcen werden eher zu einer Krankenkasse mit dem für ihre Person optimalen Versorgungsangebot wechseln, während einkommensschwache und bildungsferne Versicherte womöglich in ihrer Kasse verbleiben und so nicht die für sie beste Versorgung erhalten. Der morbiditätsorientierte RSA kann mit seiner derzeit geplanten reinen Orientierung an Diagnosen die hinter den Morbiditätsstrukturen versteckten sozialökonomischen Unterschiede und die damit verknüpften unterschiedlichen Bewältigungsressourcen möglicherweise nicht ausgleichen.

Literatur

Antonovsky, A. *Unraveling the mystery of health. How people manage stress and stay well.* San Francisco 1987.

Braun, B., S. Greß, H. Rothgang und J. Wasem. *Einflussnehmen oder Aussteigen? Theorie und Praxis von Selbstverwaltung und Kassenwechsel in der GKV.* Berlin 2008.

Höppner, K., M. Buitkamp, B. Braun, S. Greß, R. Müller, H. Rothgang und J. Wasem. »Kassenwettbewerb: Motive für einen Kassenverbleib«. *Gesundheitsmonitor 2004. Die ambulante Versorgung aus Sicht von Bevölkerung und Ärzteschaft.* Hrsg. J. Böcken, B. Braun und M. Schnee. Gütersloh 2004. 24–34.

IGES, K. Lauterbach und J. Wasem: *Klassifikationsmodelle für Versicherte im Risikostrukturausgleich.* o.O. 2004. www.bmg.bund.de/cln_110/ nn_1168304/SharedDocs/Publikationen/DE/Forschungsberichte/ f334,templateId=raw,property=publicationFile.pdf/f334.pdf (Download 10.9.2008).

Karasek, R. A., und T. Töres. *Healthy work.* New York 1990.

Mackenbach, J. P. »Health Inequalities: Europe in profile. An independent expert report commissioned by the UK presidency of the EU«. London 2006 (auch online unter www.dh.gov.uk/assetRoot/ 04/12/15/84/04121584.pdf, Download 25.7.2008).

Mielck, A., und U. Helmert. »Krankheit und Soziale Ungleichheit: Empirische Studien in West-Deutschland«. *Krankheit und soziale Ungleichheit. Sozialepidemiologische Forschungen in Deutschland.* Hrsg. A. Mielck. Opladen 1994. 93–124.

Mielck, A. *Soziale Ungleichheit und Gesundheit. Einführung in die aktuelle Diskussion.* Bern 2005.

Redaktionsbüro Gesundheit. »Morbidität«. 2007. www.die-gesund heitsreform.de/glossar/morbiditaet.html (Download 25.7.2008).
Siegrist, J. *Soziale Krisen und Gesundheit*. Göttingen 1996.
Wissenschaftlicher Beirat zur Weiterentwicklung des Risikostrukturausgleichs. *Wissenschaftliches Gutachten für die Auswahl von 50 bis 80 Krankheiten im morbiditätsorientierten Risikostrukturausgleich*. o.O. 2007.

Hausarztmodelle im Spannungsfeld zwischen ordnungspolitischem Anspruch und Versorgungsrealität

Jan Böcken

Einleitung

Die Anzahl der hausarztzentrierten Versorgungsmodelle hat sich in Deutschland rasant entwickelt. Vor Inkrafttreten des Gesetzes zur Modernisierung der Gesetzlichen Krankenversicherung (GMG) gab es nur wenige Modelle, die alle auf die Versorgung einer relativ kleinen Region angelegt waren und deren Teilnehmerzahlen sowohl aufseiten der Versicherten als auch der Leistungserbringer gering waren (ein Beispiel hierfür ist das Hausarztmodell Rhein-Neckar). Die frühen Hausarztverträge waren als Testmodelle angelegt, konnten aber schon aus zeitlichen Gründen nicht vor Start des GMG im Januar 2004 evaluiert werden. Auch später fanden die wenigen Evaluationen keinen Eingang in die große Masse der Hausarztmodelle der zweiten Phase, die mit dem Inkrafttreten des GMG begann. Erste Evaluationsberichte liegen neben dem Hausarztmodell Rhein-Neckar (Zwingmann und Richter 2008) auch aus dem Modell der AOK Baden-Württemberg in Südbaden (Zwingmann, Comte und Richter 2007) sowie über das Hausarztmodell der IKK gesund plus in Sachsen (Höhne, Hobler und Köbing 2007) vor. Eine weitere Evaluation des AQUA-Instituts von fünf Hausarztmodellen mit Beteiligung von VdAK-Krankenkassen war Anfang 2008 in Vorbereitung (AQUA 2008).

Die ersten Verträge stellten allesamt niedrigere Anforderungen an die Hausärzte als die Testmodelle der ersten Phase. Sie waren weniger verbindlich und mit weniger Interventionstiefe aufgebaut und verfügten über ein weniger intensives Management (Stock, Steiner und Daul 2006). Ab Mitte des Jahres 2004 begann der zunächst langsame, später sprunghafte Anstieg der Abschlüsse von Hausarztmodellverträgen. Das erste landesweite Modell startete am 1. Juli 2004 in Sachsen-Anhalt. Der Vertrag wurde zwischen der AOK beziehungsweise der IKK, dem Hausärzteverband (BDA) und der Kassenärztlichen Vereinigung des Landes abgeschlossen. Das Bundesministerium für Gesundheit (damals BMGS) begrüßte die Vereinbarung, war sie doch die erste reale Veränderung in der Versorgungslandschaft, die auf den gesetzlichen Neuerungen im hausärztlichen Bereich durch das GMG aufbaute (BMGS 2004). In den folgenden dreieinhalb Jahren sind über 50 Hausarztverträge abgeschlossen worden, und fast sechs Millionen Versicherte haben sich in die Hausarztmodelle eingeschrieben (Redaktionsbüro Gesundheit 2007).

Die gesetzlichen Regelungen zu Hausarztmodellen wurden durch das GKV-Wettbewerbsstärkungsgesetz (GKV-WSG) noch einmal verschärft. Seit dem 1. April 2007 müssen die Krankenkassen ihren Versicherten Hausarztmodelle anbieten, wenngleich der Gesetzgeber nicht präzisiert, bis zu welchem Zeitpunkt alle Kassen ein solches Angebot bereitzustellen haben. Diese Lücke wurde vom Gesetzgeber erkannt: In einem Entwurf der CSU zur Änderung des Paragrafen 73b SGB V wird nun allen gesetzlichen Krankenkassen eine Frist bis zum 30. September 2009 gesetzt, um ihren Versicherten Hausarztmodelle anzubieten (Bohsem 2008). Die Anforderungen an Hausarztmodelle wurden im Paragraf 73b Absatz 2 weiter präzisiert (für einen Überblick der gesetzlichen Änderungen des Paragrafen 73b SGB V durch das GKV-WSG siehe Schulteis 2007: 227 f.). Eine verpflichtende Evaluation der Hausarztmodelle wurde auch mit dem GKV-WSG nicht festgeschrieben.

Eine zusätzliche gesundheitspolitische Brisanz erhielt die Gesetzesänderung dadurch, dass die explizite Zielsetzung des GKV-WSG eine stärkere wettbewerbliche Orientierung beinhaltete (Bundestagsdrucksache 16/3100: 2). Somit war es naheliegend, dass auch Hausarztmodelle zunehmend nicht nur als ein Instrument für eine Verbesserung der Versorgung zu verstehen waren, sondern als Gradmesser für das Kräfteverhältnis zwischen fachärztlich dominierten Kassenärztlichen Vereinigungen (KV) und Hausärzteverbänden gesehen werden konnten. Zwischen den Jahren 2004 und 2007 gab es in vielen Bundesländern einen Wettlauf zwischen KVen und Hausärzteverbänden um den Abschluss von Hausarztverträgen mit den großen Versorgerkassen oder Kassenverbänden.

Einen vorläufigen Höhepunkt erreichte die ordnungspolitische Dimension der Auseinandersetzung um die Hausarztmodelle Ende 2007 mit der Ausschreibung der hausarztzentrierten Versorgung durch die AOK Baden-Württemberg. Ziel war nach eigenem Bekunden kein »[...] ›Hausarztvertrag light‹, der sich auf die Vereinbarung von zusätzlichen Anforderungen an die hausärztliche Versorgung unter Zahlung von Zusatzhonoraren beschränkt, sondern der komplette Ausstieg der Hausärzte aus dem Kollektivvertragssystem« (Gesundheitspolitischer Informationsdienst vom 14. Dezember 2007). Im BMG wurde diese Entwicklung mit Wohlwollen betrachtet. So war bezüglich des Vorstoßes der AOK Baden-Württemberg zu hören: »[...] es sei gut, wenn die Krankenkassen ihren gesetzlichen Handlungsspielraum voll nutzen« (Gesundheitspolitischer Informationsdienst vom 18. Dezember 2007).

Vor diesem Hintergrund muss auch die Pressemitteilung des BMG vom 28. Dezember 2007 gesehen werden. Darin wurde eine positive Bilanz gezogen, da sich bereits fast sechs Millionen Versicherte in die Hausarztmodelle eingeschrieben hätten. In der Entwurfsbegründung des bereits zitierten CSU-Änderungsantrags zum Paragrafen 73b SGB V vom 26. Juni 2008, der mit den Regierungsparteien abgestimmt gewesen sein soll (Bohsem 2008), heißt es allerdings, dass bis dato nicht genügend Verträge zur hausarztzentrierten Versorgung abgeschlossen worden seien. Die Versicherten profitieren mit der Einschreibung in ein Hausarztmodell vor allem vom Erlass der Praxisgebühr. Weitere konkrete Vorteile wie das verbindliche Angebot von Sprechstunden in der Abendzeit sind lange nicht in allen Hausarztverträgen zu finden. Das in einigen Verträgen angestrebte Ziel einer Verkürzung der Wartezeiten wurde bisher nicht evaluiert.

Diese tatsächlichen oder potenziellen Vorteile erscheinen eher gering im Vergleich zu der erforderlichen Aufgabe der freien Arztwahl, der im Rahmen der Beitrittsentscheidung eine besondere Bedeutung zukommt (Böcken 2006). In der bereits zitierten BMG-Pressemitteilung wurde folgerichtig betont, dass man sich von den Modellen positive Auswirkungen auf weitere Bereiche der Versorgung erhoffe. Dort heißt es: »Die Versicherten profitieren von der hohen Versorgungsqualität und der verbesserten Koordination zwischen Haus- und Fachärzten.« In der Antwort der Bundesregierung auf eine kleine Anfrage heißt es: »Der Hausarzt soll als Lotse den Patienten durch das komplexe Gesundheitssystem leiten und gegebenenfalls die weitere Behandlung veranlassen« (Bundestagsdrucksache 16/7662).

Das Ziel dieser Analyse ist deshalb, danach zu fragen, ob es Anzeichen dafür gibt, dass sich aus der Perspektive der Versicherten die

Versorgung in deutschen Hausarztmodellen von der Regelversorgung unterscheidet.

Studienlage

In internationalen Studien wurde belegt, dass es in den meisten Gesundheitssystemen Abstimmungsprobleme zwischen den Ärzten verschiedener Sektoren gibt (Boerma 2006; Safran 2003). Deutschland bildet im internationalen Vergleich keine Ausnahme (Schoen et al. 2007). Dabei betreffen diese Koordinationsprobleme alle Patienten, besonders relevant sind sie jedoch für ältere und chronisch kranke Menschen mit hohem Versorgungsbedarf (Hofmacher, Oxley und Rusticelli 2007: 17). In den Ländern, in denen es eine systematische Koordination gibt, erfolgt diese zumeist durch Primärärzte, weit weniger durch Fachärzte. Die Koordination des Primärarztes erfolgt am häufigsten innerhalb des ambulanten Bereiches und nimmt an den Grenzen zu anderen Versorgungssektoren rapide ab (ebd.: 21 f.). Diese Situation ist auch bei deutschen Hausarztmodellen anzutreffen.

Aus früheren Analysen des Gesundheitsmonitors (Böcken 2006) ist bekannt, dass ältere und chronisch kranke Menschen stärker in Hausarztmodellen vertreten sind als in der Regelversorgung. Diese Ergebnisse wurden von anderen Evaluationen bestätigt (Höhne, Hobler und Köbing 2007; Zwingmann, Comte und Richter 2007; Zwingmann und Richter 2008). Darin liegt eine große Chance: Eine Studie von Shi et al. (2003) weist auf eine Überlegenheit von Gatekeeping-Modellen beim Zugang zur Primärversorgung für vulnerable Gruppen hin (vulnerable Gruppen werden bei Shi et al. neben Alter, Gesundheitszustand und Schicht beispielsweise auch über ethnische Kriterien definiert). Deutsche Hausarztmodelle könnten also gerade für die Gruppen, die besonders unter den Koordinationsproblemen zu leiden haben, eine Verbesserung darstellen.

Ob die deutschen Hausarztmodelle in der heutigen Ausgestaltung dazu einen Beitrag leisten, ist anhand der bisher öffentlich zugänglichen Evaluationsberichte nicht eindeutig zu beantworten. Dies liegt vor allem daran, dass es sich um Zwischenberichte handelt beziehungsweise die Berichte überwiegend die Vorgehensweise in den Modellen beschreiben, ohne detailliert auf die (risikoadjustierte) Errei-

chung der gesetzten Ziele einzugehen. Die zentrale Frage bleibt, ob Hausarztmodelle mehr als ein politisches Signal zur Stärkung der Hausärzte sind und ob sie tatsächlich eine Verbesserung der Versorgungssituation bringen. Dieser Frage wird das vorliegende Kapitel nachgehen. Im Einzelnen werden folgende Fragestellungen behandelt:
- Bieten Hausarztmodelle die Voraussetzung für eine Verbesserung der Lotsenfunktion der Hausärzte? (Mit den Unterschieden in der Ausgestaltung dieser Koordination setzen sich die Beiträge von Kerek-Bodden et al. und Graf in diesem Buch auseinander.) Als Indikator wird die Anzahl der Facharztkontakte mit beziehungsweise ohne Überweisungen herangezogen.
- Ist die Anzahl der Facharztkontakte in Hausarztmodellen niedriger als in der Regelversorgung?
- Führen Hausarztmodelle aus Sicht der Patienten zu besseren Behandlungsergebnissen und/oder einer höheren Zufriedenheit mit der hausärztlichen Versorgung?

Ergebnisse des Gesundheitsmonitors

Stichprobe

Grundlage der Analysen zur Inanspruchnahme der Fachärzte bilden sieben Befragungswellen des Gesundheitsmonitors. Die Datenerhebung begann im Herbst 2004 und erfolgte halbjährlich bis zum Herbst 2007. Über alle Befragungswellen waren 14 Prozent der Befragten in Hausarztmodellen eingeschrieben. Der Rest der Befragten, die außerhalb der Hausarztmodelle versorgt werden, wird im Weiteren mit dem Begriff »Versicherte/Patienten in der Regelversorgung« bezeichnet.

Im Einklang mit der zitierten Studienlage war in der Stichprobe des Gesundheitsmonitors der Anteil älterer und chronisch kranker Menschen in den Hausarztmodellen höher als in der Regelversorgung.

In der Geschlechterverteilung waren keine Unterschiede zwischen Hausarztmodell und Regelversorgung zu erkennen. Die Teilnehmer an Hausarztmodellen verfügten über eine schlechtere Schulbildung als die Versicherten der Regelversorgung. Die Anzahl der Personen mit Abitur oder Fachhochschulreife war in den Hausarztmodellen niedriger (27 % gegenüber 36 %), während mehr Befragte über einen Abschluss an Haupt- oder Volksschulen verfügten (33 % gegenüber

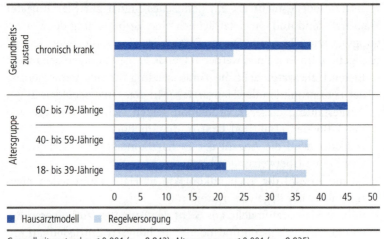

Abbildung 1: Gesundheitszustand und Alter

Gesundheitszustand: p ≤ 0,001 (n = 8.842); Altersgruppe: p ≤ 0,001 (n = 8.935)

Alle Angaben in Prozent der Befragten

26 %). Weiterhin war der Anteil von Personen mit niedrigem Einkommen in den Hausarztmodellen höher als in der Regelversorgung und umgekehrt.

Inanspruchnahme von Fachärzten

Es zeigte sich, dass die Befragten in Hausarztmodellen seltener ohne Überweisung zum Facharzt gingen als die Versicherten der Regelversorgung. In Hausarztmodellen kam dies bei jedem Versicherten im Durchschnitt nur 0,29-mal pro Jahr vor, in der Regelversorgung betrug das arithmetische Mittel 0,67. Dieser Unterschied war (in unterschiedlich großer Ausprägung) im gesamten Zeitverlauf zu beobachten.

Bei Facharztkontakten mit Überweisung verhält es sich umgekehrt. Die Teilnehmer an Hausarztmodellen gehen deutlich häufiger zum Facharzt als die Versicherten außerhalb der Hausarztmodelle. Der Mittelwert lag in den Hausarztmodellen bei 2,34 Facharztbesuchen mit Überweisung und in der Regelversorgung bei 1,45. Der Mittelwert der Hausarztmodelle lag im gesamten Betrachtungszeitraum über dem der Regelversorgung.

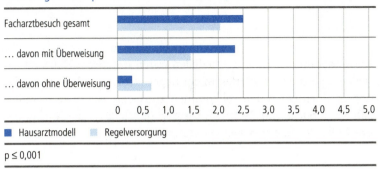

Abbildung 2: Inanspruchnahme von Fachärzten (Mittelwerte 2004 bis 2007)

p ≤ 0,001

Angaben = Anzahl der Arztkontakte

Die Gesamtzahl der Facharztkontakte (Summe mit und ohne Überweisung) lag in Hausarztmodellen bei einem Mittelwert von 2,51 Besuchen und in der Regelversorgung bei 2,04. Zum letzten Betrachtungszeitpunkt (Herbst 2007) lag der Mittelwert für in Hausarztmodelle eingeschriebene Versicherte bei 2,72 Facharztkontakten, für den Rest der Bevölkerung bei 2,22 Kontakten.

Eine ordinale Regressionsanalyse zeigte den mit Abstand stärksten Effekt auf die Anzahl der Facharztkontakte bei der Variablen Gesundheitszustand: Hier war ein hoch signifikant positiver Effekt zu verzeichnen; das bedeutet, mehr Facharztkontakte korrelierten mit einem schlechteren Gesundheitszustand. Auch für die oberste Altersgruppe (60- bis 79-Jährige) war ein besonders starker Effekt in diese Richtung zu verzeichnen (p ≤ 0,000). In den darunterliegenden Altersgruppen war ein ähnlicher, aber bei Weitem nicht so starker Effekt zu erkennen. Der Effekt für das Merkmal Hausarztmodellteilnahme war im Gegensatz zu den Merkmalen Gesundheitszustand und Alter erheblich schwächer ausgeprägt, nahm jedoch im Zeitverlauf zu. Für das Geschlecht zeigte sich ein noch schwächerer Effekt derart, dass Frauen eine leicht höhere Inanspruchnahme von Fachärzten aufweisen. Alle beschriebenen Effekte waren hoch signifikant, lediglich der Alterseffekt in den niedrigeren Altersgruppen wies nur ein Signifikanzniveau von p ≤ 0,05 auf.

Ergebnisindikatoren

Zufriedenheit mit dem Hausarzt

Die Teilnehmer an Hausarztmodellen waren mit ihrem Hausarzt zufriedener als die Versicherten in der Regelversorgung. 36 Prozent der Modellteilnehmer waren vollkommen zufrieden, während es außerhalb der Modelle nur 29 Prozent waren (p ≤ 0,001). Die Anzahl der sehr Zufriedenen war nahezu identisch.

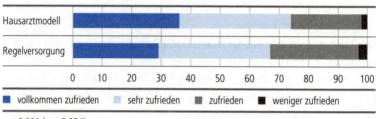

Abbildung 3: Zufriedenheit mit dem Hausarzt

p ≤ 0,001 (n = 8.854)

Alle Angaben in Prozent der Befragten

In einer ordinalen Regressionsanalyse für die Zufriedenheit (fünfstufige Skala von »vollkommen zufrieden« bis »unzufrieden«) zeigte sich der stärkste Einfluss bei dem Merkmal Modellteilnahme (p ≤ 0,000). Auch die höchste Altersklasse zeigte einen hoch signifikanten Einfluss, wenngleich der Effekt etwas kleiner ausfiel (der Schätzer lag hier bei einem Wert von 0,309 für die Modellteilnahme gegenüber 0,212 für die höchste Altersklasse). Modellteilnehmer und Befragte zwischen 60 und 79 Jahren waren demnach zufriedener mit dem Hausarzt. Die Unzufriedenheit stieg mit der Höhe des Bildungsniveaus, und der negative Effekt war bereits für Befragte mit Realschulabschluss signifikant.

Verbesserung des Gesundheitszustandes

Die Befragten sollten ferner darüber Auskunft geben, ob sich nach ihrer Wahrnehmung der Gesundheitszustand durch die letzte Behandlung des Hausarztes verändert hat. 59 Prozent der Modellteilnehmer berichteten von einer Verbesserung, in der Regelversorgung waren es dagegen 68 Prozent. Die Kurve der Teilnehmer an Hausarztmodellen lag dabei im gesamten Betrachtungszeitraum unter den Befragten der Regelversorgung. Gleich geblieben war der Gesundheitszustand bei 40 Prozent der Modellteilnehmer gegenüber 31 Prozent in der Regelversorgung (p ≤ 0,001).

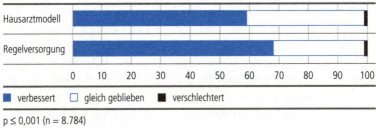

Abbildung 4: Verbesserung des Gesundheitszustandes

■ verbessert □ gleich geblieben ■ verschlechtert

p ≤ 0,001 (n = 8.784)

Alle Angaben in Prozent der Befragten

Da eine Veränderung des Gesundheitszustandes bei alten und chronisch Kranken weniger leicht vom Arzt zu beeinflussen ist, diese aber innerhalb der Hausarztmodelle stärker vertreten sind, lohnt eine differenzierte Betrachtung der Ergebnisse. Bei einer ordinalen Regressionsanalyse für die verwendete dreistufige Skala zeigt sich, dass bei den Variablen Alter und Gesundheitszustand starke Effekte zu verzeichnen sind. Das bedeutet: Je höher das Alter und je schlechter der Gesundheitszustand sind, desto seltener wird von Verbesserungen des Gesundheitszustandes seit der letzten hausärztlichen Behandlung berichtet. Alle Effekte sind statistisch hoch signifikant (p ≤ 0,000). Anders sieht es beim Effekt einer Teilnahme an Hausarztmodellen aus. Für dieses Merkmal war kein signifikanter Effekt in der Stichprobe zu beobachten (p ≥ 0,05).

Diskussion

Inanspruchnahme von Fachärzten und Koordination

Die Analysen machen deutlich, dass sich die Versicherten in Hausarztmodellen in der Regel erst eine Überweisung vom Hausarzt holen, bevor sie den Facharzt aufsuchen, und sie tun dies deutlich häufiger als die übrigen Versicherten. Sie gehen seltener ohne und häufiger mit Überweisung zum Facharzt. Das letztgenannte Resultat deckt sich mit den vorläufigen Ergebnissen anderer Evaluationen (Pressemitteilung der KV Hessen vom 19. Juni 2008). Beide Effekte sind unabhängig von der Struktur der Versicherten. Dass die Teilnehmer seltener ohne eine Überweisung vom Hausarzt zum Facharzt gehen, war zu vermuten, da sie sich bei einer Modellteilnahme zu einem solchen Verhalten verpflichten. Da sich jedoch aus der Einschreibung außer dem Anfallen der Praxisgebühr keine negativen Konsequenzen für den Versicherten ergeben, wenn man gegen die Regeln des Modells ohne Überweisung einen Facharzt konsultiert, ist die relativ kleine Rate der Direktkonsultationen bei Modellteilnehmern (zwölf Prozent inklusive Notfälle) trotzdem nicht selbstverständlich. Die strukturelle Voraussetzung für eine starke Lotsenfunktion des Hausarztes scheint demnach gegeben. Allerdings kann anhand der vorliegenden Daten nicht überprüft werden, ob einzelne Patienten gegebenenfalls ohne Überweisung des Hausarztes eine fachärztliche Behandlung im stationären Bereich in Anspruch nehmen.

Der Effekt der stärkeren Facharztkonsultationen mit Überweisung mag auf den ersten Blick überraschen, da die verkündete Zielrichtung ja eine Absenkung war. Unter Berücksichtigung der Versichertenstruktur, also der größeren Anzahl von chronisch kranken Versicherten in Hausarztmodellen, wird dieser Wert jedoch nachvollziehbar.

Nach Analyse der Daten des Gesundheitsmonitors kann für die Gesamtanzahl der Facharztkontakte festgehalten werden, dass sie in den Hausarztmodellen höher liegen als in der Regelversorgung. Diese Ergebnisse unterstützen tendenziell die Aussagen der wenigen Studien, die in Deutschland über den Einfluss der Hausarztbindung auf die Anzahl der Facharztbesuche bereits durchgeführt wurden (beispielsweise Erlinghagen und Pihl 2005). Die höhere Anzahl der Facharztkonsultationen insgesamt könnte allerdings (wie schon bei den Facharztkonsultationen mit Überweisung) durch die unterschiedliche

Risikostruktur, das bedeutet vor allem den höheren Anteil chronisch kranker Patienten, bedingt sein. Die Regressionsanalyse unter Berücksichtigung der Merkmale Alter und Gesundheitszustand kommt erwartungsgemäß zu einem positiveren Ergebnis für die Hausarztmodelle. Ein Großteil der höheren Facharztkonsultationsrate ist durch das höhere Alter und den schlechteren Gesundheitszustand der Teilnehmer erklärbar. Der Einfluss des Merkmals Geschlecht ist nicht relevant, da sich die Struktur der Teilnehmer an Hausarztmodellen und Regelversorgung hier nicht unterschied.

Es ist allerdings ein leichter, im Zeitverlauf zunehmender Effekt der Teilnahme am Hausarztmodell zu erkennen, der in den letzten zwei Befragungszeiträumen signifikant wird. Dies muss nicht zwangsläufig bedeuten, dass Hausarztmodelle die Ursache für eine höhere Anzahl von Facharztbesuchen sind. Umgekehrt scheint eine Reduktion der Anzahl der Facharztbesuche durch die Hausarztmodelle nicht erreicht zu werden.

Dieses Ergebnis ist insofern nicht überraschend, als die eingangs geschilderten, im Zeitverlauf zunehmend heftigeren Verteilungskämpfe um die Hausarztmodelle einen systematischen Einfluss auf die Vertragsgestaltung mit sich gebracht haben. Restriktive finanzielle Anreize (beispielsweise Capitation) sind im Gegensatz zu ausländischen Modellen in den großen deutschen Hausarztverträgen nicht zu finden. Im Vergleich zu Gatekeeping-Ansätzen in der Schweiz oder den USA ist die Ausgestaltung der Hausarztverträge in Deutschland eher zurückhaltend. Es gibt keine Beschränkung der Facharztauswahl und auch keine expliziten Krankenhaus- oder Arzneimittellisten. Hier bestehen noch Nachbesserungsmöglichkeiten, wenn tatsächlich die Anzahl der Facharztkonsultationen durch Hausarztmodelle gesenkt werden soll.

Für den Bereich der Koordination zum Facharzt kann mit den vorliegenden Daten jedoch kein abschließendes Urteil gebildet werden, was durchaus im Einklang mit der eher heterogenen internationalen Studienlage steht, auf die bereits Robinson und Steiner in einer Metaanalyse im Jahr 1998 hingewiesen haben. Die Bundesregierung selbst nennt als Indikatoren zur Beurteilung dieses Bereiches die Anzahl der Doppeluntersuchungen und die Wartezeiten auf einen Facharzttermin (Bundestagsdrucksache 16/7662). Die Fragen im Gesundheitsmonitor erlauben für diese Indikatoren keine belastbare Einschätzung. Die Frage nach den Wartezeiten auf einen Facharzttermin bezieht sich im Gesundheitsmonitor auf die Situation, dass Patienten einen Facharzt selbst kontaktieren. In den Verträgen zu den Hausarztmodellen ist allerdings teilweise vorgesehen, dass der Hausarzt den Termin beim Facharzt macht. Bei den Doppeluntersuchungen sind nur die medizinisch nicht notwendigen Doppeluntersuchungen steuerungspolitisch relevant. Diese können in einer Versichertenbefragung nicht eindeutig identifiziert werden.

Darüber hinaus sind Kriterien wie der Informationsfluss zwischen allen direkt beteiligten Personen (Hausarzt, Facharzt, Patient) und gegebenenfalls weiteren Akteuren (Apotheken, Heil- und Hilfsmittelerbringer ...) in die Analysen einzubeziehen. Erst dann wird ein Urteil dazu möglich sein, ob Hausarztmodelle die Koordination der Versorgung verbessern.

Ergebnisindikatoren

Die Teilnehmer an Hausarztmodellen sind etwas häufiger mit ihrem Hausarzt hochzufrieden als der Rest der Bevölkerung. Ein Teil dieses Effekts wird über die höhere Anzahl älterer Menschen in den Modellen erklärt, da sich diese in der Regel zufriedener äußern als jüngere Menschen (beispielsweise Ellert und Knopf 1999; Jackson, Chamberlin und Kroenke 2001). Auch die geringere Anzahl von Menschen mit einer höheren Schulbildung verstärkt diesen Effekt. Diese Bevölkerungsgruppe ist generell unzufriedener, und sie ist stärker in der Regelversorgung vertreten. Gleichwohl bleibt ein Teil der Korrelation mit der Modellteilnahme erhalten, der allerdings nicht als Kausalzusammenhang interpretiert werden sollte. Aus früheren Analysen (Böcken 2006) ist bekannt, dass die Versicherten fast immer mit ihrem Hausarzt in die Hausarztmodelle wechseln, weil sie diesem aufgrund der langjährigen Arzt-Patient-Beziehung vertrauen. Wie groß der Anteil der Zufriedenheit ist, der durch die Teilnahme am Hausarztmodell erst entsteht, war mit der durchgeführten Art der Analyse naturgemäß nicht zu ermitteln.

Die Ergebnisse der Datenanalysen weisen darüber hinaus nicht darauf hin, dass sich der Gesundheitszustand der Teilnehmer an Hausarztmodellen in der Selbstwahrnehmung positiver entwickelt als in der Regelversorgung. Die zunächst erkennbaren Unterschiede können vollständig mit der unterschiedlichen Struktur der Versicherten in Hausarztmodellen beziehungsweise in der Regelversorgung erklärt werden. Die Ergebnisse können trotzdem nur als vorläufige Evidenz gelten und sollten nach Möglichkeit durch Studien mit medizinischen Daten aus Diagnostik und Therapie und/oder Routinedaten der Krankenkassen erweitert werden. Für einige Bereiche der medizinischen Versorgungsqualität sind vielleicht auch längere Betrachtungszeiträume erforderlich, um eventuelle Veränderungen messen zu können.

Gleichwohl sollte man die Ergebnisse nicht unterschätzen: Patienten haben im Durchschnitt ein recht gutes Gefühl für Veränderungen in ihrem Gesundheitszustand, und ihr Wohlbefinden ist die wichtigste, wenn nicht einzig relevante Messgröße für den Erfolg von Behandlung. Dazu kommt, dass einige der entscheidenden Faktoren der Qualität von Primärversorgung (etwa Kommunikations- und Informationsverhalten zwischen Arzt und Patient) schlecht oder gar nicht durch medizinische Surrogatparameter abbildbar sind. Insofern sollten die Ergebnisse von Versicherten- und Patientenbefragungen einen festen Platz bei der Bewertung von Versorgungsstrukturen haben.

Gesundheitspolitische Schlussfolgerungen und Ausblick

Hausarztmodelle bieten in ihrer Grundkonstruktion die Voraussetzung für eine verstärkte Lotsenfunktion der Hausärzte. Die Daten des Gesundheitsmonitors weisen darauf hin, dass die Teilnehmer sich vor einem Facharztbesuch häufiger eine Überweisung holen und somit dem Hausarzt die Möglichkeit einer Koordination zum Facharzt geben. Die Daten lassen allerdings keinen Schluss darüber zu, inwieweit die Hausärzte diese Rolle des Systemlotsen ausfüllen können. Internationale Studien weisen darauf hin, dass in Ländern ohne lange Tradition einer speziellen allgemeinmedizinischen Ausbildung die Hausärzte oftmals nicht die notwendigen Fähigkeiten für die Rolle eines Koordinators mitbringen (Hofmacher, Oxley und Rusticelli 2007: 72), und auch in Deutschland sah in der Vergangenheit ein Teil der Ärzteschaft noch Verbesserungspotenzial bei der Vorbereitung auf ihre komplexe Lotsenaufgabe (Pressemitteilung der Bertelsmann Stiftung vom 22. April 2004).

Als ein Hauptgrund für Koordinationsprobleme gelten mangelnde Informationen über die Performance anderer Leistungsanbieter (Hofmacher, Oxley und Rusticelli 2007: 17). Auch in Deutschland wurden in der Vergangenheit nicht alle vorliegenden Informationen, wie etwa die für den stationären Bereich aus den strukturierten Qualitätsberichten vorliegenden Daten der Bundesgeschäftsstelle Qualitätssicherung (BQS-Qualitätsindikatoren), systematisch genutzt, um die Lotsenfunktion der Hausärzte zu verbessern. Auch andere Maßnahmen, wie die Stärkung der Budgetverantwortung der Hausärzte, die Verpflichtung zu einem internen Praxismanagement oder die Einführung eines indikatorengestützten Qualitätsmanagements, wurden nur in wenigen Hausarztverträgen berücksichtigt (Marstedt 2008). Solche Maßnahmen scheinen jedoch unabdingbar zu sein, wenn das politische Ziel tatsächlich darin besteht, mithilfe von Hausarztmodellen eine Verbesserung der Versorgungsqualität zu erreichen.

Bei allen denkbaren Potenzialen, die Hausarztmodelle bei einer besseren Ausgestaltung haben könnten, darf man deren Grenzen nicht aus den Augen verlieren. Viele Experten gehen davon aus, dass gerade bei der Versorgung multimorbider Patienten multidisziplinäre Teams aus medizinischen und nicht medizinischen Berufsgruppen eine kohärente Versorgung am besten gewährleisten (Hofmacher, Oxley und Rusticelli 2007: 7). Hausarztmodelle stellen zunächst einmal keinen konsequenten Schritt in diese Richtung dar.

Weitere Studien zur Wirkung von Hausarztmodellen werden auch andere Bestandteile primärärztlicher Versorgung berücksichtigen müssen. Zu denken ist hier beispielsweise an die Kommunikation zwischen Hausarzt und Patient oder die Unterstützung von Prävention und Gesundheitsförderung durch hausärztliche Praxen. Es wird sich zeigen, ob die etwas restriktiveren Anforderungen an Hausarztmodelle durch das GKV-WSG Auswirkungen auf die Versorgungsqualität haben. Dabei muss sicher beachtet werden, dass sich einige Effekte in den genannten Bereichen selbst bei stringenten Vertragskonstruktionen erst zu einem späteren Zeitpunkt in Evaluationen zeigen könnten.

Das Fehlen einer gesetzlichen Verpflichtung zur Evaluation der Hausarztmodelle bleibt jedoch problematisch, selbst wenn die von der Bundesregierung prognostizierte indirekte Teilevaluation über die Wahltarife in den Modellen greifen sollte (Bundestagsdrucksache 16/7662). Da die weit überwiegende Zahl der Versicherten mit ihrem bisherigen Hausarzt in die Modelle wechselt, ist die Anzahl der Teilnehmer möglicherweise ein Gütesiegel für die Vertrauensbeziehung zwischen Arzt und Patienten. Sie erlaubt jedoch keine Aussagen zu der Qualität der Hausarztmodelle. Sechs Millionen Versicherte, von denen etwa die Hälfte sich bereits vor mehreren Jahren in ein Hausarztmodell eingeschrieben hat, sind an einer symbolischen Politik zur Stärkung der Hausärzte vermutlich wenig interessiert. Auch das Erlassen der Praxisgebühr wird sie mittelfristig nicht zufriedenstellen, wenn gleichzeitig die Beitragssätze für die Krankenversicherung ansteigen. Hausarztmodelle ergeben für die Bürger nur dann einen Sinn, wenn sie die ohnehin bereits als sehr gut bewertete hausärztliche Versorgung noch verbessern. Es bleibt abzuwarten, ob die hausarztzentrierten Versorgungsmodelle der dritten Phase, wie etwa das der AOK in Baden-Württemberg, hierzu einen Beitrag leisten. Ordnungspolitisch wurde dort sicherlich Neuland betreten, und für eine Beurteilung der Effekte dieser Vertragskonstruktion auf die Versorgung ist es sicherlich noch zu früh (Gesundheitspolitischer Informationsdienst vom 3. Juli 2008). Aus den Daten des Gesundheitsmonitors, vor allem aus der zweiten Phase der Hausarztverträge, könnte ein massiver Ausbau der damaligen Hausarztmodelle kaum begründet werden.

Literatur

AQUA-Institut für angewandte Qualitätsförderung und Forschung im Gesundheitswesen – AQUA. »Evaluation von Hausarztverträgen der Ersatzkassen: Erste Zwischenbilanz in fünf Regionen«. Presseerklärung 11.1.2008. Göttingen.

Bertelsmann Stiftung. »Studie der Bertelsmann Stiftung: Versicherte begrüßen Hausarztmodell. Qualifikation der Hausärzte ist entscheidende Voraussetzung«. Pressemitteilung 22.4.2004. Gütersloh.

Böcken, J. »Hausarztmodelle in Deutschland: Teilnehmerstruktur, Beitrittsgründe und die Koordination zum Facharzt«. *Gesundheitsmonitor 2006. Gesundheitsversorgung und Gestaltungsoptionen aus der Perspektive von Bevölkerung und Ärzten.* Hrsg. J. Böcken, B. Braun, R. Amhof und M. Schnee. Gütersloh 2006. 247–271.

Boerma, W. G. W. »Coordination and integration in European primary care«. *Primary care in the driver's seat? Organizational reform in European primary care.* Hrsg. R. B. Saltman, A. R. Boerma und W. G. W. Boerma. Maidenhead 2006. 3–21.

Bohsem, G. »Ultimatum an die Krankenkassen. Koalition dringt auf landesweiten Ausbau des Hausarztmodells bis Juli 2009«. *Süddeutsche Zeitung* 17. Juli 2008. 5.

Bundesministerium für Gesundheit und Soziale Sicherung – BMGS. »Ulla Schmidt begrüßt erstes landesweites Hausarztmodell«. Pressemitteilung (190) 25.6.2004. Berlin.

»Die Sache mit dem Bierdeckel. Noch immer keine Details zum Hausarztvertrag in Baden-Württemberg«. *Gesundheitspolitischer Informationsdienst* 3.7.2008. (13) 24 2008. 12–13.

»Einstieg in den Ausstieg aus dem Kollektivvertrag. AOK Baden-Württemberg schreibt die hausarztzentrierte Versorgung aus«. *Gesundheitspolitischer Informationsdienst* 14.12.2007. (12) 38. 9–12.

Ellert, U., und H. Knopf. »Zufriedenheit mit Lebensumständen und Gesundheit«. *Gesundheitswesen* Sonderheft 2 (61) 1999. 145–150.

Erlinghagen, M., und C. Pihl. »Der Hausarzt als Lotse im System der ambulanten Gesundheitsversorgung? Empirische Analysen zum Einfluss der individuellen Hausarztbindung auf die Zahl der Arztbesuche«. *Zeitschrift für Sozialreform* (51) 4 2005. 369–393.

Hofmacher, M., H. Oxley und E. Rusticelli. »Improved Health System Performance through better Care Coordination«. *OECD Health Working Papers* 30 2007.

Höhne, A., D. Hobler und S. Köbing. *Versichertenbefragung zur Hausarztzentrierten Versorgung nach § 73b SGB V. Endbericht*. Halle/Saale 2007.

Jackson, J. L., J. Chamberlin und K. Kroenke. »Predictors of patient satisfaction«. *Social Science & Medicine* (52) 4 2001. 609–620.

»Jäger des verlorenen Schatzes. Ist das System des Kollektivvertrages noch zu retten?« *Gesundheitspolitischer Informationsdienst* 18.12.2007. (12) 39 2007. 4–11.

KV Hessen. »Nächste Erfolgsmarke geknackt: Mehr als 600.000 Versicherte werden in HZV-Programmen der KV Hessen versorgt«. Pressemitteilung 19.6.2008.

Marstedt, G. »Hausärztliche Versorgung: die Bedeutung einer festen Anlaufstelle im Versorgungssystem«. gesundheitsmonitor. Newsletter der Bertelsmann Stiftung 1 2008 (auch online unter www.bertelsmann-stiftung.de/cps/rde/xbcr/SID-0A000F0A-3FC05222/bst/GemoHealth_0108_web.pdf, Download 29.7.2008).

Redaktionsbüro Gesundheit (Hrsg.). »Regionale Hausarztmodelle in Deutschland«. Recherche des Redaktionsbüros Gesundheit bei den gesetzlichen Krankenkassen und Kassenärztlichen Vereinigungen. Stand: Dezember 2007. www.uke.uni-hamburg.de/institute/ allgemeinmedizin/downloads/institut-allgemeinmedizin/BMG-Uebersicht-HA-Modelle-Dland.pdf (Download 29.7.2008).

Robinson, R., und A. Steiner. *Managed Health Care.* Buckingham 1998.

Safran, D. G. »Defining the future of primary care: What can we learn from patients?« *Annals of Internal Medicine* (138) 3 2003. 248–255.

Schoen, C., R. Osborn, M. M. Dotzy, M. Bishop, J. Peugh und N. Murukutla. »Toward Higher-Performance Health Systems: Adults' Health Care Experiences in Seven Countries 2007«. *Health Affairs* (26) 6 2007. W717–734.

Schulteis, T. *Hausarztzentrierte Versorgung. Ein Beitrag zum Spannungsverhältnis zwischen optimierter medizinischer Versorgung und Wirtschaftlichkeit am Beispiel der hausarztzentrierten Versorgung.* Baden-Baden 2007.

Shi L., C. B. Forrest, S. von Schrader und J. Ng. »Vulnerability and the Patient-Practitioner Relationship: The roles of Gatekeeping and Primary Care Performance«. *American Journal of Public Health* (93) 1 2003. 138–144.

Stock, J., M. Steiner und G. Daul. »Deutschland: Hausarztmodelle der zweiten Generation«. *Managed Care* 8 2006. 27–29.

Zwingmann, C., C. Comte und J. Richter. *Wissenschaftliche Begleitung des hausärztlichen Qualitäts- und Kooperationsmodells Südbaden (Hausarztmodell).* 2. Zwischenbericht. Basel, Berlin, Bremen und Düsseldorf 2007.

Zwingmann, C., und J. Richter. *Wissenschaftliche Begleitung des Qualitäts- und Kooperationsmodells Rhein-Neckar (Hausarztmodell).* 4. Zwischenbericht. Basel, Berlin, Bremen und Düsseldorf 2008.

Verbesserung der Chronikerversorgung: Welchen Einfluss haben DMP und Hausarztmodelle?

Christian Graf

Hintergrund

In den letzten Jahren sind in der gesetzlichen Krankenversicherung (GKV) verschiedene Regelungen zur Förderung »neuer Versorgungsformen« wie Disease-Management-Programme (DMP), integrierter Versorgung und hausarztzentrierter Versorgung in Kraft getreten. Hierunter werden üblicherweise medizinische Behandlungsangebote verstanden, die über die bisherige Regelversorgung hinausgehen und spezifische Steuerungselemente wie etwa Leitlinien, Qualitätssicherung oder die Koordination der Versorgung, beispielsweise durch den Hausarzt, beinhalten. Darüber hinaus verfolgen diese Angebote die Zielsetzung einer verbesserten Kooperation zwischen den Behandlern sowie einer intensiveren Patientenorientierung und sind im Idealfall sektorenübergreifend ausgerichtet.

Die wichtigste Zielgruppe neuer Versorgungsformen stellen Menschen mit chronischen Erkrankungen dar. Gerade in der Chronikerversorgung werden Defizite in Form von Über-, Unter- und Fehlversorgung diskutiert (SVR 2001). Chronische Erkrankungen als »große Volkskrankheiten« machen heutzutage rund die Hälfte aller Erkrankungen weltweit und bis zu 80 Prozent aller Behandlungsanlässe in der hausärztlichen Praxis aus (Gensichen et al. 2006).

Gemessen an der Teilnehmerzahl am bedeutsamsten sind bislang »Strukturierte Behandlungsprogramme (DMP)« mit rund 4,4 Millionen Versicherten sowie verschiedene Modelle zur hausarztzentrierten Versorgung (Hausarztmodelle), deren Teilnehmerzahl auf etwa fünf Millionen Menschen geschätzt wird (KM6-Statistik; Redaktionsbüro Gesundheit 2007).

Damit wird in jedem Fall eine nennenswerte Zahl aller GKV-Versicherten erreicht. Umso wichtiger ist die Frage nach der Zukunft dieser Angebote angesichts der bevorstehenden gesetzlichen Änderungen ab 2009. Das Auslaufen der Koppelung der DMP an den Risikostrukturausgleich (RSA) in der bisherigen Form und der Anschubfinanzierung zur integrierten Versorgung wird eine Zäsur bedeuten, zumal diese Änderungen zeitgleich mit der Einführung des Gesundheitsfonds zusammentreffen und damit unter dem Vorzeichen eines hohen kurzfristigen Kostendrucks der Krankenkassen stehen. Die Notwendigkeit, entsprechende Maßnahmen aus gesundheitspolitischer Sicht zu erhalten beziehungsweise auszubauen, ergibt sich unter anderem aufgrund des bisherigen Nutzens und der Akzeptanz aus der Sicht der Betroffenen.

Bisheriger Erkenntnisstand

Bisherige Veröffentlichungen zum Nutzen der DMP zeigen zumeist Verbesserungen im Bereich der Prozess- und Ergebnisqualität sowie hohe Werte bei der Patientenzufriedenheit. Dies gilt insbesondere für das DMP Diabetes mellitus, das bereits 2003 gestartet ist und mit rund zweieinhalb Millionen die höchste Teilnehmerzahl aufweist. Dabei ist einschränkend darauf hinzuweisen, dass zahlreiche »Qualitätsberichte« – basierend auf den im Programm dokumentierten Daten – ebenso wie verschiedene Patientenbefragungen keinen Vergleich mit Versicherten außerhalb der DMP berücksichtigen (Graf 2006). Die methodischen Grenzen einer hochwertigen Evaluation der DMP – angesichts der flächendeckenden und auf Freiwilligkeit bei Versicherten und Ärzten basierenden Programmteilnahme – wurden an verschiedener Stelle ausführlich erörtert (Gerlach et al. 2003; Morfeld und Koch 2005). Wenngleich der höchste Methodenstandard einer randomisierten Kontrollstudie nicht erreicht werden kann, so kann zumindest durch den retrospektiven Vergleich von Teilnehmern und Nichtteilnehmern die Aussagekraft deutlich erhöht werden.

Eine vergleichende Analyse von Leistungsdaten einer gesetzlichen Krankenkasse kommt zu dem Ergebnis, dass im Jahr 2006 die Zahl der Schlaganfälle und Amputationen bei DMP-Teilnehmern deutlich niedriger war als bei nicht teilnehmenden Diabetikern, während bei der augenärztlichen Vorsorge und der medikamentösen Behandlung von Begleiterkrankungen beziehungsweise makrovaskulären Risikofaktoren eine deutlich höhere Zahl unter den DMP-Teilnehmern zu verzeichnen war (Ullrich, Marschall und Graf 2007).

Eine im Jahr 2007 durchgeführte Befragung von 4.300 teilnehmenden und nicht teilnehmenden Diabetikern zeigte überraschend deutlich, dass DMP-Teilnehmer aktiver an der Behandlung mitwirken, einen erheblich besseren Informationsstand aufweisen und dass bei diesen Versicherten eine leitliniengerechte Behandlung und Vorsorge – wie etwa die jährliche Fußuntersuchung oder augenärztliche Untersuchung – häufiger stattfinden als außerhalb der DMP (Elkeles et al. 2008; Graf, Marschall und Ullrich 2008).

Auch die ersten Ergebnisse der ELSID-Studie (ELSID – Evaluation of a large scale implementation of disease) zeigen anhand eines Vergleichs von teilnehmenden und nicht teilnehmenden Diabetikern die Überlegenheit der DMP etwa in der Patientenaktivierung, Information und Koordination der Versorgung (Szecsenyi und Rosemann 2008). Kritisch ist an all diesen Ergebnissen zu bemerken, dass diese mehr oder weniger auch durch Selektionseffekte verursacht sein könnten. Hierbei sind drei Arten von Selektionseffekten denkbar:

Erstens könnte die Gruppe der Diabetiker, die sich in ein DMP eingeschrieben haben, eine insgesamt geringere Morbidität und damit auch geringere Kostenstruktur aufweisen. Insbesondere Häussler et al. (2005) haben wiederholt darauf hingewiesen, dass im Rahmen der DMP eine Tendenz zur »Risikoselektion gesünderer Diabetiker« festzustellen sei. Diese These wurde mithilfe früherer Auswertungen des Gesundheitsmonitors untermauert (Häussler und Storz 2005). Allerdings stehen dieser Feststellung aktuelle Ergebnisse aus der oben zitierten Versichertenbefragung entgegen. Diese zeigen, dass eingeschriebene Versicherte signifikant länger an Diabetes mellitus erkrankt sind, ihre Krankheit schwerer einschätzen und häufiger insulinpflichtig sind als Nichtteilnehmer. Zudem weisen DMP-Teilnehmer häufiger diabetesassoziierte und sonstige Begleiterkrankungen auf (Elkeles et al. 2008).

Zweitens könnte sich die Selektion aufgrund eines aktiveren Einschreibeverhaltens von Patienten, die eine insgesamt größere Aufmerksamkeit für ihre Gesundheit mitbringen, manifestiert haben. Dafür sprechen ein insgesamt deutlich besserer Informationsstand und ein aktiveres Informations- und Gesundheitsverhalten der Teilnehmer. Beispielsweise ist der Anteil der Patienten, die ihren HbA1C-Wert kennen, in der Gruppe der DMP-Teilnehmer über ein Drittel höher als in der Gruppe der Nichtteilnehmer. Dies korreliert mit einem deutlich höheren Anteil an Versicherten, die neben der medikamentösen Behandlung eine Basistherapie in Form von Bewegung und Diät umsetzen (Elkeles et al. 2008). Ein sozialer Schichtgradient ist dabei ebenfalls denkbar, konnte aber in der zitierten Befragung nicht bestätigt werden. Dagegen dürfte etwa die Teilnahme an einer Patientenschulung, die als eine der Kernleistungen des DMP naturgemäß bei eingeschriebenen Patienten deutlich häufiger stattfindet als bei nicht eingeschriebenen, einen maßgeblichen Einfluss auf die genannten Outcome-Variablen gehabt haben. Somit hat auch dieser Erklärungsansatz für etwaige Selektionseffekte enge Grenzen.

Ein dritter Selektionseffekt betrifft die einschreibenden Ärzte. Bekanntermaßen hängt die Einschreibung des Versicherten zu einem hohen Anteil von der Bereitschaft des Arztes ab, an den DMP teilzunehmen (Graf 2006). Auch hier zeigt die zitierte Befragung interessante Resultate: Während rund 80 Prozent aller Befragten im letzten Jahr hausärztlich behandelt wurden, liegt die Zahl der Patienten, die zudem durch eine diabetologische Schwerpunktpraxis behandelt wurden, bei DMP-Teilnehmern fast doppelt so hoch (Graf 2006; Graf, Marschall und Ullrich 2008). Dieser Strukturunterschied könnte der Schlüssel für eine Vielzahl der aufgezeigten Phänomene sein. Unter anderem könnte dieser Strukturunterschied aber auch die Ursache für die Einschreibung in das DMP gewesen sein. Denkbar ist, dass vor allem hausärztlich tätige Diabetologen und Hausärzte, die bereits vor den DMP enger mit Diabetologen kooperierten, häufiger an den DMP teilnehmen und ihre Patienten einschreiben. Insbesondere die DMP-Vorläufer, zumeist Diabetes-Strukturverträge seit Mitte der 1990er Jahre, haben hierfür wichtige Grundlagen gelegt (Altenhofen et al. 2002).

Für die hausarztzentrierte Versorgung lassen die bisherigen Befragungsergebnisse dagegen einen systematischen Unterschied der Versorgung im Vergleich zur Regelversorgung nicht erkennen. Diese Befragungsdaten legen vielmehr nahe, dass Hausarztmodelle keine Auswirkungen, weder auf das Arzt-Patient-Verhältnis noch auf die Zahl der Hausarzt- und Facharztkontakte, haben (Bertelsmann Stiftung 2008). Offen ist hingegen, ob sich entsprechende Effekte bei der Eingrenzung auf chronisch kranke Versicherte zeigen. Da diese Patienten die »eigentliche« Zielgruppe neuer Versorgungsformen bilden, wäre insoweit eine differenzierte Bewertung von Hausarztmodellen als

Beitrag zum Chronic-Care-Model vorzunehmen (Wagner et al. 2001). Da in der GKV vielerorts Hausarztverträge ergänzend zu den DMP initiiert wurden, ist hierbei mit einer mehr oder minder hohen Überschneidung zwischen beiden Versorgungsformen, sowohl die Inanspruchnahme als auch die Ergebnisse betreffend, zu rechnen.

Fragestellung, Methode und Daten

Die folgende Analyse geht der Frage nach dem Nutzen und der Akzeptanz der DMP sowie von Modellen der hausarztzentrierten Versorgung (Hausarztmodellen) nach. Dabei werden auch mögliche Unterschiede in der Versichertenstruktur zwischen Teilnehmern und Nichtteilnehmern begutachtet. Durch vergleichende Betrachtung von DMP- und Hausarztmodell-Teilnehmern, »Doppelteilnehmern« (Hausarztmodell und DMP) sowie Versicherten, die an keiner der beiden Versorgungsformen teilnehmen, werden schließlich auch die Wechselwirkung beider Versorgungsformen sowie die relative Wahrnehmung aus Sicht der Versicherten untersucht.

Grundlage der Auswertung ist die im Herbst 2007 im Auftrag der Bertelsmann Stiftung durchgeführte Omnibus-Befragung. Hierbei wurden 27.049 Versicherte im Alter zwischen 18 und 79 Jahren befragt. Davon gaben 12.730 Personen an, von mindestens einer chronischen Erkrankung betroffen zu sein, 5.635 Befragte machten dazu keine Angaben. Damit ergibt sich eine Gesamtprävalenz aller chronischen Erkrankungen von 47 Prozent bezogen auf die Gesamtheit aller Befragten und von 59 Prozent bezogen auf alle gültigen Antworten.

Unter den chronischen Krankheiten wurde weiterhin unterschieden zwischen Krankheiten, die mit einer hohen Wahrscheinlichkeit eine Teilnahme an einem DMP ermöglichen (»DMP-relevant«), und den übrigen chronischen Krankheiten, die nicht unmittelbar (das bedeutet ohne entsprechende Begleiterkrankung) zu einer DMP-Teilnahme berechtigen (»nicht DMP-relevant«). In diesem Sinne als DMP-relevant wurden die Nennungen »Herzinfarkt«, »Durchblutungsstörungen am Herzen«, »Zuckerkrankheit mit und ohne Insulin«, »Asthma bronchiale und chronische Bronchitis« eingestuft. Versicherte mit Brustkrebs – eine weitere DMP-relevante Erkrankung – ließen sich aus den möglichen Nennungen nicht ermitteln (siehe Tabelle 1).

Tabelle 1: Chronische Erkrankungen, deretwegen mindestens einmal im Quartal ärztliche Hilfe benötigt wird oder regelmäßig Medikamente eingenommen werden

		Anzahl der Nennungen (mit Doppelnennungen)	Prävalenz (in Prozent)
chronische Krankheiten, DMP-relevant	Herzinfarkt	391	1,8
	Durchblutungsstörung am Herzen	715	3,3
	Zuckerkrankheit mit Insulin	704	3,3
	Zuckerkrankheit ohne Insulin	1.294	6,0
	Asthma bronchiale	1.016	4,7
	chronische Bronchitis	856	4,0
chronische Krankheiten, nicht DMP-relevant	Bluthochdruck, Hypertonie	5.993	28,0
	Herzschwäche, Herzinsuffizienz	740	3,5
	Schlaganfall	295	1,4
	Durchblutungsstörung des Gehirns	233	1,1
	Krebserkrankung, bösartiger Tumor	514	2,4
	Gelenkverschleiß	3.698	17,3
	entzündlicher Gelenkverschleiß	2.822	13,2
	Neurodermitis	503	2,4
	sonstige chronische Erkrankung	3.436	16,0
keine chronischen Krankheiten		8.684	40,6

Die Anzahl aller Befragten mit einer DMP-relevanten Erkrankung beträgt 4.038 (32 Prozent der Personen mit chronischen Erkrankungen). Davon wurden wiederum 3.577 gesetzlich Versicherte ermittelt, da nur diese Personen an einem DMP beziehungsweise Hausarztmodell teilnehmen können. Diese Personen weisen im Mittelwert 2,64 chronische Krankheiten auf (davon 1,24 DMP-relevante chronische Krankheiten). 48 Prozent dieser Versicherten sind männlich, 53 Prozent sind 60 Jahre oder älter. Der Anteil der unter 40-Jährigen beträgt 13 Prozent. Alle weiteren Analysen beziehen sich auf gesetzlich Versicherte, die eine DMP-relevante Erkrankung aufweisen und Angaben zur DMP- beziehungsweise Hausarztmodell-Teilnahme gemacht haben. Bei der Analyse der Teilgruppe, die sowohl in einem DMP als auch in einem Hausarztmodell eingeschrieben ist, reduziert sich die Bezugsgruppe wegen fehlender Angaben auf n = 3.438.

Teilnahme an einem DMP und Hausarztmodell

1.472 Personen waren zum Zeitpunkt der Befragung DMP-Teilnehmer (43 %), und 1.248 Befragte nahmen an einem Hausarztmodell teil (36 %). 50 Prozent der in ein DMP eingeschriebenen Versicherten nahmen zugleich an einem Hausarztmodell teil, während umgekehrt der Anteil der DMP-Patienten unter den Hausarztmodell-Teilnehmern mit einer entsprechenden Krankheit 60 Prozent beträgt (Tabelle 2). Hausarztmodelle und DMP treten somit in der Praxis sehr häufig in Kombination auf.

Tabelle 2: Teilnehmer DMP und Hausarztmodell bei Versicherten mit einer DMP-relevanten chronischen Erkrankung

		Hausarztmodell	
		ja	nein
DMP	ja	742 (21,6)	730 (21,2)
	nein	506 (14,7)	1.460 (42,5)

Angaben absolut und in Prozent

Soziodemographische Merkmale der eingeschriebenen und nicht eingeschriebenen Versicherten mit einer DMP-relevanten Erkrankung

Sowohl bei DMP-Teilnehmern als auch bei Teilnehmern am Hausarztmodell ist der Anteil älterer Patienten deutlich höher als bei Nichtteilnehmern. Den höchsten Anteil in der Altersgruppe der 60- bis 79-Jährigen weisen Teilnehmer an beiden Programmen auf (67 %), während Versicherte, die weder an einem DMP noch an einem Hausarztmodell teilnehmen, nur zu 41 Prozent über 60 Jahre alt sind. Bei der Geschlechterverteilung ergeben sich keine nennenswerten Unterschiede.

Der Vergleich von Sozialschicht-Variablen zeigt unterdessen einen höheren Sozialstatus bei Nichtteilnehmern. Der Anteil ohne Schulabschluss oder mit Hauptschulabschluss unter den Teilnehmern an einem DMP und Hausarztmodell liegt bei 53 Prozent (Nichtteilnehmer 46 %), der Anteil mit Realschule oder Fachhochschulreife bei 33 Prozent (Nichtteilnehmer 42 %) und der Anteil der Teilnehmer mit Abitur bei 14 Prozent (Nichtteilnehmer 12 %). Auch die zusammengefasste Betrachtung verschiedener Sozialschicht-Variablen kommt zu dem Ergebnis, dass Nichtteilnehmer an einem DMP und/oder einem Hausarztmodell häufiger der Oberschicht und Mittelschicht zuzuordnen sind, während Teilnehmer an einer oder beiden Versorgungsformen häufiger der Unterschicht zugerechnet werden können.

Eine multivariate Analyse mittels nominaler Regression zeigt als relevante Einflussfaktoren für eine Einschreibung in ein DMP das Alter, das Bundesland und die Krankenkassenzugehörigkeit. Die höchste Einschreibewahrscheinlichkeit besteht unter den 60- bis 69-Jährigen (odds ratio: 5,5; $p \leq 0{,}001$), gefolgt von der Altersgruppe 70 bis 79 (odds ratio: 5,1; $p \leq 0{,}001$). Ein signifikanter Einfluss der Sozialschicht auf die Wahrscheinlichkeit der DMP-Teilnahme ist innerhalb dieses Modells nicht zu erkennen. Anders bei der Wahrscheinlichkeit einer Teilnahme am Hausarztmodell: Hier sind neben den genannten Faktoren auch signifikante Häufungen bei Versicherten, die der Unterschicht (odds ratio: 2,1; $p \leq 0{,}01$) beziehungsweise der mittleren Mittelschicht (odds ratio: 1,9; $p \leq 0{,}05$) zugeordnet werden können, feststellbar.

Gesundheitszustand der eingeschriebenen und nicht eingeschriebenen Versicherten mit einer DMP-relevanten Erkrankung

Die Gruppe der DMP-Teilnehmer ist mit fünf Prozent häufiger »akut schwer erkrankt« als Nicht-DMP-Eingeschriebene mit einer entsprechenden Krankheit (4 %). Auch die Zahl derer, die sich selbst als »chronisch krank« bezeichnen, liegt mit 76 Prozent deutlich höher als bei Nicht-DMP-Patienten mit einer entsprechenden Krankheit (57 %), während etwa die Zahl der Versicherten, die sich als »gesund/ohne gesundheitliche Probleme« einstufen, bei DMP-Patienten mit zehn Prozent niedriger ist als bei Nicht-DMP-Patienten (19 %). Ein ähnlicher, wenn auch nicht so ausgeprägter Trend zeigt sich für die Gruppe der Hausarztmodell-Teilnehmer. Diejenigen Versicherten, die sowohl an einem DMP als auch an einem Hausarztmodell teilnehmen, zeigen den höchsten Anteil akut schwer Erkrankter (6 %), bezeichnen sich am häufigsten als »chronisch krank« (76 %) und am seltensten als »gesund/ohne gesundheitliche Probleme« (9 %).

Auf die Frage »Wie würden Sie Ihren Gesundheitszustand im Allgemeinen beschreiben?« antworteten 57 Prozent aller Versicherten mit einer DMP-relevanten Erkrankung mit »ausgezeichnet«, »sehr gut« oder »gut«, während 43 Prozent ihren Gesundheitszustand als »weniger gut« oder »schlecht« bezeichnen. DMP-Teilnehmer, die nicht gleichzeitig am Hausarztmodell teilnehmen (48 %), stufen ihren Gesundheitszustand am häufigsten als »weniger gut« oder »schlecht« ein (Gruppenunterschiede signifikant $p \leq 0{,}001$; siehe dazu die Abbildung 1).

Die Selbsteinschätzung des Gesundheitszustandes, die erfahrungsgemäß einen guten Hinweis auf den tatsächlichen Gesundheitszustand gibt (Häussler und Storz 2005), ist damit bei Teilnehmern schlechter als bei Nichtteilnehmern. Dies steht im Gegensatz zu früheren Auswertungen, die einen besseren Gesundheitszustand bei DMP-teilnehmenden Diabetikern konstatierten (Häussler und Storz 2005).

Zum anderen könnten die Antworten bezüglich der Einstufung als »gesund«, »akut schwer erkrankt« und »chronisch krank« auch auf eine höhere Sensibilität der Teilnehmer für die eigene Gesundheit hindeuten. Obwohl alle Gruppen mindestens eine DMP-relevante chronische Krankheit benannten, stufen sich nur 57 Prozent der Nichtteilnehmer selbst als »chronisch krank« ein. Dies könnte entweder

Abbildung 1: Selbst eingeschätzter Gesundheitszustand von Teilnehmern und Nichtteilnehmern am Hausarztmodell

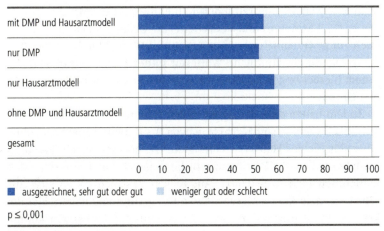

■ ausgezeichnet, sehr gut oder gut ■ weniger gut oder schlecht

p ≤ 0,001

Alle Angaben in Prozent der Befragten

ein Hinweis für den ausgeprägten Mangel an Information bezüglich der eigenen Erkrankung oder ein weiteres Indiz für den subjektiv empfundenen geringeren Schweregrad der Erkrankung sein.

Inanspruchnahme von Hausärzten und Fachärzten

Unter allen Versicherten mit einer DMP-relevanten chronischen Erkrankung, die angaben, einen Hausarzt zu haben, zu dem sie gewöhnlich gehen, beträgt die Häufigkeit der Inanspruchnahme dieses Hausarztes in den letzten zwölf Monaten 7,5. Dieser Wert erscheint sehr gering, gemessen an früheren Erhebungen zur Arzt-Patient-Kontaktfrequenz bei Chronikern (ZI 2005; Lippmann-Grob et al. 2006; Uebel et al. 2005). Zwischen DMP-Teilnehmern und Nichtteilnehmern zeigen sich nur geringe, nicht signifikante Unterschiede, wobei Versicherte, die zugleich an einem DMP- und Hausarztmodell teilnehmen, mit 8,2 Kontakten die höchste Besuchsfrequenz haben (p ≤ 0,05).

Die Wartezeit bis zu einem geplanten Besuch des jeweiligen Hausarztes betrug im Mittel 3,3 Tage. Versicherte, die weder am Hausarztmodell noch am DMP teilnehmen, verzeichnen hier mit 2,8 Tagen die geringste Wartezeit, während DMP-Teilnehmer ohne gleichzeitige

Hausarztmodell-Teilnahme mit 4,1 Tagen den höchsten Wert aufweisen (p ≤ 0,001). Das letzte Arztgespräch dauerte durchschnittlich 14,2 Minuten, wobei Hausarztmodell-Teilnehmer ohne DMP die längste Dauer (15,2 Minuten) und Versicherte, die weder am Hausarztmodell noch am DMP teilnehmen, den geringsten Wert (13,8) berichten (p ≤ 0,05). Die durchschnittliche Wartezeit in der Praxis betrug 34,6 Minuten; hierbei zeigen sich keine signifikanten Unterschiede zwischen den Gruppen.

Zudem hatten diese Befragten in den letzten zwölf Monaten durchschnittlich vier Facharztkontakte, wovon 0,7 Kontakte direkt und ohne Überweisung des Hausarztes erfolgten. Die höchste Anzahl Facharztkontakte haben DMP-Teilnehmer, die zugleich am Hausarztmodell teilnehmen (4,5) (p ≤ 0,001). Aus diesen Angaben lassen sich nur sehr begrenzte Rückschlüsse ziehen. Die geringfügig höhere Häufigkeit der Inanspruchnahme von Hausärzten und Fachärzten könnte jedoch die oben aufgezeigten Befunde einer höheren selbst wahrgenommenen Morbidität bei Teilnehmern stützen.

Vertrauen, Informationsqualität und Zufriedenheit

Die Frage nach dem Vertrauen zum behandelnden Arzt wird häufig im Zusammenhang mit der Behandlungsqualität, insbesondere in der hausärztlichen Versorgung, diskutiert. Neuesten Studien zufolge wird vor allem die enge Bindung an den Hausarzt als »feste Anlaufstelle« bei gesundheitlichen Fragen als wichtiger Erfolgsfaktor im Hinblick auf Behandlungszufriedenheit, aber auch Informationsqualität und aktive Beteiligung des Patienten am Behandlungsprozess gesehen (Marstedt 2008).

Auf einer Antwortskala vom Wert 1 (»überhaupt nicht«) bis zum Wert 6 (»voll und ganz«) geben die befragten Chroniker mit einer DMP-relevanten Krankheit ganz überwiegend an, ihrem Hausarzt sehr zu vertrauen (Mittelwert 5,28). DMP-Teilnehmer erreichen hier einen etwas besseren Wert (Mittelwert 5,37) als Nicht-DMP-Teilnehmer (Mittelwert 5,22), und auch für Hausarztmodell-Teilnehmer liegt der Mittelwert mit 5,36 über dem der Nicht-Hausarztmodell-Teilnehmer (Mittelwert 5,24). Das höchste Vertrauen wird von Versicherten entgegengebracht, die sowohl am DMP als auch am Hausarztmodell teilnehmen (Mittelwert 5,42), während das geringste Vertrauen bei Ver-

Abbildung 2: Angaben zum Arzt-Patient-Verhältnis bei Chronikern

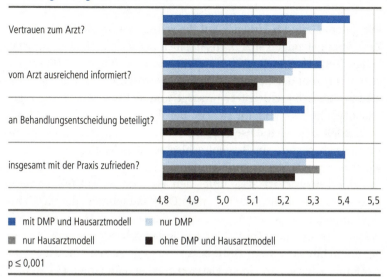

- mit DMP und Hausarztmodell
- nur Hausarztmodell
- nur DMP
- ohne DMP und Hausarztmodell

p ≤ 0,001

Angaben = Skalenwerte (Skalenwerte: 1 = überhaupt nicht, 6 = voll und ganz)

sicherten, die an keiner der beiden Versorgungsformen teilnehmen, verzeichnet wird (Mittelwert 5,20) (p ≤ 0,001).

Eine ähnliche Tendenz zeigt sich durchgängig bei allen Fragen zum Arzt-Patient-Verhältnis, zur wahrgenommenen Qualität und Zufriedenheit. DMP-Teilnehmer und Hausarztmodell-Teilnehmer fühlen sich häufiger von ihrem Arzt ausreichend informiert, geben häufiger an, an Entscheidungen hinsichtlich ihrer Behandlung beteiligt zu werden und dass diese Beteiligung ihren Bedürfnissen entspricht. Auch die Zufriedenheit mit dem Praxispersonal hinsichtlich Freundlichkeit, Kompetenz und Informationsverhalten ist bei Teilnehmern an einer oder beiden neuen Versorgungsformen größer, und sogar das Gefühl, dass die Praxis in einem einwandfreien hygienischen Zustand ist, wird bei dieser Gruppe häufiger bestätigt. Gleiches gilt für die Antworten auf die Frage, inwieweit das Anliegen des Arztbesuches erfüllt wird. Dementsprechend sind auch die Zufriedenheit mit der Praxis insgesamt sowie die Bereitschaft, den behandelnden Arzt an den besten Freund oder die beste Freundin weiterzuempfehlen, in der Gruppe der Teilnehmer größer (Abbildung 2).

Veränderung der Versorgungsqualität seit der Teilnahme

Die guten Werte im Hinblick auf die wahrgenommene Qualität und Zufriedenheit zeigen sich nach Angaben der Befragten auch im zeitlichen Verlauf. Seit Beginn der Teilnahme an einem DMP fühlen sich 30 Prozent der Befragten »besser« versorgt, weniger als ein Prozent fühlen sich »schlechter« versorgt, und 69 Prozent geben an, »genauso wie früher« versorgt zu sein. Bei Teilnehmern an einem Hausarztmodell zeigt sich diese Tendenz weniger ausgeprägt: 15 Prozent fühlen sich besser, ein Prozent schlechter und 84 Prozent genauso wie früher versorgt.

Bemerkenswert ist, dass unter den Hausarztmodell-Teilnehmern jene Versicherten, die auch an einem DMP teilnehmen, deutlich häufiger angeben, dass sie sich seit der Teilnahme am Hausarztmodell besser versorgt fühlen (24 %). Am häufigsten geben Versicherte an, seit der Teilnahme an einem DMP besser versorgt zu sein, die an einem DMP und zugleich an einem Hausarztmodell teilnehmen (35 %) (p ≤ 0,001).

Unterdessen zeigt die Aufschlüsselung nach der Art des DMP weitere Unterschiede zwischen den Programmen. Teilnehmer an einem DMP Diabetes mellitus sowie Herz-Kreislauf geben häufiger an, sich seit der Teilnahme besser versorgt zu fühlen (37 % beziehungsweise 38 %), während sich Teilnehmer am DMP Asthma unterdurchschnittlich häufig besser versorgt fühlen (26 %). Dennoch liegt selbst dieser Wert noch deutlich über den erreichten Werten bei Hausarztmodell-Teilnehmern (Abbildung 3).

Diese unterschiedlichen Werte könnten sich teilweise durch die unterschiedliche Dauer der Programmteilnahme erklären lassen. Während die Programme zum Diabetes mellitus bereits seit 2003 sukzessive eingeführt wurden, gibt es für Asthma erst seit 2006 die ersten Programme. Hausarztmodelle wurden hingegen mehrheitlich seit Anfang 2005 eingeführt, und auch das DMP für koronare Herzkrankheit ist in den meisten Regionen erst im Laufe der Jahre 2005 beziehungsweise 2006 gestartet. Da im Rahmen der Bertelsmann-Omnibus-Befragung keine Angaben zur Dauer der Teilnahme gemacht wurden, konnte dieser Einflussfaktor nicht überprüft werden. Im Rahmen der Gesundheitsmonitor-Befragungen von Herbst 2005 bis Frühjahr 2008 (kumulierte Daten aus sechs Befragungswellen) kann dagegen ein Zusammenhang zwischen der Dauer der Teilnahme und der Ein-

Abbildung 3: Seit der Teilnahme besser, schlechter oder genauso wie früher versorgt?

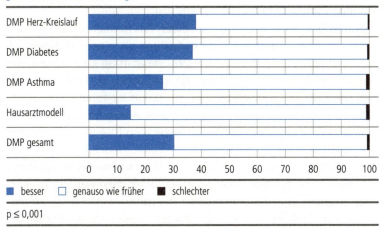

p ≤ 0,001

Alle Angaben in Prozent der Befragten

schätzung, seither besser versorgt zu sein, zumindest allgemein für Hausarztmodell-Teilnehmer festgestellt werden (p ≤ 0,05).

Somit besteht ergänzender Erklärungsbedarf für die Feststellung, dass Teilnehmer an einem DMP häufiger und chronisch kranke Teilnehmer an einem Hausarztmodell seltener das Gefühl haben, seit der Teilnahme besser versorgt zu sein. Auch die Tatsache, dass Befragte, die an beiden Versorgungsformen teilnehmen, die wahrgenommene Verbesserung der Versorgungsqualität häufiger der DMP-Teilnahme zuschreiben als der Teilnahme am Hausarztmodell, lässt darauf schließen, dass letzteres Angebot aus Sicht der Versicherten deutlich weniger mit wahrnehmbaren Veränderungen der Versorgung in Verbindung gebracht wird.

Eine multivariate Analyse mittels einer nominalen Regression gibt hierzu folgende ergänzende Erkenntnisse. Versicherte, die der unteren Sozialschicht zugeordnet werden, fühlen sich seit der DMP-Teilnahme häufiger »besser« versorgt (odds ratio: 4,7; p ≤ 0,05). Ferner hängt die Angabe »besser versorgt« auch von dem wahrgenommenen Gesundheitszustand ab. Je besser dieser eingeschätzt wird, desto häufiger wird auch die Versorgung seit Beginn der DMP-Teilnahme als »besser« bezeichnet. Für die Frage, wie die Versorgung seit der Teilnahme an einem Hausarztmodell eingeschätzt wird, gibt es hingegen keine relevanten Zusammenhänge mit den genannten Variablen. Die

Variablen Alter und Geschlecht haben bei beiden Fragen – Versorgung seit der Teilnahme am DMP beziehungsweise Hausarztmodell – keinen statistisch bedeutsamen Einfluss.

Schließlich wurden im Rahmen einer Varianzanalyse weitere Parameter auf einen Zusammenhang mit den Fragen untersucht, wie sich die Versorgung seit Beginn der DMP-Teilnahme beziehungsweise Hausarztmodell-Teilnahme verändert hat. Dabei ist für die Aussage, sich seit der DMP-Teilnahme besser versorgt zu fühlen, ein signifikanter positiver Zusammenhang mit dem Alter, dem Gesundheitszustand, der Wartezeit in der Praxis sowie allen Fragen zur Zufriedenheit und zur Qualität des Arzt-Patient-Verhältnisses feststellbar. Bei der Aussage, sich seit der Teilnahme an einem Hausarztmodell besser versorgt zu fühlen, besteht ein deutlicher positiver Zusammenhang dagegen nur in den Bereichen »Gesundheitszustand«, »Wartezeit beim Arzt in Minuten«, »immer schnell beim Arzttermin aufgerufen zu werden« sowie »Zufriedenheit mit der Praxis«.

Auch dieses letzte Ergebnis unterstreicht den Unterschied in der Wahrnehmung der DMP und der Hausarztmodelle. Während Erstere häufiger im Zusammenhang mit einer positiven Bewertung der Arzt-Patient-Beziehung und der Behandlungsqualität als wirksam wahrgenommen werden, gibt es für Letztere hier keine Zusammenhänge. Die Präferenz der Versicherten, die eine Verbesserung der Versorgung seit der Teilnahme am Hausarztmodell berichten, liegt offenbar auf einfacheren Servicekategorien wie der Wartezeit in der Praxis.

Darüber hinaus verdeutlicht dieses Ergebnis, dass Versicherte, die mehr Vertrauen zu ihrem Arzt haben, sich besser informiert und in Entscheidungen einbezogen fühlen und zufriedener mit der Praxis sind, damit einhergehend eine Veränderung seit der DMP-Teilnahme erleben. Diese positiven Bewertungen sind somit nicht nur das Ergebnis eines Selektionseffekts, sondern könnten als Hinweise für einen »echten« Veränderungsprozess durch die Einführung der DMP bewertet werden.

Diskussion und Fazit

Die Ergebnisse bestätigen zunächst die bekannten Teilnehmerzahlen im Bereich der DMP und zeigen zudem den erwartet hohen Überschneidungsgrad von DMP und Hausarztmodellen bei den betreffenden chronisch kranken Versicherten. Rund 50 Prozent der in ein DMP eingeschriebenen Versicherten nehmen zusätzlich an einem Hausarztmodell teil. Insgesamt nehmen etwas mehr als die Hälfte aller Versicherten mit einer entsprechenden chronischen Erkrankung an mindestens einer dieser neuen Versorgungsformen teil.

Wie in anderen Befragungen auch, zeigen Teilnehmer eine insgesamt größere Zufriedenheit mit der Versorgung als Nichtteilnehmer und bewerten verschiedene Aspekte der Arzt-Patient-Beziehung besser. Sie fühlen sich besser informiert, werden häufiger in Behandlungsentscheidungen einbezogen und vertrauen ihrem Hausarzt häufiger als chronisch kranke Versicherte, die an keiner neuen Versorgungsform teilnehmen. Die höchsten Werte erreichen durchgängig Versicherte, die sowohl an einem DMP als auch an einem Hausarztmodell teilnehmen. Diese sogenannten »Doppelteilnehmer« zeichnen sich durch eine besonders enge Bindung an ihren Hausarzt aus. Möglicherweise ist das ein Erklärungsansatz für die durchgängig höhere Zufriedenheit und die bessere Bewertung der Behandlung und der Kommunikation mit dem Arzt.

Eine wichtige Frage ist, welcher Teil dieser Chroniker vornehmlich in ein entsprechendes Programm eingeschrieben ist. Zumindest innerhalb der befragten Versichertengruppe (18- bis 79-Jährige) lassen sich keine Hinweise dafür finden, dass es sich um den »gesünderen« Teil der chronisch Kranken handelt, wie das in der Vergangenheit häufiger unterstellt wurde. Die Ergebnisse zeigen vielmehr, dass die Teilnehmer an diesen neuen Versorgungsformen ihren Gesundheitszustand schlechter einschätzen und häufiger akut schwer erkrankt sind. Dieses Ergebnis steht im Gegensatz zu früheren Auswertungen des Gesundheitsmonitors, die einen besseren Gesundheitszustand bei an DMP teilnehmenden Diabetikern konstatierten (Häussler und Storz 2005). Das kann zum einen an der deutlich größeren Stichprobe und dem breiteren Betrachtungsansatz liegen. Zum anderen könnte dies auch ein Hinweis für eine Trendwende in den letzten Jahren im Einschreibeverhalten der Versicherten und Ärzte sein. Andernorts durchgeführte Befragungen aus dem Jahr 2007 bestätigen – wie bereits gezeigt – diesen Trend (Graf, Marschall und Ullrich 2008).

Wenngleich eine abschließende Aussage zur Morbidität von DMP-Teilnehmern und Nichtteilnehmern schon deshalb kaum möglich erscheint, weil auch die Ziele der DMP letztlich in einem verbesserten Gesundheitszustand, geringeren Folgeerkrankungen und Akutereignissen – mit anderen Worten jenen Merkmalen, die zur Bewertung der Morbidität herangezogen werden können – bestehen, kann jedenfalls insgesamt nicht davon ausgegangen werden, dass in den DMP eine »Risikoselektion« zuungunsten der schwerer erkrankten Versicherten stattfindet. Der Vorwurf, diese Programme seien nicht hinreichend »zielgenau« beziehungsweise gingen am eigentlichen Optimierungsbedarf in der Chronikerversorgung vorbei, lässt sich damit nicht aufrechterhalten.

Die Relevanz dieser positiveren Wahrnehmung wurde unter anderem in der bereits zitierten Versichertenbefragung (Elkeles et al. 2008) deutlich. DMP-Teilnehmer erreichen nicht nur eine höhere Zufriedenheit, sondern auch einen deutlich besseren Informationsstand als Nichtteilnehmer. So ist der Anteil der Patienten, die ihren HbA1C-Wert kennen, in der Gruppe der DMP-Teilnehmer über ein Drittel höher als in der Gruppe der Nichtteilnehmer. Dies korreliert mit einem deutlich höheren Anteil an Versicherten, die eine Schulung absolviert haben, und nicht zuletzt mit einem höheren Anteil an Patienten, die neben der medikamentösen Behandlung eine Basistherapie in Form von Bewegung und Diät umsetzen.

Während diese genannten Faktoren zunächst unabhängig von der Morbidität und Risikostruktur der Patienten betrachtet werden können, ist dennoch der Einwand einer programmbedingten Selektion berechtigt. Ebenso wie die Teilnahme an einem DMP beziehungsweise einem Hausarztmodell zu einer Verbesserung der Informationsqualität und Behandlungszufriedenheit geführt haben mag, könnte umgekehrt gerade der bessere Informationsstand bezüglich der Erkrankung einerseits und das größere Vertrauen gegenüber dem behandelnden Arzt andererseits eine Einschreibung in ein DMP, ein Hausarztmodell beziehungsweise in beide Programme begünstigt haben. Diese »Positivselektion« betrifft aber nicht nur die Seite der Patienten, sondern insbesondere die behandelnden Ärzte. Aus der Praxis ist weithin bekannt, dass neben der freiwilligen Entscheidung der Patienten für oder gegen eine DMP-Teilnahme stets auch die Grundeinstellung des jeweils behandelnden Arztes ausschlaggebend ist. Hierbei zeigt sich vielfach, dass Ärzte, die bereits aufgrund von DMP-Vorläuferverträgen entsprechende Versorgungsprozesse etabliert haben, ihre Patienten häufiger in ein DMP eingeschrieben haben.

Dennoch wird seit Beginn der Programmteilnahme bei einem beträchtlichen Teil der Befragten eine Verbesserung der Versorgung wahrgenommen. Bemerkenswert ist die unterschiedliche Wertigkeit verschiedener DMP sowie zwischen DMP und Hausarztmodellen: 37 Prozent der Teilnehmer an einem DMP Diabetes oder Herz-Kreislauf empfinden eine Verbesserung der Versorgungsqualität seit der Teilnahme, bei Hausarztmodell-Teilnehmern sind es nur knapp 15 Prozent. Versicherte, die an beiden Versorgungsformen teilnehmen, schreiben die wahrgenommene Verbesserung ihrer Versorgung häufiger dem DMP als dem Hausarztmodell zu. Wenngleich die Aussagekraft hinsichtlich der tatsächlichen, »objektiven« Versorgungsqualität enge Grenzen hat, gibt dies doch zwei wichtige Hinweise.

Zum einen zeigt sich der unterschiedliche Stellenwert beider neuer Versorgungsformen im Hinblick auf die Versorgung chronisch Kranker. Aus der Sicht von chronisch kranken Versicherten werden die DMP sehr viel spezifischer mit der eigenen Krankheit in Verbindung gebracht, deren Nutzen konkreter »erlebt«. Zum anderen kann davon ausgegangen werden, dass immerhin bei rund einem Drittel aller DMP-Teilnehmer seit der Teilnahme eine spürbare Veränderung stattgefunden hat. Mit anderen Worten könnte bei etwa zwei Drittel aller Teilnehmer ein patienten- beziehungsweise arztseitiger Selektionseffekt, wie oben diskutiert, angenommen werden, ohne dass die a priori schon gute Praxis durch die DMP noch verändert wurde. Die DMP hätten damit zu etwa zwei Drittel einen bereits vorher erreichten hohen Qualitätsstandard – unter anderem bedingt durch DMP-Vorläuferverträge – in der Chronikerversorgung »nur« bewahrt und zu etwa einem Drittel zu einer weiteren Verbreitung dieser »guten Praxis« beigetragen.

Die Ergebnisse bestätigen die hohe Akzeptanz der neuen Versorgungsformen bei chronisch kranken Versicherten in der GKV. Insbesondere die DMP haben ferner zu einer weiteren Verbreitung wichtiger Standards einer guten Chronikerversorgung beigetragen und damit die mit Diabetes-Strukturverträgen in den 90er Jahren begonnene Entwicklung fortgesetzt. Aus gesundheitspolitischer Sicht sollte daher ein großes Interesse an Erhaltung und Ausbau neuer Versorgungsformen für chronisch Kranke bestehen. Hierzu bedarf es weiterhin einer politischen Gesamtkonzeption, die unter anderem durch hinreichende Anreize für die Akteure dafür Sorge trägt, dass neue Versorgungsformen nicht dem kurzfristigen Kostendruck oder kontraproduktiven betriebswirtschaftlichen Interessenlagen im Kassenwettbewerb zum Opfer fallen.

Literatur

Altenhofen, L., W. Haß, J. Oliveira und G. Brenner. *Modernes Diabetesmanagement in der ambulanten Versorgung. Ergebnisse der wissenschaftlichen Begleitung der Diabetikervereinbarungen in der Kassenärztlichen Vereinigung Nordrhein.* Wissenschaftliche Reihe des Zentralinstituts für die kassenärztliche Versorgung. Band 57. Köln 2002.

Bertelsmann Stiftung. »Umfrage: Hausarztmodelle in der heutigen Form weitgehend wirkungslos«. Pressemitteilung. 10.1.2008. www.bertelsmann-stiftung.de/cps/rde/xchg/SID-0A000F14-A3DF9C6D/bst/hs.xsl/nachrichten_84748.htm (Download 25.7.2008).

Elkeles T., W. Kirschner, C. Graf und P. Kellermann-Mühlhoff. »Versorgungsunterschiede zwischen DMP und Nicht-DMP aus Sicht der Versicherten«. *Gesundheits- und Sozialpolitik* (62) 1 2008. 10–18.

Gensichen, J., C. Muth, M. Butzlaff, T. Rosemann, H. Raspe, G. Müller de Cornejo, M. Beyer, M. Härter, U. A. Müller, C. E. Angermann, F. M. Gerlach und E. Wagner. »Die Zukunft ist chronisch: Das Chronic Care Modell in der deutschen Primärversorgung«. *Zeitschrift für ärztliche Fortbildung und Qualitätssicherung im Gesundheitswesen* (100) 5 2006. 365–374.

Gerlach, F., M. Beyer, J. Szecsenyi und H. Raspe. »Evaluation von Disease-Management-Programmen – Aktuelle Defizite, Anforderungen, Methoden«. *Zeitschrift für ärztliche Fortbildung und Qualitätssicherung im Gesundheitswesen* (97) 7 2003. 495–501.

Graf, C. »Disease Management Programme und Integrierte Versorgung«. *Gesundheits- und Sozialpolitik* 5–6 2006. 42 ff.

Graf, C., U. Marschall und W. Ullrich. »Nutzenbewertung des DMP Diabetes mellitus Typ 2«. *Gesundheits- und Sozialpolitik* (62) 1 2008. 19–30.

Häussler, B., E. Wille, J. Wasem und P. Storz. »Diabetiker im Disease Management. Erste Erkenntnisse über die Wirkung der Disease Management Programme in der gesetzlichen Krankenversicherung«. *Gesundheits- und Sozialpolitik* (59) 9 2005. 23–33.

Häussler, B., und P. Storz. »Disease-Management-Programme in der gesetzlichen Krankenversicherung: Unterschiede zwischen teilnehmenden und nicht teilnehmenden Diabetikern«. *Gesundheitsmonitor 2005. Die ambulante Versorgung aus Sicht von Bevölkerung und Ärzteschaft.* Hrsg. J. Böcken, B. Braun, M. Schnee und R. Amhof. Gütersloh 2005. 32–40.

Kassenmitglieder-Statistik KM6. Teil II. 5 2008.
Lippmann-Grob, B., H. Hillenbrand, B. Kolonko und M. Vogelmann. »Diabetikerversorgung in Baden-Württemberg«. *Diabetes, Stoffwechsel und Herz* (15) 1 2006. 21–30.
Marstedt, G. »Hausärztliche Versorgung: Die Bedeutung einer festen Anlaufstelle im Versorgungssystem«. *Gesundheitsmonitor Newsletter* 01 2008. 1–7.
Morfeld, M., und U. Koch. »Ansprüche an die Evaluation komplexer Gesundheitsprogramme – Disease-Management-Programme in Deutschland«. *Zeitschrift für ärztliche Fortbildung und Qualitätssicherung im Gesundheitswesen* (99) 3 2005. 179–184.
Redaktionsbüro Gesundheit. »Regionale Hausarztmodelle in Deutschland – Recherche des Redaktionsbüros Gesundheit bei den gesetzlichen Krankenkassen und Kassenärztlichen Vereinigungen«. Bundesministerium für Gesundheit. Stand Dezember 2007.
Sachverständigenrat für die konzertierte Aktion im Gesundheitswesen – SVR. *Bedarfsgerechtigkeit und Wirtschaftlichkeit. Band III: Über-, Unter- und Fehlversorgung*. Gutachten 2000/2001.
Szecsenyi, J., und T. Rosemann. »DMP – Besser als Regelversorgung? Die ELSID-Studie zum Vergleich von optimal umgesetzten DMP, Routine-DMP und Regelversorgung ohne DMP«. Vortrag auf der Veranstaltung »AOK im Dialog«. Berlin, 26.6.2007. www.aok-bv.de/aok/termine/dialog/index_11609.html (Download 25.7.2008).
Uebel, T., J. Barlet, J. Szecsenyi und H. D. Klimm. »Die Sinsheimer Diabetes-Studie. Versorgungsqualität von Typ-2-Diabetikern in der Hausarztpraxis«. *Diabetes aktuell für die Hausarztpraxis* 1 2005. 6–10.
Ullrich, W., U. Marschall und C. Graf. »Versorgungsmerkmale des Diabetes mellitus in Disease Management-Programmen. Ein Vergleich von in die DMP eingeschriebenen und nicht eingeschriebenen Versicherten mit Diabetes«. *Diabetes, Stoffwechsel und Herz* (16) 6 2007. 407–414.
Wagner, E. H., B. T. Austin, C. Davis, M. Hindmarsh, J. Schaefer und A. Bonomi. »Improving chronic illness care: Translating evidence into action«. *Health Affairs* (20) 6 2001. 64–78.
Zentralinstitut für die kassenärztliche Versorgung – ZI. »Welche Krankheiten sind am teuersten? Auswertung des ZI-ADT-Panels 1. Quartal 2005«. *Der Allgemeinarzt* 15 2006.

Zusammenarbeit von Haus- und Fachärzten aus Versichertenperspektive

*Hedy Kerek-Bodden, Bernd Hagen,
Adelheid Lang, Dominik von Stillfried*

Einführung

Mit der demographischen Entwicklung kommt es zu einem steigenden Anteil behandlungsbedürftiger, chronisch kranker und multimorbider Menschen, deren Behandlungsverläufe und diverse Anlässe der Inanspruchnahme des Gesundheitswesens koordiniert werden müssen (z. B. Beske et al. 2007). Gleichzeitig wird beobachtet, dass Facharztgruppen sich zunehmend in Subspezialitäten aufgliedern, weshalb gerade bei der Behandlung chronisch Kranker die Suche nach Verfahren zur Optimierung der interdisziplinären Zusammenarbeit zunehmend im Vordergrund steht (SVR 2007; Gerlach et al. 2006; Singh 2005).

Zu den Besonderheiten des deutschen Gesundheitswesens gehört aufgrund der traditionellen freien Arztwahl ein sehr hoher Freiheitsgrad für die Versicherten bei der Inanspruchnahme ambulanter Behandlungsangebote. Dies stellt hohe Anforderungen an die Versicherten, die durch die Wahl des Erstkontaktes sowie durch die (Mit-)Entscheidung über Art und Anzahl der an einer Weiterbehandlung beteiligten Ärzte über die Koordination des Behandlungsverlaufes maßgeblich mitbestimmen (Thode et al. 2005). Analysen zu schicht- und altersspezifischen Unterschieden sowohl in der Krankheitslast als auch in der Inanspruchnahme deuten darauf hin, dass bestimmte Patientengruppen dieser Anforderung in geringerem Maße gerecht werden und dadurch vorhandene Angebote weniger nutzen (Kriwy und Mielck 2006; Lampert 2005; Mielck 2000).

In der Fachdiskussion wird die Notwendigkeit einer Vorstrukturierung komplexer Behandlungsabläufe betont, um unter anderem durch Regeln der ärztlichen Zusammenarbeit die Versorgungsqualität insbesondere für chronisch Kranke zu verbessern. Dabei werden zwei unterschiedliche Prinzipien zugrunde gelegt:

- Dem Prinzip des Case Management folgend, wird ein Lotse für den Patienten gefordert. Der Patient entscheidet sich demnach für eine Hausarztpraxis als primäre Anlaufstelle, durch die insbesondere die Inanspruchnahme fachärztlicher Versorgung koordiniert wird.
- Dem Prinzip des Disease Management folgend, werden Verfahren zur Implementierung medizinischer Leitlinien in Behandlungsentscheidungen und in organisatorische Abläufe gefordert.

Beide Prinzipien sind vom Gesetzgeber in dem Bestreben aufgegriffen worden, die Zusammenarbeit zwischen Haus- und Fachärzten zu regeln, vorrangig durch die hausarztzentrierte Versorgung und die Disease-Management-Programme (DMP).[1] Durch die gesetzlichen Rahmenbedingungen sind die Krankenkassen veranlasst, ihren Versicherten die Teilnahme an einer »vorstrukturierten Versorgung« anzubieten. Die Entscheidung über eine Teilnahme bleibt jedoch bei den Versicherten. Vor diesem Hintergrund lohnt ein kritischer Blick auf die Wahrnehmung der ärztlichen Zusammenarbeit durch die Versicherten, der durch die Befragungsdaten des Gesundheitsmonitors angeboten wird.

Datenbasis und methodisches Vorgehen

Die Analyse beruht auf den zusammengefassten Daten der halbjährlichen Bevölkerungsbefragung des Gesundheitsmonitors (Güther 2008) der Jahre 2006 und 2007, in denen insgesamt sechs Fragen zur Bewertung der Zusammenarbeit zwischen Haus- und Fachärzten gestellt wurden, aus denen 16 Bewertungskriterien resultieren (Tabelle 1 als Übersicht weiter hinten im Text). Ausgewertet wurden die Antworten aller gesetzlich krankenversicherten Patienten, die nach eigenen Angaben in den letzten zwölf Monaten sowohl Haus- als auch Fachärzte in Anspruch genommen hatten. Nicht berücksichtigt wird die Gruppe derjenigen mit ausschließlicher Hausarzt- beziehungsweise Facharztinanspruchnahme.

1 Weitere thematisch verwandte Regelungsbereiche wie etwa Integrationsversorgung und Delegation von Case-Management-Aufgaben an nichtärztliche Mitarbeiter werden in diesem Beitrag ausgeklammert.

Insbesondere für Patienten in der nicht vorstrukturierten Versorgung werden die Möglichkeiten der ärztlichen Zusammenarbeit maßgeblich dadurch geprägt, ob die Initiative für die Facharztinanspruchnahme vom Arzt oder vom Patienten ausgeht. Die Befragung des Gesundheitsmonitors erlaubt – bezogen auf den letzten Facharztkontakt – die Unterscheidung, ob der Patient
1. auf Initiative des behandelnden Arztes überwiesen wurde (arztinitiierte Überweisung) oder
2. den behandelnden Arzt selbst um eine Überweisung gebeten hat (patienteninitiierte Überweisung) oder
3. ohne Überweisung direkt zum Facharzt gegangen ist.

Während bei einer ärztlich initiierten Überweisung sowohl bei Arzt und Patient ein hohes Interesse an einer guten Zusammenarbeit zwischen Haus- und Facharzt unterstellt werden kann, werden die Möglichkeiten ärztlicher Kooperation in den anderen Fällen durch das Patientenverhalten bestimmt, wobei Konstellationen denkbar sind, in denen das Interesse des Patienten an ärztlicher Kooperation gering beziehungsweise insbesondere im Fall der Direktinanspruchnahme eine Kooperation nicht gewünscht ist.[2] Diese durchaus sehr unterschiedlichen Voraussetzungen für die ärztliche Zusammenarbeit sind bei der Analyse der Bewertungen dieser Zusammenarbeit durch die Patienten als erklärende Variablen mit zu berücksichtigen.

Anhand der Befragungsdaten untersuchen wir die Wahrnehmung der ärztlichen Kooperation aus der Perspektive der Versicherten und prüfen die folgenden Hypothesen:
– Hypothese 1: Patienten, die an einer vorstrukturierten Versorgung teilnehmen, bewerten die ärztliche Zusammenarbeit systematisch besser als Patienten in der nicht vorstrukturierten Versorgung.
– Hypothese 2: Patienten, die einen Facharzt aufgrund einer vom (Haus-)Arzt veranlassten Überweisung in Anspruch nehmen, bewerten die ärztliche Zusammenarbeit systematisch besser als Patienten mit selbst initiierter Facharztinanspruchnahme.
– Hypothese 3: Die Merkmale Alter, Geschlecht, Gesundheitszustand und sozialer Status erklären die interindividuellen Unterschiede in der Bewertung der ärztlichen Zusammenarbeit.

---

[2] Allerdings liefert die Befragung keine Informationen über den Zugangsweg zum Hausarzt. So könnten Patienten einen Facharzt auch direkt aufgesucht und dort um eine Überweisung zum Hausarzt gebeten haben.

Hypothese 1 prüft, ob die mit der gesetzlichen Förderung der vorstrukturierten Versorgung verbundene politische Erwartung an eine verbesserte ärztliche Zusammenarbeit durch die Wahrnehmung der Bevölkerung bestätigt wird. Hypothese 2 untersucht, ob die durch die Initiierung der fachärztlichen Inanspruchnahme gegebenen Voraussetzungen der ärztlichen Kooperation – insbesondere außerhalb der strukturierten Versorgung – eine Auswirkung auf die Bewertung der ärztlichen Zusammenarbeit haben. Hypothese 3 dient der Kontrolle, wie stark die Einflüsse der in den Hypothesen 1 und 2 genannten Maßnahmen der ärztlichen Zusammenarbeit sind. Wenn soziodemographische Merkmale wie Alter, Geschlecht, Gesundheitszustand und sozialer Status die Bewertung der ärztlichen Zusammenarbeit dominieren, bleibt der für die Patienten spürbare Beitrag der vorstrukturierten Versorgung oder der ärztlich initiierten Überweisung zu einer guten ärztlichen Zusammenarbeit begrenzt.

Zur Überprüfung der Hypothesen wird zunächst im Hinblick auf Hypothese 1 eine univariate Analyse durchgeführt. Zur Prüfung der Gewichtung der drei Hypothesen wird ein logistisches Regressionsmodell erstellt, das Unterschiede in der Bewertung durch die unabhängigen Variablen (Prädiktoren) strukturierte beziehungsweise nicht strukturierte Versorgung sowie arztinitiierte Facharztinanspruchnahme beziehungsweise patienteninitiierte Facharztinanspruchnahme erklärt.

Als abhängige Variablen werden die Antworten der Befragten auf die insgesamt 16 Bewertungskriterien des Gesundheitsmonitors herangezogen, in denen die Versicherten die Zusammenarbeit zwischen Haus- und Fachärzten anhand mehrerer Dimensionen beurteilen sollten (siehe dazu Tabelle 1). Die Hälfte der Bewertungskriterien erfasst den Gesamteindruck über die vergangenen zwölf Monate. Konkret sind dies die Fragen nach der Wartezeit auf einen Behandlungstermin, auf einen Untersuchungsbefund, auf die Besprechung der Ergebnisse sowie die Fragen nach Doppeluntersuchungen, übereinstimmenden Befunden, Therapien und Prognosen und nach den an der Behandlung beteiligten Ärzten (Fragen 5a bis 5h). Die übrigen Fragen beziehen sich auf den letzten Facharztkontakt. Die Antworten werden für die Zwecke dieser Analyse jeweils einer von drei Kategorien zugeordnet:
– positive/eher positive Bewertung,
– teils-teils beziehungsweise »weiß nicht« und
– eher negative/negative Bewertung.

Tabelle 1: Fragen der Bewertung

Frage	Originalfragestellung gemäß Fragebogen (Befragung Herbst 2007)	gewählte Abkürzung für den vorliegenden Beitrag
Frage 1	Fand die Überweisung vom Hausarzt zum Facharzt Ihrer Meinung nach rechtzeitig, zu früh oder zu spät statt?	Zeitpunkt Überweisung
Frage 2	Denken Sie bitte an das letzte Mal, als Ihr Hausarzt Sie an einen anderen Arzt überwiesen hat: Hat Ihr Hausarzt Ihnen klar und deutlich erklärt, warum Sie überwiesen werden?	Erklärung der Überweisung durch Hausarzt
Frage 3	Als Sie den Facharzt, an den Sie überwiesen wurden, zum ersten Mal aufsuchten: Hatte er Ihrer Meinung nach alle notwendigen Informationen über Sie persönlich und über Ihren Gesundheitszustand und die Art Ihrer Behandlung?	Informiertheit des Facharztes bei der ersten Konsultation
Wenn Sie den Überweisungsvorgang im Nachhinein beurteilen, wie stark treffen die folgenden Aussagen zu?		
Frage 4a	Der Facharzt war durch den Hausarzt gut informiert worden, was er mit mir machen soll.	Facharzt durch Hausarzt gut informiert
Frage 4b	Mein Hausarzt hat wichtige Informationen erhalten.	Informiertheit Hausarzt
Frage 4c	Mein Hausarzt hätte mich besser auf die Überweisung vorbereiten sollen.	bessere Vorbereitung des Patienten durch Hausarzt
Frage 4d	Die Überweisung war überflüssig.	Überweisung angemessen
Traten in der Zusammenarbeit zwischen verschiedenen Ärzten irgendwelche der folgenden Probleme auf?		
Frage 5a	Es hat lange gedauert, bis ich bei allen beteiligten Ärzten Untersuchungs- beziehungsweise Behandlungstermine erhalten habe.	Wartezeit Behandlungstermin
Frage 5b	Es hat lange gedauert, bis der mich hauptsächlich behandelnde Arzt die Untersuchungsergebnisse und Behandlungsvorschläge des anderen Arztes/der anderen Ärzte erhalten hat.	Wartezeit Untersuchungsbefund
Frage 5c	Es hat lange gedauert, bis der mich hauptsächlich behandelnde Arzt die Untersuchungsergebnisse und Behandlungsvorschläge des anderen Arztes/der anderen Ärzte mit mir besprochen hat.	Wartezeit Besprechung Ergebnisse
Frage 5d	Es gab Doppeluntersuchungen.	angemessene Doppeluntersuchungen
Frage 5e	Mir wurden widersprüchliche Untersuchungsergebnisse mitgeteilt.	übereinstimmende Befunde

Frage	Originalfragestellung gemäß Fragebogen (Befragung Herbst 2007)	gewählte Abkürzung für den vorliegenden Beitrag
Traten in der Zusammenarbeit zwischen verschiedenen Ärzten irgendwelche der folgenden Probleme auf? (Fortsetzung)		
Frage 5f	Mir wurden widersprüchliche Behandlungsvorschläge gemacht.	übereinstimmende Therapievorschläge
Frage 5g	Mir wurden widersprüchliche Informationen zu den Heilungsaussichten gegeben.	übereinstimmende Prognosen
Frage 5h	Ich habe nicht immer verstanden, warum die verschiedenen Ärzte an meiner Untersuchung oder Behandlung beteiligt waren.	Verständnis: warum verschiedene Ärzte?
Frage 6	Als Sie das letzte Mal bei einem Facharzt einen Sprechstundentermin ausgemacht haben, bei dem Sie auch den Arzt sprechen wollten, wie viele Tage mussten Sie da auf den Termin warten? Haben Sie diese Wartezeiten empfunden als …?	Wartezeit Terminvergabe (letzte Facharzt-Konsultation)

Die Antworten der mittleren, unentschiedenen Gruppe werden in der univariaten Analyse und im Regressionsmodell nicht berücksichtigt.

Die Bedeutung der vermuteten Einflussgrößen (Alter, Geschlecht, sozioökonomischer Status[3], Gesundheitszustand) wird kontrolliert, indem diese Merkmale als Kovariaten[4] mitgeführt werden.

Ergebnisse

Die Befragungsergebnisse des Gesundheitsmonitors liegen für insgesamt 6.164 Personen im Alter zwischen 18 und 79 Jahren vor. Darunter sind 5.156 (84 %) gesetzlich Krankenversicherte. Von diesen Versicherten hat etwa jeder Sechste (15 %) in den letzten zwölf Monaten keinen Arzt in Anspruch genommen beziehungsweise keine Angaben dazu gemacht. Unter denjenigen, die einen Arzt in Anspruch genommen haben, waren rund zwei Prozent ausschließlich bei Fachärzten, 26 Prozent ausschließlich bei Hausärzten, 72 Prozent sowohl

---

[3] Als Schichtindex für den Sozioökonomischen Status (SES) wird der vom Zentrum für Sozialpolitik (ZeS) für den Gesundheitsmonitor entwickelte Index verwendet (siehe Helmert und Buitkamp 2008).

[4] Jeweilige Referenz- bzw. Vergleichsgröße: bis 29-jährige Patienten, männliche Patienten, Angehörige der Unterschicht (SES) und Patienten, die sich als gesund bezeichnet haben (nicht akut leicht bzw. nicht chronisch krank).

Tabelle 2: GKV-Patienten mit Haus- und Facharztkontakten in den letzten zwölf Monaten

	Gesamt[1]	nicht strukturierte Versorgung	strukturierte Versorgung	Chi²-Wert[2]	Signifikanz (p-Wert, zweiseitig)[3]
Geschlecht	n = 3.152	n = 2.393	n = 759		
männlich	43,6	42,8	46,0		
weiblich	56,4	57,2	54,0	2,32	n. s.
Altersgruppen	n = 3.153	n = 2.394	n = 759		
bis 29-Jährige	14,7	16,9	7,8		
30- bis 49-Jährige	36,2	40,6	22,4		
50- bis 69-Jährige	35,5	31,7	47,4		
70- bis 79-Jährige	13,6	10,8	22,4	181,74	***
Durchschnittsalter	49,3 (±16,4)	47,1 (±16,2)	56,4 (±15,0)		
sozioökonomischer Status	n = 2.791	n = 2.120	n = 671		
Unterschicht	23,8	23,9	23,2		
Mittelschicht	61,1	60,4	63,0		
Oberschicht	15,2	15,7	13,7	1,94	n. s.
Überweisung	n = 3.075	n = 2.349	n = 726		
arztinitiiert	73,4	70,5	82,6		
patienteninitiiert	8,2	7,3	11,2		
direkt zum Facharzt	18,4	22,2	6,2	98,20	***
Facharztinanspruchnahme	n = 3.075	n = 2.349	n = 726		
arztinitiiert	73,4	70,5	82,6		
patienteninitiiert	26,6	29,5	17,4	41,61	***
Gesundheitszustand	n = 3.153	n = 2.394	n = 759		
gesund, ohne Probleme	37,5	41,0	26,4	52,91	***
akut leicht erkrankt	32,2	33,3	28,6	6,08	*
akut schwer erkrankt	2,4	2,0	4,0	9,57	**
chronisch krank	31,8	26,6	48,2	123,36	***

1 Angaben in Prozent
2 Chi² nach Pearson für Unterschiede zwischen nicht strukturierter und strukturierter Versorgung
3 * p ≤ 0,05; ** p ≤ 0,01; *** p ≤ 0,001; n. s. = nicht signifikant

bei Haus- und Fachärzten in Behandlung. Diese dritte Gruppe umfasst 3.153 Versicherte; sie bildet die Grundgesamtheit für die folgenden Analysen.

Etwa jeder vierte Patient (24 %) der Grundgesamtheit nimmt an einem Hausarztmodell oder an einem Disease-Management-Programm (DMP) teil (vergleiche Tabelle 2) und wird der strukturierten Versorgung zugerechnet. Für die Mehrheit der Patienten (76 %) ist die ärztliche Versorgung demnach nicht durch Teilnahme an einem Programm (vor-)strukturiert.

Im Vergleich mit Abrechnungsdaten der Kassenärztlichen Bundesvereinigung (das sind 16,3 Millionen Patienten im Alter zwischen 18 und 79 Jahren von vier Kassenärztlichen Vereinigungen) des Kalenderjahres 2006 zeigt die Datengrundlage des Gesundheitsmonitors einen deutlich höheren Anteil der Patienten mit Inanspruchnahme von Haus- und Fachärzten (Gesundheitsmonitor: 72 % gegenüber Abrechnungsdaten: 56 %). Im Vergleich mit der Patientengruppe mit Inanspruchnahme von Haus- und Fachärzten (9,1 Millionen Patienten) zeigen die Daten des Gesundheitsmonitors (Grundgesamtheit von 3.153 Versicherten) bei einem leicht erhöhten Durchschnittsalter (Gesundheitsmonitor: 49,3 Jahre gegenüber Abrechnungsdaten: 49,0 Jahre) tendenziell einen höheren Anteil von Patienten mit direkter Facharztinanspruchnahme ohne Überweisung (Gesundheitsmonitor: 18 % gegenüber Abrechnungsdaten: 8 %) sowie einen höheren Anteil von DMP-Patienten (Gesundheitsmonitor: 10 % gegenüber Abrechnungsdaten: 6 %). Dies erlaubt den Schluss, dass die kleineren, für diesen Beitrag aber wichtigen Untergruppen der Patienten in der strukturierten Versorgung und mit patienteninitiierter Inanspruchnahme in der Befragung des Gesundheitsmonitors mindestens der Inanspruchnahmesituation entsprechend repräsentiert sind.[5]

---

5 Ein exakter Vergleich der Datengrundlagen wird dadurch erschwert, dass in den pseudonymisierten Abrechnungsdaten ein gesicherter Versichertenbezug nicht besteht, da jeder Austausch der Krankenversichertenkarte, etwa durch den Wechsel der Krankenkasse, die Vergabe eines neuen Patientenpseudonyms auslöst (vgl. Stillfried und Ryll 2004).

Die Bewertung der ärztlichen Zusammenarbeit durch Patienten in der nicht strukturierten Versorgung

Von den Befragten in der nicht strukturierten Versorgung gaben 71 Prozent (n = 1.657) an, dass die letzte Überweisung zum Facharzt auf Initiative eines Haus- oder Facharztes erfolgte; auf eigene Initiative erhielten lediglich sieben Prozent (n = 171) der Patienten eine Überweisung. Ohne Überweisung sind 22 Prozent (n = 521) der Patienten direkt zum Facharzt gegangen (vergleiche Tabelle 2).

Aufgrund der geringen Fallzahlen innerhalb der Teilmenge der patienteninitiierten Überweisung werden die folgenden zwei Untergruppen gebildet: arztinitiierte Facharztinanspruchnahme (71 Prozent, n = 1.657) und patienteninitiierte Facharztinanspruchnahme (30 Prozent, n = 692). In der Untergruppe der Patienten mit arztinitiierter Inanspruchnahme (letzter Facharztkontakt nach Überweisung ihres Hausarztes oder eines Facharztes) bewerten mehr als 90 Prozent der Befragten die ärztliche Zusammenarbeit positiv im Hinblick auf die Fragen, ob die Überweisung vom Hausarzt zum Facharzt rechtzeitig stattfand (Frage 1) und ob diese notwendig war (Frage 4d), sowie danach, ob ihnen übereinstimmende Befunde mitgeteilt worden sind (Frage 5e).

Die höchsten Anteile negativer Beurteilungen werden für Wartezeiten abgegeben. Dies betrifft mit rund 37 Prozent die Wartezeit bei der Terminvergabe für die letzte Facharzt-Konsultation (Frage 6) und mit rund 28 Prozent die Wartezeiten auf Behandlungstermine in den letzten zwölf Monaten (Frage 5a). Rund 24 Prozent geben eine negative Beurteilung darüber ab, wie der Facharzt durch den Hausarzt informiert worden war (Frage 4a) (vgl. Abbildung 1).

Von Patienten in der Gruppe selbst initiierter Inanspruchnahme (die in ihrer Haus- oder Facharztpraxis um eine Überweisung zum Facharzt gebeten haben oder die direkt, das bedeutet ohne Überweisung, zum Facharzt gegangen sind) erhält die ärztliche Zusammenarbeit die höchsten Anteile positiver Beurteilungen für die Angemessenheit der Überweisung (Frage 4d), die 89 Prozent positiv bewerten. Rund 86 Prozent bewerten positiv, von den konsultierten Ärzten übereinstimmende Therapievorschläge erhalten zu haben (Frage 5f); ein gleicher Anteil war der Auffassung, dass der Hausarzt sie ausreichend auf die Überweisung vorbereitet hatte (Frage 4c) (vgl. Abbildung 2).

Abbildung 1: Bewertung von Patienten mit arztinitiierter Überweisung (Facharztinanspruchnahme) nach Art der Versorgung (strukturiert/nicht strukturiert)

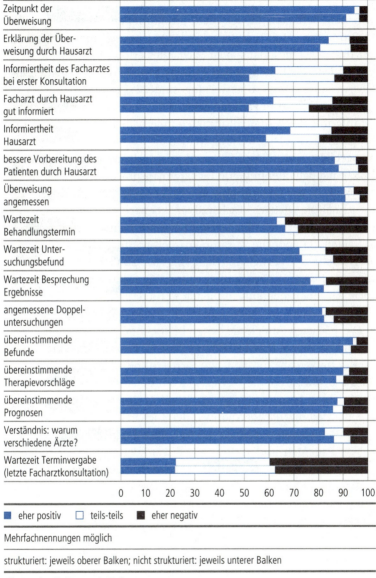

■ eher positiv □ teils-teils ■ eher negativ

Mehrfachnennungen möglich

strukturiert: jeweils oberer Balken; nicht strukturiert: jeweils unterer Balken

Alle Angaben in Prozent der Befragten

Abbildung 2: Bewertung von Patienten mit patienteninitiierter Facharztinanspruchnahme nach Art der Versorgung (strukturiert/nicht strukturiert)

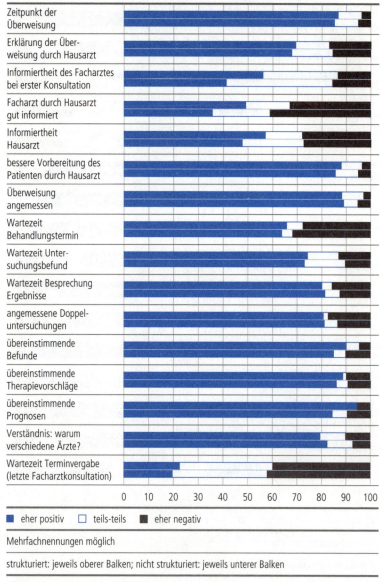

Die höchste negative Bewertung geben auch sie (rund 42 Prozent der Befragten) für die Wartezeit bei der Terminvergabe für die letzte Facharzt-Konsultation (Frage 6). Kritik erhält von 41 Prozent der Befragten die Information des Facharztes durch den Hausarzt (Frage 4a) und von rund 32 Prozent die Wartezeit auf Behandlungstermine in den letzten zwölf Monaten (Frage 5a).

In der nicht strukturierten Versorgung scheint die arztinitiierte Überweisung eine durchweg positivere Einschätzung der Zusammenarbeit zu bedingen. Inwieweit dieser rein deskriptive Befund statistisch bedeutsam ist, muss im Folgenden weiter geprüft werden.

Die Wahrscheinlichkeit einer positiven Bewertung bei Teilnahme an strukturierter Versorgung

Die Patientengruppe in der strukturierten Versorgung unterscheidet sich im Zugang zum Facharzt und nach Alter, Geschlecht, Gesundheitszustand und sozioökonomischem Status von derjenigen in der nicht strukturierten Versorgung (vgl. Tabelle 2). Die Patienten in der strukturierten Versorgung sind im Durchschnitt etwa zehn Jahre älter. Erhöht sind auch der Anteil der Männer (46 % gegenüber 43 %) sowie der Anteil der Patienten, die der Mittelschicht angehören (63 % gegenüber 60 %). Der Anteil der arztinitiierten Facharztinanspruchnahme (83 %) ist erwartungsgemäß deutlich höher als in der nicht strukturierten Versorgung (71 %). Mit Ausnahme der Geschlechterverteilung und des sozioökonomischen Status sind die Unterschiede signifikant.

Auf Basis einer univariaten Analyse zeigt sich eine insgesamt positivere Bewertung der Zusammenarbeit (odds ratio > 1) durch Patienten in der strukturierten Versorgung im Vergleich zu Patienten in der nicht strukturierten Versorgung. Es können jedoch nur fünf signifikante Unterschiede unter den 16 analysierten Bewertungsfragen gefunden werden (siehe dazu Tabelle 3).

Strukturiert versorgte Patienten kommen demnach zu einer signifikant positiveren Bewertung für die Informiertheit des Facharztes bei der Erstkonsultation (Frage 3). Diese weist ein entsprechendes odds ratio von 1,7 auf. Ebenso signifikant sind die positiven Bewertungen der Information des Facharztes durch den Hausarzt (Frage 4a) mit einem odds ratio von 2,0 sowie die Informiertheit des Hausarztes

Tabelle 3: Wahrscheinlichkeit einer positiven Bewertung von GKV-Patienten bei Teilnahme an strukturierter Versorgung (univariate Analyse)

	n	Odds ratio[1]	95-Prozent-Konfidenz-intervall	Signifikanz[2]
Zeitpunkt Überweisung	2.291	1,1	0,7–1,9	
Erklärung der Überweisung durch Hausarzt	2.531	1,1	0,8–1,5	
Informiertheit des Facharztes bei erster Konsultation	1.907	1,7	1,3–2,2	***
Facharzt durch Hausarzt gut informiert	1.175	2,0	1,5–2,6	***
Informiertheit Hausarzt	1.205	1,6	1,2–2,2	**
bessere Vorbereitung des Patienten durch Hausarzt	1.380	1,0	0,6–1,8	
Überweisung angemessen	1.432	0,8	0,4–1,4	
Wartezeit Behandlungstermin	1.233	0,8	0,6–1,1	
Wartezeit Untersuchungsbefund	1.101	0,8	0,5–1,1	
Wartezeit Besprechung Ergebnisse	1.176	0,6	0,4–0,9	*
angemessene Doppeluntersuchungen	1.195	0,8	0,6–1,1	
übereinstimmende Befunde	1.200	1,8	1,0–3,2	*
übereinstimmende Therapievorschläge	1.193	1,3	0,8–2,1	
übereinstimmende Prognosen	1.173	1,1	0,7–1,8	
Verständnis: warum verschiedene Ärzte?	1.138	0,6	0,4–1,0	
Wartezeit Terminvergabe (letzte Facharzt-Konsultation)	969	1,0	0,7–1,3	

1 Odds ratio > 1, wenn eine positive Bewertung der Fragen bei Teilnahme an »strukturierter Versorgung« häufiger auftritt als bei »nicht strukturierter Versorgung«
2 Signifikanz der odds ratios bei zweiseitigem Testen: * p ≤ 0,05; ** p ≤ 0,01; *** p ≤ 0,001

(Frage 4b) mit einem odds ratio von 1,6 und die Kohärenz der mitgeteilten Befunde (Frage 5e) mit einem odds ratio von 1,8. Signifikant schlecht fällt die Bewertung der Wartezeit für Besprechungstermine in den letzten zwölf Monaten zur Beratung der Befunde anderer Ärzte (Frage 5c) aus. Patienten in der nicht strukturierten Versorgung bewerten diese um das 1,7-Fache positiver (odds ratio 0,6).[6]

Test der Hypothesen unter Berücksichtigung weiterer Einflussfaktoren

Im Folgenden wird der Frage nachgegangen, in welchem Maße die Unterschiede in der Bewertung der ärztlichen Zusammenarbeit durch die Patienten auf die Versorgungsstruktur, auf die Art des gewählten Facharztzugangs (arztinitiierte gegenüber patienteninitiierte Facharztinanspruchnahme) oder auf weitere Einflussfaktoren wie Alter, Geschlecht, sozioökonomischer Status oder Gesundheitszustand zurückzuführen sind.

Obwohl von Patienten in der strukturierten Versorgung eine positivere Bewertung (odds ratio > 1) der ärztlichen Kooperation in diesem Modell bei sieben von allen 16 Bewertungskriterien vorliegt, erweist sich die Teilnahme an der strukturierten Versorgung nur als ein schwacher Prädiktor für eine positive Bewertung der ärztlichen Kooperation. Lediglich die Frage nach dem Informationsfluss vom Hausarzt zum Facharzt zeigt eine statistisch signifikante bessere Bewertung durch Patienten in der strukturierten Versorgung (Frage 4a, Tabelle 4). Signifikant ist allerdings auch die negative Bewertung der Wartezeit bis zur Besprechung der Befunde und Behandlungsvorschläge anderer Ärzte durch die strukturiert versorgten Patienten (Frage 5c). Somit muss die Hypothese, dass die Teilnahme an der strukturierten Versorgung generell zu einer besseren Einschätzung der ärztlichen Kooperation führt, auf Basis des vorliegenden Materials zurückgewiesen werden.

Die Frage des gewählten Zugangs wirkt sich offensichtlich stärker auf die Bewertung der ärztlichen Kooperation aus. Die arztinduzierte Überweisung begründet eine bessere Bewertung der Kooperation bei insgesamt 14 Kriterien, wobei das Ergebnis für fünf Kriterien statistisch signifikant ist. Dies gilt insbesondere für den Informationsfluss

---

6 Für OR < 1 gilt 1/OR für die bessere Lesbarkeit, das heißt 1/0,6 = 1,7.

vom Hausarzt zum Facharzt und umgekehrt. Somit kann die Hypothese von der Bedeutung der arztinitiierten Überweisung nicht zurückgewiesen werden. Die Kooperation auf Basis ärztlich veranlasster Überweisungen scheint sogar ein maßgeblicher Prädiktor einer positiven Bewertung der Kooperation zu sein.

Unabhängig von diesen zentralen Prädiktoren zeigen sich einige signifikante Befunde bei den Kovariablen. Die Patienten bewerten die Kooperation umso negativer, je älter sie sind. Auch der Zeitpunkt der Überweisung, die Informiertheit der Fach- und Hausärzte sowie die Kohärenz von Befunden und Prognosen werden von älteren Patienten zum Teil hoch signifikant negativer bewertet.

Die aufgrund des hohen Anteils von Negativbewertungen als zentrale Frage erkannte Wartezeit auf Termine (Frage 6) wird von Patienten, die sich als gesund bezeichnen, im Gegensatz zu chronisch Kranken und akut leicht Erkrankten positiver (das bedeutet als angemessen) beurteilt. Alter und Schichtzugehörigkeit des Patienten spielen dagegen keine Rolle.

Bei einigen Fragen zeigen sich geschlechts- oder sozialschichtabhängige Einflüsse auf die Bewertung der Zusammenarbeit. Die Erklärung der Überweisung und die Informiertheit von Fach- und Hausärzten schätzen Männer positiver ein, negativer hingegen bewerten sie Doppeluntersuchungen und die Notwendigkeit der Inanspruchnahme mehrerer Ärzte. Schichtspezifische Unterschiede zeigen sich beispielsweise auch bei der Bewertung der Erklärung der Überweisung.

Somit kann die in Hypothese 3 formulierte Annahme, dass die Merkmale Alter, Geschlecht und sozialer Status die interindividuellen Unterschiede in der Bewertung der ärztlichen Zusammenarbeit erklären, nicht zurückgewiesen werden. Vielmehr werden für zwölf von 16 Bewertungsfragen diesbezüglich signifikante Unterschiede gefunden.

Tabelle 4: Wahrscheinlichkeit einer positiven Bewertung von GKV-Patienten bei Teilnahme an strukturierter Versorgung beziehungsweise arztinitiierter Facharztinanspruchnahme (multivariate Analyse)

	Odds ratio[1]	95-Prozent-Konfidenzintervall	Signifikanz[2]
Zeitpunkt Überweisung			
Teilnahme an strukturierter Versorgung	1,0	0,5–1,7	
arztinitiierte Facharztinanspruchnahme	1,7	0,8–3,3	
30- bis 49-Jährige	0,4	0,2–0,7	**
50- bis 69-Jährige	0,3	0,1–0,5	***
70- bis 79-Jährige	0,1	0,0–0,4	***
Erklärung der Überweisung durch den Hausarzt			
Teilnahme an strukturierter Versorgung	0,9	0,6–1,3	
arztinitiierte Facharztinanspruchnahme	3,0	2,2–4,1	***
männlich	1,5	1,1–2,1	**
Oberschicht	1,7	1,1–2,7	*
Informiertheit des Facharztes bei erster Konsultation			
Teilnahme an strukturierter Versorgung	1,3	1,0–1,8	
arztinitiierte Facharztinanspruchnahme	1,5	1,1–2,0	**
50- bis 69-Jährige	0,4	0,3–0,6	***
70- bis 79-Jährige	0,2	0,1–0,4	***
Facharzt durch Hausarzt gut informiert			
Teilnahme an strukturierter Versorgung	1,6	1,2–2,3	**
arztinitiierte Facharztinanspruchnahme	2,7	2,0–3,6	***
männlich	1,5	1,1–2,0	**
70- bis 79-Jährige	0,5	0,3–0,9	*
Informiertheit Hausarzt			
Teilnahme an strukturierter Versorgung	1,1	0,8–1,6	
arztinitiierte Facharztinanspruchnahme	1,6	1,2–2,2	**

	Odds ratio[1]	95-Prozent-Konfidenzintervall	Signifikanz[2]
Informiertheit Hausarzt (Fortsetzung)			
männlich	1,9	1,4–2,6	***
70- bis 79-Jährige	0,5	0,3–0,9	*
bessere Vorbereitung des Patienten durch Hausarzt			
Teilnahme an strukturierter Versorgung	0,7	0,3–1,3	
arztinitiierte Facharztinanspruchnahme	1,9	1,1–3,6	*
Mittelschicht	0,3	0,2–0,6	***
Überweisung angemessen			
Teilnahme an strukturierter Versorgung	0,5	0,3–1,1	
arztinitiierte Facharztinanspruchnahme	1,2	0,7–2,3	
30- bis 49-Jährige	0,4	0,2–1,0	*
Mittelschicht	0,4	0,2–0,7	**
nicht chronisch erkrankt	0,4	0,2–1,0	*
Wartezeit Behandlungstermin			
Teilnahme an strukturierter Versorgung	0,8	0,6–1,2	
arztinitiierte Facharztinanspruchnahme	1,1	0,8–1,6	
Wartezeit Untersuchungsbefund			
Teilnahme an strukturierter Versorgung	0,8	0,5–1,2	
arztinitiierte Facharztinanspruchnahme	0,8	0,5–1,2	
nicht chronisch erkrankt	1,8	1,2–2,6	**
Wartezeit Besprechung Ergebnisse			
Teilnahme an strukturierter Versorgung	0,6	0,4–0,9	*
arztinitiierte Facharztinanspruchnahme	1,1	0,7–1,8	
nicht akut leicht erkrankt	1,8	1,2–2,8	**
nicht chronisch erkrankt	1,9	1,2–2,9	**
angemessene Doppeluntersuchungen			
Teilnahme an strukturierter Versorgung	0,9	0,6–1,4	
arztinitiierte Facharztinanspruchnahme	1,1	0,7–1,6	

	Odds ratio[1]	95-Prozent-Konfidenzintervall	Signifikanz[2]
angemessene Doppeluntersuchungen (Fortsetzung)			
männlich	0,6	0,4–0,8	**
50- bis 69-Jährige	0,5	0,3–1,0	*
nicht chronisch erkrankt	1,6	1,1–2,4	*
übereinstimmende Befunde			
Teilnahme an strukturierter Versorgung	1,4	0,7–2,7	
arztinitiierte Facharztinanspruchnahme	1,6	0,9–2,7	
30- bis 49-Jährige	0,4	0,2–0,7	**
50- bis 69-Jährige	0,3	0,1–0,5	***
70- bis 79-Jährige	0,2	0,1–0,6	**
übereinstimmende Therapievorschläge			
Teilnahme an strukturierter Versorgung	1,3	0,7–2,3	
arztinitiierte Facharztinanspruchnahme	1,2	0,7–2,0	
50- bis 69-Jährige	0,4	0,2–0,8	**
nicht akut leicht erkrankt	1,6	1,0–2,7	*
übereinstimmende Prognosen			
Teilnahme an strukturierter Versorgung	1,3	0,7–2,2	
arztinitiierte Facharztinanspruchnahme	1,0	0,6–1,6	
30- bis 49-Jährige	0,5	0,3–1,0	*
50- bis 69-Jährige	0,4	0,2–0,7	**
70- bis 79-Jährige	0,3	0,1–0,7	**
Verständnis: warum verschiedene Ärzte?			
Teilnahme an strukturierter Versorgung	0,7	0,4–1,2	
arztinitiierte Facharztinanspruchnahme	1,2	0,7–2,1	
männlich	0,5	0,3–0,9	**
Oberschicht	0,4	0,2–1,0	*
Wartezeit Terminvergabe (letzte Facharzt-Konsultation)			
Teilnahme an strukturierter Versorgung	1,1	0,8–1,6	
arztinitiierte Facharztinanspruchnahme	1,3	0,9–1,7	

	Odds ratio[1]	95-Prozent-Konfidenzintervall	Signifikanz[2]
Wartezeit Terminvergabe (letzte Facharzt-Konsultation) (Fortsetzung)			
nicht akut leicht erkrankt	1,5	1,1–2,1	*
nicht chronisch erkrankt	1,6	1,1–2,3	**

1 Odds ratio adjustiert für die Effekte der Prädiktoren beziehungsweise Kovariaten: Teilnahme an der strukturierten Versorgung, arztinitiierte Facharztinanspruchnahme, Geschlecht, Alter, sozioökonomischer Status (Sozialschichtindex, drei Klassen), Gesundheitszustand (nicht akut leicht erkrankt beziehungsweise nicht chronisch erkrankt). Odds ratio > 1, wenn eine positive Bewertung der Fragen zum Beispiel bei Teilnahme an strukturierter Versorgung häufiger auftritt als bei nicht strukturierter Versorgung oder wenn eine positive Bewertung der Fragen bei arztinitiierter Facharztinanspruchnahme häufiger auftritt als bei patienteninitiierter Facharztinanspruchnahme.
Es werden lediglich die jeweils signifikanten Kovariaten ausgewiesen. Die jeweilige Referenz- oder Vergleichsgruppe ist: männliche Patienten, bis 29-jährige Patienten, Angehörige der Unterschicht und nicht akut leicht/chronisch Erkrankte.
2 Signifikanz der OR bei zweiseitigem Testen: * $p \leq 0{,}05$; ** $p \leq 0{,}01$; *** $p \leq 0{,}001$

Diskussion und Ausblick

Der vorliegende Beitrag ist auf die Bewertung der ärztlichen Zusammenarbeit aus Sicht des Patienten fokussiert. Grundlage bilden die 16 Bewertungsfragen des Gesundheitsmonitors, mit denen der Patient das zu reflektieren und zu beurteilen vermag, was er subjektiv erlebt und in puncto Kommunikation und Koordination der ärztlichen Zusammenarbeit wahrgenommen hat. Dadurch wird nachvollziehbar, dass ausgeprägte (negative) Bewertungen insbesondere hinsichtlich der erlebten Wartezeiten und der Selbstdarstellung der konsultierten Ärzte (Informiertheit) vorliegen. Dieses findet seinen Niederschlag ebenfalls in den hohen Anteilen der unentschiedenen Patientenbewertung (Antwortkategorie »teils-teils«) bei anderen Fragen. Dieser Fokus auf unmittelbar erlebbare Merkmale ist ein bekanntes Phänomen in der Qualitätsbewertung komplexer medizinischer Leistungen durch Patienten (Brinkmann, Jung und Pfaff 2007; Geraedts 2006; Schaeffer 2006), dem beispielsweise durch Befragung aller beteiligten Akteure zur Qualität der Interaktion (beispielsweise Rosemann et al. 2006) partiell abgeholfen werden kann, um auch Aspekte der ärztlichen Zusammenarbeit bewerten zu können, die der Patient nur teilweise oder gar nicht zu Gesicht bekommt.

Ob ein Patient an der strukturierten Versorgung teilnimmt oder nicht, erweist sich in der vorliegenden Analyse von untergeordneter Bedeutung. Weitreichende politische Schlussfolgerungen sollten auf dieser Basis jedoch noch nicht gezogen werden. Dieses Ergebnis der multivariaten Analyse sollte aus folgenden Erwägungen mit Vorsicht interpretiert und zum Anlass weiterer Studien genommen werden. In einer repräsentativen Bevölkerungs- oder Versichertenstichprobe, wie sie mit dem Gesundheitsmonitor gegeben ist, ist die Mehrheit der Patienten vergleichsweise gesund (Stillfried und Ryll 2005). Deren Bedürfnisse unterscheiden sich von denen schwer oder chronisch Kranker. Patientengruppen, die von einer strukturierten Versorgung potenziell Vorteile erwarten dürfen, wie beispielsweise die schwerer erkrankten, teils multimorbiden Patienten, die sich vorzugsweise in DMP einschreiben (Egidi und Werner 2002; Ullrich, Marschall und Graf 2007), sind in einer Bevölkerungsbefragung naturgemäß in der Minderheit. Durch den Vergleich mit Abrechnungsdaten konnte gezeigt werden, dass insbesondere DMP-Patienten in der hier analysierten Grundgesamtheit gegenüber einer Vergleichsdatenbasis aus Abrechnungsdaten der vertragsärztlichen Versorgung eher stärker vertreten sind. Sie sind jedoch nicht in ausreichender Zahl repräsentiert, um etwa die Bewertungen der DMP-Teilnehmer mit den Bewertungen von Patienten mit gleicher Diagnose (DMP-fähige Patienten) statistisch belastbar zu vergleichen. Hierfür wäre jeweils eine Zahl von mehreren Hundert Patienten in jeder Gruppe (DMP-Teilnehmer gegenüber DMP-fähigen Patienten ohne Teilnahme) notwendig. Eine Untersuchung auf Basis einer ausreichend großen Stichprobe von Patienten speziell dieser Subgruppen könnte deshalb unter Umständen zu anderen Ergebnissen kommen. Das Ergebnis sollte daher als Anregung für weitere subgruppenspezifische Forschungsvorhaben verstanden werden.

Generell bewerten Patienten mit einer arztinitiierten Überweisung die ärztliche Zusammenarbeit positiver. Auch Patienten in der nicht strukturierten Versorgung stellen der ärztlichen Kommunikation ein besseres Zeugnis aus, wenn die Facharztinanspruchnahme vom (Haus-)Arzt initiiert wurde, obgleich der Anteil unentschiedener Bewertungen bei diesem Kriterium noch Verbesserungspotenzial andeutet. Die Koordination der Behandlung dürfte umso besser gelingen, wenn Patienten einen Hausarzt als regelmäßige Anlaufstelle wählen (vergleiche hierzu die Ergebnisse von Marstedt 2008).

Deutliche Potenziale für eine Verbesserung der durch Patienten wahrnehmbaren ärztlichen Kooperation zeigen sich insbesondere im Hinblick auf Wartezeiten im Allgemeinen und auf die älteren Patientengruppen. Wartezeiten stellen jedoch ein komplexes Problem dar, das nicht allein durch ärztliche Kooperation, sondern vor allem durch die regionale Arztdichte, Vergütungsregeln, individuelle Praxisorganisation und andere Faktoren beeinflusst wird. Die vorliegende Analyse weist jedoch einmal mehr auf die potenzielle Relevanz des Parameters für den Wettbewerb der Praxen hin. Den Bedürfnissen älterer Patientengruppen kann in der ärztlichen Kooperation und Kommunikation offensichtlich noch mehr Rechnung getragen werden. Einen Weg, die Verbesserungspotenziale so weit zu heben, wie dies im Rahmen einer individuellen Praxisorganisation möglich ist, bieten Instrumente des Qualitätsmanagements und der Patientenorientierung, die in Arztpraxen zunehmend angewendet werden und dazu beitragen, individuelle Erwartungen des Patienten zum Ausgangspunkt der Interaktion des Arztes mit seinen Patienten zu machen (Diel und Gibis 2005). Entsprechende Begleitforschung über den Erfolg patientenorientierter Instrumente des Qualitätsmanagements kann interessierten Ärzten geeignete Rückmeldung bieten und die Impulse positiv verstärken.

Literatur

Beske, F., E. Becker, C. Krauss, A. Katalinic und R. Pritzkuleit. *Gesundheitsversorgung 2050 – Prognose für Deutschland und für Schleswig-Holstein*. Schriftenreihe Fritz Beske Institut für Gesundheits-System-Forschung. Band 108. Kiel 2007.
Brinkmann, A., J. Jung und H. Pfaff. »Wie bewerten Patienten die Qualität in der ambulanten Versorgung?«. *Gesundheitsmonitor 2007. Gesundheitsversorgung und Gestaltungsoptionen aus der Perspektive von Bevölkerung und Ärzten*. Hrsg. J. Böcken, B. Braun und R. Amhof. Gütersloh 2007. 11–34.
Diel, F., und B. Gibis (Hrsg.). *QEP Qualitätsziel-Katalog kompakt, Version 2005*. Köln 2005.
Egidi, G., und S. Werner. »Disease-Management-Programm Diabetes mellitus Typ 2 in Bremen – Welche Patienten haben profitiert?«. *Z Allg Med* (83) 6 2002. 233–237.

Geraedts, M. »Qualitätsberichte deutscher Krankenhäuser und Qualitätsvergleiche von Einrichtungen des Gesundheitswesens aus Versichertensicht«. *Gesundheitsmonitor 2006. Gesundheitsversorgung und Gestaltungsoptionen aus der Perspektive von Bevölkerung und Ärzten.* Hrsg. J. Böcken, B. Braun, R. Amhof und M. Schnee. Gütersloh 2006. 154–170.

Gerlach, F., M. Beyer, K. Saal, M. Peitz und J. Gensichen. »Neue Perspektiven der allgemeinmedizinischen Versorgung chronisch Kranker«. *Zeitschrift für ärztliche Fortbildung und Qualität im Gesundheitswesen* (100) 5 2006. 335–352.

Güther, B. *Gesundheitsmonitor. Feld- und Methodenbericht, Welle 13, Bevölkerungsbefragung/Versichertenstichprobe.* TNS Healthcare im Auftrag der Bertelsmann Stiftung. München 2008.

Helmert, U., und M. Buitkamp. Bildung eines Schichtindex (SES) mit den Daten des Gesundheitsmonitors der Bertelsmann Stiftung. Zentrum für Sozialpolitik (ZeS) der Universität Bremen 2008.

Kriwy, P., und A. Mielck. »Versicherte der gesetzlichen Krankenversicherung (GKV) und der privaten Krankenversicherung (PKV): Unterschiede in Morbidität und Gesundheitsverhalten«. *Gesundheitswesen* (68) 5 2006. 281–288.

Lampert, T. »Schichtspezifische Unterschiede im Gesundheitszustand und Gesundheitsverhalten«. Blaue Reihe. Berliner Zentrum Public Health. Berlin 2005 (auch online unter bsph.charite.de/stuff/Blaue_Liste/2005-04_ger.pdf, Download 29.7.2008).

Marstedt, G. »Hausärztliche Versorgung: die Bedeutung einer festen Anlaufstelle im Versorgungssystem«. gesundheitsmonitor. Newsletter der Bertelsmann Stiftung 1 2008 (auch online unter www. bertelsmann-stiftung.de/cps/rde/xbcr/SID-0A000F0A-3FC05222/bst/GemoHealth_0108_web.pdf, Download 29.7.2008).

Mielck, A. *Soziale Ungleichheit und Gesundheit. Empirische Ergebnisse, Erklärungsansätze, Interventionsmöglichkeiten.* Bern, Göttingen, Toronto und Seattle 2000.

Rosemann, T., G. Rüter, M. Wensing und J. Szecsenyi. »Überweisungen vom Hausarzt zum Facharzt: Naht- oder Bruchstelle?«. *Deutsches Ärzteblatt* (103) 37 2006. A2387–A2392.

Sachverständigenrat zur Begutachtung der Entwicklung im Gesundheitswesen – SVR. *Kooperation und Verantwortung. Voraussetzungen einer zielorientierten Gesundheitsversorgung. Gutachten 2007.* Berlin

2007 (auch online unter www.svr-gesundheit.de/Gutachten/%DCbersicht/Langfassung.pdf, Download 29.7.2008).

Schaeffer, D. *Bedarf an Patienteninformationen über das Krankenhaus. Eine Literaturanalyse.* Gütersloh 2006 (auch online unter www.bertelsmann-stiftung.de/cps/rde/xbcr/SID-0A000F0A-4159A76F/bst/Literaturanalyse_Patienteninformationen_Schaeffer.pdf, Download 29.7.2008).

Singh, D. *Transforming Chronic Care. Evidence about improving care for people with long-term conditions.* University of Birmingham Health Services Management Centre. Birmingham 2005.

Stillfried, D., und A. Ryll. »Umsetzbarkeit morbiditätsbezogener Regelleistungsvolumen in der vertragsärztlichen Versorgung«. *Gesundheits- und Sozialpolitik* (58) 11 2004. 36–50.

Thode, N., E. Bergmann, P. Kamtsiuris und B.-M. Kurth. »Einflussfaktoren auf die ambulante Inanspruchnahme in Deutschland«. *Bundesgesundheitsblatt – Gesundheitsforschung – Gesundheitsschutz* 3 2005. 296–306.

Ullrich, W., U. Marschall und C. Graf. »Versorgungsmerkmale des Diabetes mellitus in Disease-Management-Programmen«. *Diabetes, Stoffwechsel und Herz* (16) 6. 2007. 407–414.

Rabattverträge bei Medikamenten: Erfahrungen der Patienten

Matthias S. Pfannkuche, Gerd Glaeske, Falk Hoffmann

Rabattverträge für Arzneimittel – ein neues Steuerungsinstrument in der GKV

Mit dem zum 1. Januar 2003 in Kraft getretenen Beitragssatzsicherungsgesetz (BSSichG) ermöglichte der Gesetzgeber erstmals den Abschluss von Rabattverträgen zwischen einzelnen pharmazeutischen Unternehmen und den Krankenkassen. Erst mit dem GKV-Wettbewerbsstärkungsgesetz (GKW-WSG) ist zum 1. April 2007 allerdings eine gesetzliche Änderung in Kraft getreten, die diese Option für alle Beteiligten interessanter gestaltete und zu einem sprunghaften Anstieg der abgeschlossenen oder angekündigten Verträge geführt hat.

Der Apotheker ist seit diesem Zeitpunkt zur bevorzugten Abgabe eines rabattierten, wirkstoffgleichen Arzneimittels verpflichtet und darf laut Rahmenvertrag nach Paragraf 129 SGB V nur abweichen, wenn kein Rabattvertrag vorliegt, der pharmazeutische Unternehmer seine Lieferunfähigkeit feststellt oder aber »pharmazeutische Bedenken« vorliegen. Konkret bedeutet dies, dass neben die bis dato allein geltende Aut-Idem-Regelung, die festlegt, dass ein Apotheker – sofern der verordnende Arzt nichts anderes festlegt – bei der Abgabe eines Arzneimittels zwischen dem verordneten und einem der drei preisgünstigsten auswählen kann, eine weitere Regelung tritt.

Diese auch unter dem Begriff der »Rabattverträge« bekannt gewordene Regelung bezieht sich auf zwischen Krankenkassen und Arzneimittelherstellern geschlossene Verträge über Preisnachlässe, die den Apotheker verpflichten, sofern entsprechende Verträge vorliegen, nur noch Arzneimittel der Hersteller abzugeben, mit denen die entsprechende Krankenkasse einen Vertrag geschlossen hat. Bis Anfang 2008 haben 185 Krankenkassen mit 93 Pharmaunternehmen Verträge für annähernd 25.000 Arzneimittel ausgehandelt. Hiervon entfielen rund 97,6 Prozent auf Generika, 0,4 Prozent auf patentfreie Erstanbieterprodukte (Altoriginale) und zwei Prozent auf patentgeschützte Arzneimittel, die sich wiederum größtenteils auf Verträge über kurzwirksame Insulinanaloga beziehen (BMG 2008).

Den mit den Rabattverträgen im Generikasegment anvisierten Einsparungen in Höhe von etwa 310 Millionen Euro für das Jahr 2007 steht eine Vielzahl von Unwägbarkeiten und Problemen gegenüber. Beispielsweise sind die tatsächlich zu erzielenden Einsparungen unklar (was sich zu Teilen durch die Umstellung der Kontenrahmen der GKV zum 1. Juli 2008 bessern wird), es sind aber auch noch einige rechtliche Fragen, zum Beispiel im Hinblick auf die Ausschreibungsmodalitäten der Kassen, zu klären (BMG 2008; Glaeske, Pfannkuche und Hoffmann 2007; Thelen 2008). Als weitaus problematischer gestalten sich allerdings aus unserer Sicht – und da weicht unsere Bewertung in Teilen von der Stellungnahme des BMG an den Bundestag ab (BMG 2008) – die zunehmende Intransparenz, erkennbare Interaktionen zu anderen Steuerungsinstrumenten sowie die nicht abzuschätzenden Folgen für die Patienten (Cassel 2008; Pfannkuche, Hoffmann und Glaeske 2007; Pfannkuche und Glaeske 2008).

Faktische Auswirkungen auf Patienten (DGS 2008; Gieseke 2007; Joachimsthaler 2007; Rücker 2007; Uhl 2007) und andere möglicherweise problematische Entwicklungen für die GKV-Arzneimittelversorgung sind vereinzelt beschrieben (beispielsweise die Mengenentwicklung bei Verschreibungen von Rabattarzneimitteln, weil der günstige Preis eine »unproblematische Verordnungsweise« nahelegt), jedoch bislang nicht ausreichend untersucht worden (Hermann und Wienands 2008; Kötting und May 2008; Pfannkuche, Hoffmann und Glaeske 2007; Pfannkuche, Hoffmann und Glaeske 2008). Ziel der vorliegenden Analyse ist es, die ersten Erfahrungen und Einstellungen der GKV-Versicherten mit Rabattverträgen darzustellen und hieraus Konsequenzen für die Praxis zu entwickeln.

Durch die Rabattverträge hervorgerufene Veränderungen in der Arzneimittelversorgung

Vereinzelte Berichte zu den Auswirkungen der Rabattverträge auf die Leistungserbringer deuten darauf hin, dass Rabattverträge zu Mehrarbeit in Apotheken und Arztpraxen geführt haben, vor allem mit

Blick auf die Beratung und Information der Versicherten (Joachimsthaler 2007). Eine im Jahr 2008 durchgeführte Befragung von 50 Ärzten und 50 Apothekern über den MediAccess Pool von DocCheck bestätigte diese Eindrücke (DocCheck 2008). Danach fühlten sich die Ärzte von den Rabattverträgen allerdings tendenziell weniger betroffen und sehen mehrheitlich die Apotheker in der Pflicht, entsprechende Präparate auszuwählen und abzugeben. Das Aut-Idem-Verbot erfolgte lediglich in 22 Prozent der Verordnungen und hier eher bei sensiblen Präparaten, unabhängig vom Vorliegen eines Rabattvertrages.

Nichtsdestotrotz hält es die Mehrheit der Ärzte noch immer für bedenklich, wenn in der Apotheke eine Auswahl der Arzneimittel mit Blick auf den Rabattvertrag vorgenommen wird, da sie als Ärzte die Verantwortung für die Therapie tragen. Wenn auch einige Vorteile im Hinblick auf die Wirtschaftlichkeit gesehen werden, so überwogen für die befragten Ärzte insgesamt doch die Nachteile (zusätzlicher Beratungs- und Abstimmungsaufwand, Unübersichtlichkeit ...). Für die Patienten sehen sie Nachteile vor allem in einer großen Verunsicherung.

Für die befragten Apotheker spielen Rabattverträge dagegen eine große Rolle im täglichen Arbeitsablauf: 90 Prozent gaben den Einfluss der Rabattverträge mit groß beziehungsweise sehr groß an. Lediglich 14 Prozent der Apotheker sehen den Arzneimittelaustausch als unproblematisch an. Die Nachteile der Rabattverträge (erhöhter Beratungs- und Rechercheaufwand sowie gestiegene Lagerkosten) überwiegen bei Weitem die Vorteile. Bei den Nachteilen für Patienten werden vor allem eine gewisse Verunsicherung, schlechtere Compliance und längere Wartezeiten angegeben.

Die Ergebnisse der 3D-Studie (DocCheck 2008) decken sich hierbei mit einer Umfrage unter Vertragsärzten der Kassenärztlichen Vereinigung Nordrhein aus dem Jahr 2008 (Neye 2008), in der 86 Prozent der befragten Ärzte die Umsetzung der Rabattverträge als Aufgabe des Apothekers ansahen. Das Aut-Idem-Verbotskreuz wird mehrheitlich nur in Einzelfällen auf das Rezept gesetzt. Rabattverträge für Originalpräparate (63 %) werden, wie auch die zunehmende Intransparenz, negativ bewertet. Trotzdem geben annähernd 70 Prozent der befragten Ärzte an, dass die Rabattverträge die Compliance der Patienten manchmal bis häufig beeinflusst.

Der Perspektive der Versicherten haben sich in den letzten Monaten ebenfalls einige Umfragen gewidmet. Eine Befragung von 3.000

AOK-Versicherten (Hermann 2008) ergab beispielsweise, dass es für fast 90 Prozent der Befragten keine Rolle spielt, wer der Hersteller eines Arzneimittels ist, solange die Qualität stimmt. 76 Prozent sind der Meinung, dass die Qualität bei Arzneimitteln, die aus Apotheken kommen, außer Zweifel steht. Befragt nach Rabattarzneimitteln, gaben zwischen 65 Prozent und 74 Prozent an, dass diese gut (und qualitativ nicht schlechter) und preiswerter als Mittel außerhalb von Rabattverträgen seien. Die Mehrheit der Befragten fühlte sich durch die Abgabe eines Rabattarzneimittels nicht benachteiligt (72 %).

Allerdings existieren vereinzelte Untersuchungen, die belegen, dass Probleme mit einem durch die Rabattverträge hervorgerufenen Medikamentenwechsel vorkommen und hiervon vor allem ältere Menschen betroffen sind, wie beispielsweise eine Umfrage unter 1.772 GKV-Versicherten ergab (GfK 2008). Von den 1.772 Befragten bekamen 724 (41 %) mehr oder weniger regelmäßig ein Arzneimittel verordnet. Von diesen haben 320 (44 %) in den letzten Monaten wiederum ein anderes Arzneimittel verordnet bekommen als zuvor. Probleme mit dem Medikamentenwechsel sind bei 137 dieser Befragten (43 %) aufgetreten.

Betroffen von diesen Problemen fühlten sich vor allem ältere Personen (über 60 Jahre) und Befragte mit einem geringeren Schulabschluss. Lediglich elf Prozent der Befragten befürworten, dass die Krankenkassen zunehmend die Verantwortung für die Wirtschaftlichkeit und damit für die Arzneimittelauswahl übernehmen, statt sie ausschließlich den Ärztinnen und Ärzten zu überlassen. Entgegen den zuvor angeführten Ergebnissen ergab die 3D-Studie (DocCheck 2008) bei der Nachfrage bei Patienten, dass diese einem Präparatewechsel (unabhängig von Rabattverträgen) zumeist offen gegenüberstehen. Im Falle eines Präparatewechsels sind in den meisten Fällen keine Probleme aufgetreten. Nur ein Fünftel der Befragten sah potenzielle Nebenwirkungen und fast jeder Zehnte ein ungewohntes Aussehen beziehungsweise einen bislang nicht gekannten Namen der Mittel als nachteilig an. Nicht immer gab es Vertrauen in die Vergleichbar- und Austauschbarkeit. Obwohl die Mehrheit der Befragten angab, durch die Apotheken gut informiert worden zu sein oder dort nachgefragt zu haben, bleibt das Informationsbedürfnis weiter bestehen.

Methodik und Daten

Eine Übersicht zu den befragten Personen und Filteranwendungen im Fragebogen findet sich in Tabelle 1. Von den insgesamt 1.533 Befragten waren 1.275 in der gesetzlichen Krankenversicherung (GKV) versichert. Dies entspricht nahezu dem Anteil der zum Stichtag 1. Juli 2007 in der GKV versicherten Bundesbürger von rund 86 Prozent (BMG 2007). Die Verteilung der Befragten auf die einzelnen Kassenarten ist in Abbildung 1 dargestellt. Alle vorgestellten Auswertungen basieren auf der Gesamtheit der GKV-Versicherten (n = 1.275).

Information der Versicherten

Rund 60 Prozent der befragten GKV-Versicherten waren die Rabattverträge bekannt. Während in der Gruppe der 18- bis 39-Jährigen die Frauen besser informiert waren als die Männer (52 Prozent gegenüber 42 Prozent; p ≤ 0,05), glich sich das Verhältnis in den folgenden

Abbildung 1: Verteilung der in der GKV versicherten Befragten auf ausgewählte Kassenarten

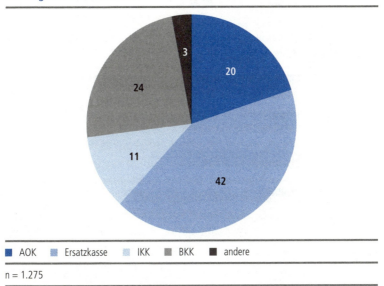

■ AOK   ■ Ersatzkasse   ■ IKK   ■ BKK   ■ andere

n = 1.275

Alle Angaben in Prozent und gerundet

Tabelle 1: Übersicht zu den Befragten und Filteranwendung im Fragebogen

	gültige Angaben	ja (in Prozent)	nein (in Prozent)
GKV-Versicherte	1.511	84,4	15,6
von den GKV-Versicherten waren Rabattverträge bekannt	1.268	59,9	40,1
von den GKV-Versicherten erhielten in den letzten sechs Monaten eine Arzneimittelverordnung	1.266	77,2	22,8
von den Befragten, die in den letzten sechs Monaten eine Arzneimittelverordnung erhielten, bekamen ein anderes Arzneimittel	977	53,3	46,7
von den Befragten, die ein anderes Arzneimittel bekamen, erhielten eine Erklärung durch die Apotheke	491	86,9	13,1

Altersgruppen an. Mit zunehmendem Alter waren Rabattverträge mehr Personen bekannt (Abbildung 2), was auch mit der Zunahme der Arzneimitteltherapie im höheren Lebensalter zusammenhängt. Befragte, die im letzten halben Jahr mindestens ein Arzneimittel verordnet bekamen, waren besser informiert als Personen ohne medikamentöse Therapie (63 Prozent gegenüber 49 Prozent; $p \leq 0,001$).

Abbildung 2: Anteil der über Rabattverträge informierten GKV-Versicherten nach Altersgruppen und Geschlecht

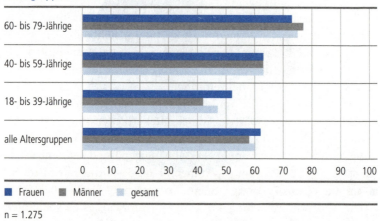

n = 1.275

Alle Angaben in Prozent der Befragten

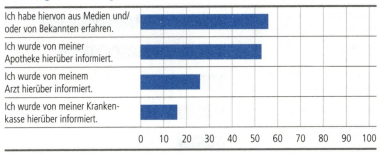

Abbildung 3: Wie erfolgte die Information über Rabattverträge?

Mehrfachnennungen möglich (n = 759)

Alle Angaben in Prozent der Befragten

Bei den Versicherten, die Rabattverträge kennen (n = 759), erfolgte die Information, wie aus Abbildung 3 ersichtlich, mehrheitlich über Medien beziehungsweise Bekannte (56 %) und Apotheken (53 %). Vom Arzt fühlten sich nur 26 Prozent und über ihre Krankenkasse lediglich 16 Prozent informiert. Obwohl bei dieser Frage Mehrfachnennungen möglich waren, gaben etwa zwei Drittel lediglich eine einzige Antwort.

Insgesamt bejahten 41 Prozent der befragten GKV-Versicherten die Frage nach einem unerwarteten Medikamentenwechsel in einer Apotheke innerhalb des letzten halben Jahres. Es zeigte sich eine Zunahme mit steigendem Alter (18- bis 39-Jährige: 25 Prozent gegenüber 40- bis 59-Jährigen: 42 Prozent gegenüber 60- bis 79-Jährigen: 64 Prozent; p für Trend ≤ 0,001), was wiederum in Zusammenhang mit dem Anstieg der Arzneimitteltherapie im höheren Alter stand. Ein Anteil von 36 Prozent der Befragten erhielt die Arzneimittel, die sie erwartet hatten, die restlichen 23 Prozent bekamen im letzten halben Jahr keine Arzneimittel verordnet.

Von den Befragten, die im letzten halben Jahr mindestens einmal ein anderes als das erwartete Arzneimittel erhielten (n = 521), bekamen lediglich 13 Prozent keine Erklärung in der Apotheke (Abbildung 4). Auch hierbei war ein altersabhängiger Trend feststellbar (18- bis 39-Jährige: 24 Prozent gegenüber 40- bis 59-Jährigen: elf Prozent gegenüber 60- bis 79-Jährigen: neun Prozent; p für Trend ≤ 0,001).

Die beiden in Abbildung 4 mit Abstand am häufigsten genannten Erklärungen haben explizit mit den Rabattverträgen zu tun. Solche Erläuterungen in Apotheken erfolgten fast ausschließlich mündlich

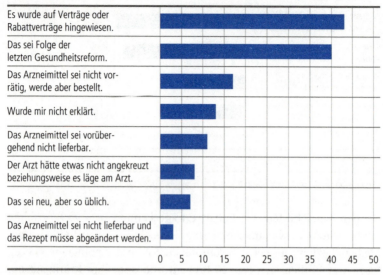

Abbildung 4: Erklärung bei Medikamentenwechsel durch die Apotheke

Mehrfachnennungen möglich (n = 521)

Alle Angaben in Prozent der Befragten

(93 %); sehr selten (5 %) wurden auch schriftliche Informationen eingesetzt (Abbildung 5).

Mehr als drei Viertel der Befragten, die ein anderes als das erwartete Arzneimittel bekamen (80 Prozent, n = 521), akzeptierten diese Erläuterungen als zutreffende Begründung, 20 Prozent fassten diese als Ausrede auf. Insgesamt fanden sich diesbezüglich keine Unter-

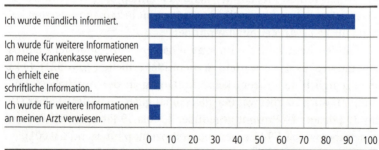

Abbildung 5: Art der Information durch die Apotheke

Mehrfachnennungen möglich (n = 427)

Alle Angaben in Prozent der Befragten

schiede zwischen Männern und Frauen, zwischen den Altersklassen, zwischen Chronikern und Nicht-Chronikern sowie im Hinblick auf den Sozial-/Bildungsstatus.

Auswirkungen auf die Arzneimitteltherapie der Versicherten

GKV-Versicherte, die mindestens einmal im letzten halben Jahr ein anderes Arzneimittel erhielten als eigentlich erwartet (n = 521), wurden zusätzlich gefragt, ob ihr Arzneimittel binnen dieser Zeit stets in der Apotheke vorrätig war. Insgesamt 42 Prozent bejahten dies, die weiteren rund 40 Prozent beziehungsweise 19 Prozent mussten die Apotheke deswegen erneut aufsuchen oder bekamen das nicht sofort verfügbare Präparat nach Hause geliefert.

Zusätzlich wurden diese 521 Versicherten gefragt, ob sich der Medikamentenwechsel auf die Einnahme des Arzneimittels ausgewirkt hat. Die Ergebnisse sind in Abbildung 6 dargestellt. 71 Prozent der Befragten gaben an, dass der Wechsel des Arzneimittels keinen Einfluss auf die Einnahme hatte. Der Anteil von Personen, bei denen der Wechsel keinen Einfluss auf die Therapie hatte, wurde allerdings mit zunehmendem Alter geringer (18- bis 39-Jährige: 81 Prozent gegenüber 40- bis 59-Jährigen: 78 Prozent gegenüber 60- bis 79-Jährigen: 59 Prozent; p für Trend ≤ 0,001). Es zeigte sich zudem ein Unterschied zwischen Personen ohne Schulabschluss beziehungsweise Hauptschulabschluss (64 %), Realschule beziehungsweise Fachhochschulreife (74 %) sowie Personen mit Abitur (79 Prozent; p für Trend ≤ 0,01) und damit eine Abhängigkeit nach Sozialstatus.

Einstellungen der Versicherten zu dem neuen Steuerungsinstrument

Die Bewertung des neuen Instruments Rabattverträge durch die Versicherten fällt insgesamt sehr heterogen aus, wobei mit 34 Prozent der größte Anteil die Antwort »teils-teils« gegeben hat (Abbildung 7). Bei Befragten, die keine Meinung zu den Rabattverträgen haben (Antwort »weiß nicht«; knapp ein Fünftel der Befragten), kannten lediglich rund 23 Prozent Rabattverträge (im Vergleich zu 69 Prozent der Personen, die bei dieser Frage eine andere Antwort gaben; p ≤ 0,001). Beschränkt man sich ausschließlich auf Personen, die eine klare Mei-

Abbildung 6: Auswirkungen des Medikamentenwechsels auf die Einnahme des Arzneimittels

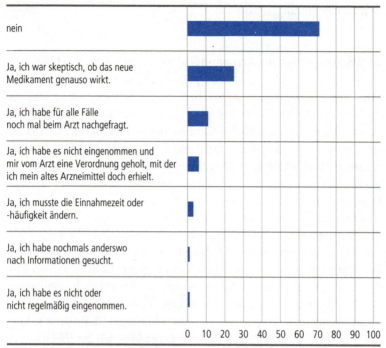

Mehrfachnennungen möglich (n = 521)

Alle Angaben in Prozent der Befragten

nung zu Rabattverträgen haben (»sehr« oder »eher dafür« gegenüber »eher« oder »sehr dagegen«), zeigt sich, dass Männer im Vergleich zu Frauen tendenziell eher für diese Regelung sind (55 Prozent gegenüber 42 Prozent; $p \leq 0{,}001$). Interessanterweise nahmen mit steigendem Alter die Befürworter für Rabattverträge zu (18- bis 39-Jährige: 39 Prozent gegenüber 40- bis 59-Jährigen: 51 Prozent gegenüber 60- bis 79-Jährigen: 57 Prozent; p für Trend $\leq 0{,}001$) – obwohl gerade Ältere auch mehr über Probleme mit dem Medikamentenwechsel klagten (Abbildung 7). Um Unterschiede zwischen den Krankenkassen zu ermitteln, war der Stichprobenumfang zu gering.

Abbildung 7: Bewertung des Instruments der Rabattverträge durch GKV-Versicherte

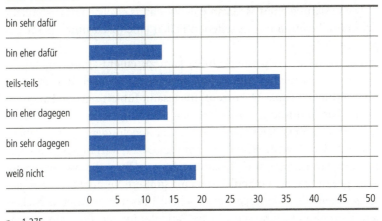

n = 1.275

Alle Angaben in Prozent der Befragten

Diskussion

In der Gesamtbetrachtung der bislang vorliegenden Daten kann die Frage, ob der »Einflussfaktor Patient« bei den Einsparbemühungen im Rahmen von Rabattverträgen vergessen wurde (Gieseke 2008), nicht mit einem einfachen Ja oder Nein beantwortet werden.

Aufgrund der repräsentativen und unabhängigen Versichertenbefragung durch den Gesundheitsmonitor kann jetzt allerdings festgehalten werden, dass Versicherte zu großen Teilen über Rabattverträge informiert sind, vor allem diejenigen, die Arzneimittel anwenden. Informationen zu der neuen Rabattregelung erhielt die Mehrheit der Befragten direkt von den Apothekern; Ärzte und/oder Krankenkassen folgten mit deutlichem Abstand. Mehr als drei Viertel der Befragten, die ein anderes als das erwartete Arzneimittel erhielten und dafür eine Erklärung bekamen, akzeptierten diese Begründungen.

Die Ergebnisse decken sich mit den Resultaten anderer Befragungen, in denen ermittelt werden konnte, dass sich Ärzte von den Verträgen weniger betroffen und, entsprechend ihrem gesetzlichen Auftrag, die Apotheker in der Pflicht zur Beratung sehen (DocCheck 2008; Neye 2008). Erstaunlich ist der in unserer Befragung ermittelte geringe Anteil von Versicherten, die sich aktiv von ihrer Krankenkasse zu dieser Thematik informiert fühlen.

Die Erklärung eines Medikamentenwechsels erfolgte fast ausschließlich mündlich und nur in seltenen Fällen (auch) schriftlich (93 % gegenüber 5 %).

Die 3D-Studie (DocCheck 2008) kam zu einem ähnlichen Ergebnis: Eine schriftliche Information vom Arzt und/oder von der Apotheke erhielten dabei 14 Prozent. Insgesamt fühlen sich die Patienten relativ gut informiert, wünschen sich allerdings zum Teil noch weitere Informationsmaterialien. Gerade bei Regelungen, die für Patienten mit derart weitreichenden Konsequenzen verbunden sind wie mit der Einführung von Rabattverträgen, sollten die bislang wenig aktiv gewordenen Krankenkassen eine größere Verantwortung in der (gegebenenfalls zielgruppenspezifischen) Information ihrer Versicherten übernehmen. Eine schriftliche Patienteninformation, die mittlerweile auch in Polnisch, Russisch und Türkisch erschienen ist, hat lediglich die AOK gemeinsam mit dem Deutschen Apothekerverband herausgegeben, wenn auch mit einiger zeitlicher Verzögerung. Andere Krankenkassen haben ihre Versicherten nach unserer Kenntnis erst sehr viel später in Mitgliederzeitschriften über die neuen Rabattverträge und über die hiermit verbundenen Konsequenzen informiert. Damit stieg der Informationsaufwand in den Apotheken, während die Zeit für die eigentliche Medikamentenberatung dadurch verkürzt wurde. Im Mittelpunkt standen Fragen zur Austauschfähigkeit von Produkten (DocCheck 2008).

Die immer wieder geäußerten Befürchtungen, dass es infolge der Medikamentenwechsel zu häufigen Therapieproblemen kommt, können anhand der vorliegenden Daten nicht bestätigt werden. Dennoch sind einige Aspekte zu beachten. Zum Ersten gaben mehr als ein Viertel der Befragten an, verunsichert gewesen zu sein und sich unter Umständen noch weitere Informationen besorgt zu haben. Weitere sechs Prozent beziehungsweise ein Prozent gaben sogar an, sich um eine neue Verordnung des Arztes bemüht beziehungsweise das Medikament nicht oder nur teilweise eingenommen zu haben. Vergleicht man diese Werte mit Ergebnissen anderer Arbeiten, sind Unterschiede, aber auch Gemeinsamkeiten erkennbar. Die vom NAV-Virchow-Bund in Auftrag gegebene Befragung offenbarte bei 43 Prozent der Teilnehmer Probleme infolge eines Medikamentenwechsels (GfK 2007), was durch »reine« Arzt- und Apothekerbefragungen bestätigt werden konnte (DocCheck 2008, Joachimsthaler 2007, Neye 2008). Andere Arbeiten haben ergeben, dass bei einem Großteil der Patienten keine Probleme bei der Veränderung der Therapie feststellbar waren (DocCheck 2008) und selbst bei als »kritisch« eingestuften Arzneistoffen Auffälligkeiten nicht zu erkennen waren (Pfannkuche, Hoffmann und Glaeske 2008).

Als Erklärung für diese Diskrepanzen muss darauf hingewiesen werden, dass die Ergebnisse der GfK-Befragung hinsichtlich der mit dem Medikamentenwechsel aufgetretenen Probleme – im Gegensatz zu der hier vorgestellten Befragung – nicht ursächlich mit den Rabattverträgen zusammenzubringen sind; hierfür waren Fragestellung und Auswertung in diesem Punkt nicht eindeutig genug. Im Vergleich zur gesamten GKV (BMG 2007) zeigt sich in der GfK-Stichprobe zudem eine überproportional starke Präsenz der AOK (GKV: 35 % gegenüber GfK: 48 %). Dies wäre angesichts der Unterrepräsentanz der AOK in der Gesundheitsmonitor-Stichprobe ein weiterer Erklärungsansatz, da die AOK im Vergleich zu anderen Kassenarten einen relativ hohen Prozentsatz an Personen mit niedrigerem Sozialstatus versichert und gerade diese Variable einen Einfluss auf die Patientenwahrnehmung hat. Die Diskrepanz zwischen den eher negativen Einschätzungen der Ärzte beziehungsweise Apotheker hinsichtlich des Einflusses der Rabattverträge auf die Patientenversorgung und der doch positiven Selbsteinschätzung durch die Patienten kann wahrscheinlich darauf zurückgeführt werden, dass die beiden Heilberufe letztlich nur eine Rückmeldung erhalten, wenn Probleme aufgetreten sind. Außerdem darf vermutet werden, dass hier die berufspolitischen Interessen der Apotheker und Ärzte in besonderer Weise berücksichtigt wurden.

Zusammenfassend kann festgehalten werden, dass die Rabattverträge von Patienten eher positiv bewertet werden, und dies, obwohl die Informationspolitik der Krankenkassen zu dieser weitreichenden Veränderung in der Arzneimittelversorgung als defizitär bewertet wird. Die Einstellung der Patienten zu Generika wird grundsätzlich über die Informationen zur Qualität dieser Mittel, über den Preis sowie über die Befürchtung, nur aufgrund von finanziellen Erwägungen der Krankenkassen »preiswertere« oder »billigere« Medikamente zu bekommen, entscheidend mitbeeinflusst (Himmel et al. 2005; Waber et al. 2008). Daher sind alle Beteiligten, also Ärzte, Apotheker und Krankenkassen, aufgefordert, ihrer Beratungs- und Informationsverpflichtung nachzukommen und auftretende Probleme verantwortungsvoll und patientenorientiert zu lösen. Die Möglichkeit, das Aut-Idem-Verbot bei der Verschreibung zu nutzen oder die Abgabe gegebenenfalls aus pharmazeutischen Bedenken zu unterbinden, sollte ebenso mit Augenmaß genutzt werden wie die möglicherweise daraus abgeleiteten Rezept- und Wirtschaftlichkeitsprüfungen.

Zudem sollte für die Zukunft bedacht werden, Rabattverträge nur noch auf solche Arzneistoffe zu beschränken, bei denen relativ problemlos (große) Einsparungen möglich sind, dagegen solche Wirkstoffe auszulassen, bei denen ein Austausch zu Problemen bei den Patienten führen könnte (Pfannkuche, Hoffmann und Glaeske 2008). Die Krankenkassen könnten bei einer intelligenten Auswahl von Wirkstoffen bereits einen Großteil der Effizienzpotenziale mobilisieren, ohne sich mit einer zum Teil sogar nachvollziehbaren Verunsicherung bei den Patienten konfrontiert zu sehen. Zudem würde der Informationsaufwand in Apotheken (und Arztpraxen) reduziert, die Versorgung wäre übersichtlicher, und es stünde wieder mehr Zeit für die eigentliche Beratung der Patienten zur Verfügung.

Auf jeden Fall muss die Wissensbasis zu den patientenrelevanten Problemen der Austauschbarkeit von Generika und den damit verbundenen Schwierigkeiten durch aussagekräftige Studien erheblich erweitert werden. Insgesamt ist es daher ein erstaunliches Defizit der Evaluationskultur in unserem Gesundheitssystem, dass ein so weitreichender Eingriff in die Arzneimittelversorgung wie die Einführung der Rabattverträge nicht umfassend wissenschaftlich begleitet wurde.

Literatur

Bundesministerium für Gesundheit – BMG. »Statistik der Gesetzlichen Krankenversicherung über Versicherte, gegliedert nach Status, Alter, Wohnort, Kassenart 2007. KM6«. Berlin 2007.

Bundesministerium für Gesundheit – BMG. *Bericht über die Auswirkungen von Rabattvereinbarungen für Arzneimittel insbesondere auf die Wirksamkeit der Festbetragsregelung.* Bundestagsdrucksache 16/9284. Berlin 2008.

Cassel, D. »GKV-Arzneimittelversorgung in der Regulierungsfalle«. *Med Klin* (103) 4 2008. 260–263.

Deutsche Gesellschaft für Schmerztherapie – DGS. »Expertenkonsens der Deutschen Gesellschaft für Schmerztherapie e.V.: Qualitätsgesicherte Opioidversorgung von GKV-versicherten Schmerzpatienten«. *DAZ* (148) 12 2008. 1215.

DocCheck. »DocCheck Online Studie Rabattverträge und Präparatesubstitution«. 3D-Studie. http://research.doccheck.com/uploads/tx_dcevents/Rabattvertraege_3D_Links_mediaplayer.pdf (Download 2.6.2008).

Gesellschaft für Konsumforschung – GfK. »Krankenkassen & Medikamentenverordnungen«. www.nav-virchowbund.de/images/data/GfK-Patientenbefragung.pdf (Download 2.6.2008).

Gieseke, S. »Rabattverträge. Übermäßiger Aufwand für Ärzte und Apotheken«. *Deutsches Ärzteblatt* (104) 34–35 2007. A2316.

Gieseke, S. »Rabattverträge – Noch mehr Chaos«. *Deutsches Ärzteblatt* (105) 7 2008. A312–A313.

Glaeske, G., M. S. Pfannkuche und F. Hoffmann. »Rabattverträge für Arzneimittel. Risiken und Nebenwirkungen bedacht?«. *Dr. med. Mabuse* (32) 169 2007. 66.

Hermann, C. »Alternativen zu Rabattverträgen: Ziel verfehlt mit dem Zielpreismodell?«. Vortrag im Rahmen der Wirtschafts-Interpharm 2008 am 19.4.2008. Stuttgart 2008.

Hermann, C., und F. Wienands. »Das Erfolgsmodell Arzneimittelrabatte«. *Monitor Versorgungsforschung* (1) 1 2008. 27–30.

Himmel, W., A. Simmenroth-Nayda, W. Niebling, T. Ledig, R. D. Jansen, M. M. Kochen, C. H. Gleiter und E. Hummers-Pradier. »What do primary care patients think about generic drugs?«. *Int J Clin Pharmacol Ther* (43) 10 2005. 472–479.

Joachimsthaler, S. »Umfrage zu den Rabattverträgen. Immenser Mehraufwand, genervte Kunden«. *DAZ* (147) 19 2007. 117–118.

Kötting, C., und U. May. »Rabattverträge – Eine Bilanz des Marktgeschehens«. *Pharm Ztg* (153) 20 2008. 2064–2069.

Neye, H. »Rabatt- und Risk-Share-Verträge in der Auswirkung auf das Verordnungsverhalten der Ärzte«. Vortrag im Rahmen der 4. focus Veranstaltung; Düsseldorf. www.kvno.de/importiert/focus/neye_20080528_focus.pdf (Download 2.6.2008).

Pfannkuche, M. S., F. Hoffmann und G. Glaeske. »Rabattverträge für Arzneimittel. Noch mehr Intransparenz im Pharmamarkt?«. *DAZ* (147) 22 2007. 2508–2512.

Pfannkuche, M. S., und G. Glaeske. »Rabattverträge, Zielpreisvereinbarungen oder ein ›dritter Weg‹?«. *DAZ* (147) 44 2008. 4971–4973.

Pfannkuche, M. S., F. Hoffmann und G. Glaeske. »Wirtschaftlichkeitsreserven im Zeitalter von Rabattverträgen«. *GEK-Arzneimittelreport 2008.* Hrsg. G. Glaeske, C. Schicktanz und K. Janhsen. St. Augustin 2008. 79–98.

Rücker, D. »Rabattverträge. Patienten fühlen sich schlecht versorgt«. *PZ* (152) 21 2007. 1930–1931.

Thelen, P. »Rabattverträge – Eine unendliche Geschichte«. *Die GesundheitsWirtschaft* (2) 2 2008. 28–29.

Uhl, D. »Levothyroxin: Präparate-Hopping mit Folgen«. *DAZ* (147) 41 2007. 4582–4587.

Waber, R. L., B. Shiv, Z. Carmon und D. Ariely. »Commercial Features of Placebo and Therapeutic Efficacy«. *JAMA* (299) 9 2008. 1016–1017.

Gesetzliche Maßnahmen zum Nichtraucherschutz in Deutschland: Einstellungen und Akzeptanz in der Bevölkerung

Ute Mons, Robert Amhof, Martina Pötschke-Langer

Hintergrund

Rauchen ist das größte vermeidbare Gesundheitsrisiko unserer Zeit und Tabakrauch der gefährlichste vermeidbare Schadstoff in Innenräumen. Er enthält über 4.800 verschiedene Substanzen, von denen bislang 70 nachweislich karzinogen sind oder im Verdacht stehen, Krebs zu erzeugen (Law und Hackshaw 1996). Weiterhin ist Tabakrauch für Krankheiten des Herz-Kreislauf-Systems und des Atemtrakts verantwortlich. Schätzungen zeigen, dass in Deutschland jährlich 3.300 Todesfälle durch Passivrauchen verursacht werden (Deutsches Krebsforschungszentrum 2005).

Da Gastronomiebetriebe in Deutschland bisher sehr stark durch Tabakrauch belastet waren (Bolte et al. 2007; Deutsches Krebsforschungszentrum 2007a), waren Mitarbeiter wie auch Gäste der Gastronomie einer besonders hohen Tabakrauchbelastung ausgesetzt. Gastronomiemitarbeiter, die in verrauchten Betrieben arbeiten müssen, tragen ein erhöhtes Gesundheitsrisiko. Sie leiden häufiger als Beschäftigte anderer Arbeitsplätze unter gesundheitlichen Beeinträchtigungen, die durch eine Tabakrauchbelastung bedingt sind. Außerdem haben sie ein erhöhtes Risiko für Herz-Kreislauf-Erkrankungen und für Lungenkrebs, wenn sie dauerhaft Tabakrauch am Arbeitsplatz ausgesetzt sind (vergleiche für einen Überblick Deutsches Krebsforschungszentrum 2007a).

Die nationalen und internationalen Erfahrungen zeigen, dass sich Selbstbeschränkungen der Gastronomie als unwirksame Maßnahme des Nichtraucherschutzes erwiesen haben (Cains et al. 2004; Schofield et al. 1993). Daher sind gesetzliche Regelungen notwendig, die einen effektiven Schutz der Bevölkerung vor den Gesundheitsgefahren des Passivrauchens gewährleisten. Darüber hinaus ist belegt, dass öffentliche Rauchrestriktionen längerfristig mit einer sinkenden Rauchprävalenz bei Erwachsenen (Biener und Nyman 1999; Gallus et al. 2007) und bei Jugendlichen (Siegel et al. 2008) einhergehen. Dies lässt sich aus der geringeren Sichtbarkeit des Rauchens in der Öffentlichkeit und einer daraus resultierenden Etablierung des Nichtrauchens als sozialer Norm erklären (Albers et al. 2004).

In Deutschland wurde am 20. Juli 2007 ein Bundesgesetz zum Schutz vor den Gefahren des Passivrauchens beschlossen. Es sieht ab dem 1. September 2007 ein grundsätzliches Rauchverbot in allen Einrichtungen des Bundes sowie der Verfassungsorgane des Bundes, in Verkehrsmitteln des öffentlichen Personenverkehrs und in Personenbahnhöfen der öffentlichen Eisenbahnen vor. Es enthält auch eine Anhebung des Mindestalters für den Kauf und den Konsum von Zigaretten und anderen Tabakwaren von 16 auf 18 Jahre.

Zusätzlich gab es 16 Landesnichtraucherschutzgesetze, nach denen ab dem 1. Juli 2008 in allen Bundesländern unter anderem öffentliche Einrichtungen (wie beispielsweise Gesundheits-, Kultur-, Sport- und Bildungseinrichtungen) und gastronomische Betriebe (wenn auch nicht einheitlich und umfassend) rauchfrei sein sollen. Nach einem Urteil des Bundesverfassungsgerichts vom 30. Juli 2008 müssen diese Gesetze bis zum 31. Dezember 2009 hinsichtlich der Ausnahmeregelungen in der Gastronomie jedoch neu geregelt werden. Besonders kontrovers wurde bereits im Vorfeld der Gesetze das Rauchverbot in Gaststätten diskutiert, obwohl die Beschäftigten und auch die Gäste dort besonders stark durch Tabakrauch belastet waren und obwohl die Mehrheit der Bevölkerung ein Rauchverbot in Gaststätten begrüßte (Zustimmungsquote im Februar 2007: 67 %) (Deutsches Krebsforschungszentrum 2007c).

Die Unterstützung innerhalb der Bevölkerung ist ein wichtiger Maßstab für die Legitimation einer gesetzlichen Verankerung rauchfreier öffentlicher Innenräume sowie für die Einhaltung der gesetzlichen Regelungen. In Deutschland ist die Zustimmungsquote zu einer rauchfreien Gastronomie von 53 Prozent im Februar 2005 auf 67 Prozent im Februar 2007 gestiegen (Deutsches Krebsforschungszentrum 2007c). Im Februar 2008, als die Mehrzahl der Bundesländer Rauchverbote für Gastronomiebetriebe bereits eingeführt hatte, lag die Zustimmungsquote bei etwas über 65 Prozent (Deutsches Krebsforschungszentrum 2008a). Rund zwei Drittel der deutschen Bevölkerung befürworten somit eine rauchfreie Gastronomie.

In den Mitgliedsstaaten der Europäischen Union reicht die Zustimmung zu Rauchverboten in der Gastronomie von 59 bis 95 Prozent, wie eine Umfrage des Eurobarometers 2006 zeigt (European Commission 2007). Vergleiche der Einstellungen der Bevölkerung vor und nach der Einführung von Rauchverboten in gastronomischen Betrieben zeigen, dass die Befürwortung von Rauchverboten im Zeitverlauf zunimmt (Brooks und Mucci 2001; Tang et al. 2003) und vor allem infolge einer Einführung von Rauchverboten ansteigt (Biener et al. 2007; Fong et al. 2006; Thomson und Wilson 2006). Die über die Zeit zunehmende Akzeptanz von Rauchverboten ist auf einen Selbstverstärkungseffekt zurückzuführen: Gesetzliche Einschränkungen des Rauchens an bestimmten Orten reduzieren die Sichtbarkeit und damit längerfristig auch die Akzeptanz des Rauchens an diesen Orten (Alesci, Forster und Blaine 2003).

Aus anderen Ländern ist außerdem bekannt, dass der Rauchstatus einen der wichtigsten Einflussfaktoren für die Zustimmung zu Rauchverboten darstellt, sich die Zustimmung aber auch nach verschiedenen sozialen Merkmalen unterscheidet (Brooks und Mucci 2001; Tang et al. 2003; Torabi und Seo 2004). Für Deutschland wurde festgestellt, dass die Zustimmung zu Rauchverboten in Gaststätten unter Nichtrauchern, Frauen, Senioren und Verheirateten besonders hoch ist (Schneider et al. 2006).

In diesem Beitrag soll die Frage geklärt werden, wie hoch die Unterstützung zu gesetzlichen Rauchverboten an verschiedenen Orten in Deutschland ist und in welchen Bevölkerungsgruppen die Zustimmungsquote vom Durchschnitt abweicht. Aufgrund der großen wirtschaftlichen Bedeutung und der kontroversen öffentlichen Debatten wird dabei das Rauchverbot in gastronomischen Betrieben den Schwerpunkt bilden. Ziel des Beitrags ist es im Besonderen, Gruppen zu identifizieren, bei denen aufgrund der hohen Abneigung gegen Rauchverbote möglicherweise auch eine geringere Compliance zu erwarten ist. Ein besonderer Fokus soll auf der Analyse gesundheitlicher Determinanten der Zustimmung zum Nichtraucherschutz liegen. Denn zum einen hat der Nichtraucherschutz eine große Bedeutung für die individuelle Gesundheit, zum anderen wurden gesundheitliche Einflussfaktoren auf die Unterstützung von Maßnahmen des Nichtraucherschutzes empirisch bislang nicht untersucht.

Methode

Diesem Beitrag liegen die Daten der Herbstbefragung 2007 des Gesundheitsmonitors der Bertelsmann Stiftung zugrunde, und zwar insbesondere der Fragenkomplex zum Nichtraucherschutz in Deutschland. Die Befragungszeit der schriftlichen Befragung war vom 2. bis 29. November 2007. Zu dieser Zeit hatten bereits Baden-Württemberg, Niedersachsen und Hessen ein Rauchverbot in der Gastronomie umgesetzt (Baden-Württemberg und Niedersachsen zum 1. August 2007, wobei in Niedersachsen Bußgelder erst ab dem 1. November 2007 verhängt wurden; Hessen folgte zum 1. Oktober 2007). Dies bedeutet, dass für einige Befragte die rauchfreie Gastronomie zum Zeitpunkt der Befragung bereits Realität war, für die Mehrheit hingegen noch in der Zukunft lag. Aufgrund der Fallzahl ist zwar keine Differenzierung der Analysen nach Bundesländern möglich, allerdings ist eine Unterscheidung zwischen Baden-Württemberg, Niedersachsen und Hessen als einer Gruppe und der Gruppe aller anderen Bundesländer mit späterer Umsetzung des Rauchverbots praktikabel.

Die Fallzahl der statistischen Analysen beträgt 1.497 (715 Männer und 782 Frauen). Bei den Auswertungen wurde ein Gewichtungsfaktor eingesetzt, der eine Korrektur zur Angleichung der Stichprobe an die Verteilung der Bevölkerung Deutschlands nach Bundesländern, Geschlecht und Altersgruppen vornimmt. Als Datenbasis diente die Bevölkerungsfortschreibung des Statistischen Bundesamtes (TNS Healthcare 2008).

Die Zustimmungsquote zu Rauchverboten an einem bestimmten Ort ist der Anteil der Personen, die angaben, hinsichtlich eines Rauchverbots an diesem Ort »sehr dafür« oder »dafür« zu sein. Diese Zustimmungsquote wurde für verschiedene gastronomische Betriebe nach soziodemographischen und sozialen Merkmalen differenziert. Inwieweit bei diesen Berechnungen Unterschiede statistisch signifikant sind, wurde mittels Chi^2-Tests bewertet. Bei den multivariaten Auswertungen wurden logistische Regressionen gerechnet mit der Zustimmung zu einem Rauchverbot als abhängiger Variable. Die logistischen Regressionsanalysen dienen der Konstanthaltung von Scheinkorrelationen, da insbesondere der durch soziale Faktoren bedingte Rauchstatus als starker Störfaktor (Confounder) infrage kommt. In den entsprechenden Ergebnistabellen werden Wahrscheinlichkeiten (die sogenannten odds ratios) dargestellt, bei denen ein Wert über 1 eine Wahrscheinlichkeitserhöhung im Vergleich zur Referenzgruppe anzeigt und ein Wert unter 1 eine geringere Wahrscheinlichkeit im Vergleich zur Referenzgruppe.

Da der Rauchstatus eine Hauptdeterminante für die Einstellungen zum Nichtraucherschutz ist, wurden die meisten der folgenden Ergebnisse danach differenziert. Es werden drei Rauchstatus-Gruppen unterschieden: Nie-Raucher sind Personen, die noch nie in ihrem Leben geraucht haben (von einem Probierkonsum einmal abgesehen); Ex-Raucher sind die Personen, die schon einmal für einen längeren Zeitraum Raucher waren, aber aufgehört haben und zum Zeitpunkt der Befragung Nichtraucher sind; und Raucher sind die Personen, die täglich oder regelmäßig rauchen. Von den Befragten des Gesundheitsmonitors rauchen 29 Prozent der Männer und 22 Prozent der Frauen. Die Raucherquote der Stichprobe ist somit ähnlich hoch wie die des Mikrozensus 2005, demzufolge sich 32 Prozent der Männer und 23 Prozent der Frauen als Raucher bezeichnen (Statistisches Bundesamt 2006).

Ergebnisse

Deskriptive Ergebnisse

Auch wenn die Maßnahmen zum Nichtraucherschutz in den letzten Jahren verstärkt wurden, gibt es noch immer zahlreiche Menschen, die einer Tabakrauchbelastung ausgesetzt sind: durch rauchende Kollegen oder Kunden bei der Arbeit, durch rauchende Haushaltsmitglieder oder beim Aufenthalt in der Freizeit in Räumen, in denen geraucht wird. Abbildung 1 zeigt, dass etwa 27 Prozent der erwerbstätigen Männer und 19 Prozent der erwerbstätigen Frauen bei der Arbeit häufig oder manchmal tabakrauchexponiert sind. Zu Hause sind eher Frauen als Männer manchmal oder häufig Tabakrauch ausgesetzt (22 Prozent der Frauen gegenüber 18 Prozent der Männer). In der Freizeit sind es hingegen eher Männer, die sich häufig oder manchmal in Räumen aufhalten, in denen geraucht wird (40 Prozent der Männer gegenüber 36 Prozent der Frauen). Damit ist die Freizeit der Kontext, in dem Passivrauchen am häufigsten ist. Die zum Befragungszeitpunkt noch mehrheitlich nicht rauchfreie Gastronomie dürfte hieran einen großen Anteil haben.

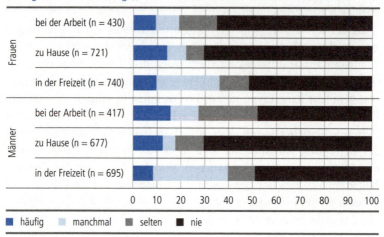

Abbildung 1: Häufigkeit der Belastung durch Passivrauchen bei der Arbeit (bezogen auf Erwerbstätige), zu Hause und in der Freizeit nach Geschlecht

Alle Angaben in Prozent der Befragten

In Tabelle 1 ist die Zustimmung zu Rauchverboten an verschiedenen Orten dargestellt, differenziert nach Rauchstatus. Es zeigt sich durchweg, dass Raucher die niedrigsten und Nie-Raucher die höchsten Zustimmungsquoten haben; zudem haben zum Teil auch Ex-Raucher niedrigere Zustimmungsquoten als Nie-Raucher.

Bezüglich eines Rauchverbots in Jugendzentren, an Schulen, auf Kinderspielplätzen, in öffentlichen Gebäuden, öffentlichen Verkehrsmitteln und am Arbeitsplatz zeichnet sich ein breiter Konsens ab. Die Zustimmung liegt bei über 80 Prozent und ist selbst bei Rauchern sehr hoch, sodass es nur geringe Unterschiede nach Rauchstatus gibt. Insgesamt unter 50 Prozent liegt die Zustimmung zu einem Rauchverbot nur bei öffentlichen Parks und Grünanlagen, bei Bier-, Wein- und Festzelten und bei Kneipen und Bars; bei all diesen Orten senken die vergleichsweise niedrigen Zustimmungsquoten der Raucher die Gesamtzustimmungsquote in der Bevölkerung.

Ein Vergleich der Zustimmungsquote zu einem Rauchverbot in verschiedenen gastronomischen Betrieben zeigt, dass die Unterstützung eines Rauchverbots in Restaurants mit mehr als drei Viertel der Befragten am breitesten ist, etwa zwei Drittel der Befragten unterstützen ein Rauchverbot in Bistros und Cafés und mehr als 60 Prozent auch in Diskotheken. Mit knapp der Hälfte der Befragten ist die Un-

Tabelle 1: Zustimmung zu Rauchverboten an verschiedenen Orten nach Rauchstatus (Zustimmungsquoten in Prozent der Befragten)

	Nie-Raucher	Ex-Raucher	Raucher	Gesamt	n
Arbeitsplätze	88,9	84,9	69,9	83,1	1.471
Restaurants	83,5	81,3	60,8	77,1	1.476
Bistros und Cafés	78,8	70,4	37,4	66,2	1.462
Kneipen und Bars	61,4	51,6	15,3	47,2	1.464
Eckkneipen (nur ein Raum)	62,0	51,3	25,3	50,0	1.453
Diskotheken	74,2	68,2	35,4	62,8	1.449
Zuschauertribünen (Sportstadien)	72,1	64,3	42,8	62,7	1.457
Öffentliche Verkehrsmittel	87,7	86,3	83,1	86,2	1.475
Bahnhöfe und Flughäfen	81,4	77,3	60,1	74,9	1.467
Öffentliche Gebäude	85,4	84,1	78,4	83,3	1.471
Kinderspielplätze	86,0	85,7	83,0	85,2	1.475
Schulen	88,0	87,5	83,1	86,6	1.476
Jugendzentren	87,1	85,8	81,6	85,4	1.468
Bier-, Wein- und Festzelte	58,0	51,3	18,5	46,2	1.461
Öffentliche Parks und Grünanlagen	60,5	49,9	27,4	49,4	1.467
Pkw	75,1	64,4	39,3	63,3	1.468

terstützung von Rauchverboten in Kneipen und Bars am niedrigsten. Hier scheint es keinen Unterschied zu machen, ob es sich bei der Kneipe um eine Mehrraumgaststätte oder um eine Einraum-»Eckkneipe« handelt, denn die Zustimmungsquoten unterscheiden sich insgesamt kaum.

Abgesehen von der prinzipiellen Zustimmung zu Rauchverboten in der Gastronomie ist auch die aktive Unterstützung im Sinne eines unverändert häufigen oder sogar zunehmenden Besuchs von gastronomischen Betrieben nach einer Umsetzung gesetzlicher Regelungen wichtig. Dies ist besonders relevant, da eines der wichtigsten Argumente von Rauchverbotsgegnern die Prognose von Umsatzeinbußen in der Gastronomie darstellt.

Die Daten des Gesundheitsmonitors zeigen jedoch, dass zwei Drittel der Befragten davon ausgehen, dass ein Rauchverbot in der Gastronomie keinen Einfluss auf ihr Ausgehverhalten in Restaurants haben wird (Abbildung 2). Etwas weniger als 20 Prozent glauben sogar, dass sie häufiger in Restaurants gehen würden. Lediglich 16 Prozent sagen, dass sie seltener Restaurants besuchen werden. Die restlichen zwei Drittel glauben, dass sich keine Änderung in ihrem Ausgehverhalten ergeben wird. Es gibt allerdings deutliche Unterschiede je nach Rauchstatus. Von den Rauchern sind es über 40 Prozent, die ankündigen, dass sie seltener in Restaurants gehen werden; nur wenige wollen häufiger gehen. Bei den Nie-Rauchern ist es hingegen etwa ein Viertel, das in Zukunft häufiger Restaurants besuchen will; nur wenige wollen dies seltener tun.

Auch hinsichtlich der zukünftigen Besuche von Kneipen und Bars sowie von Bistros und Cafés gibt es Unterschiede nach Rauchstatus.

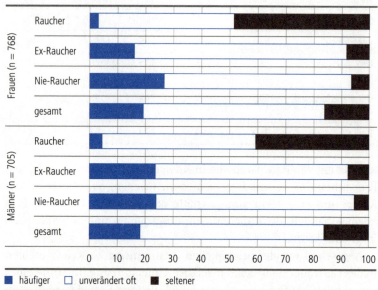

Abbildung 2: Einfluss der Einführung der rauchfreien Gastronomie auf den Besuch von Restaurants

Alle Angaben in Prozent der Befragten

Bei den Rauchern sind es um die 35 Prozent der Frauen und um die 45 Prozent der Männer, die in Zukunft unverändert oft dorthin gehen wollen. Mehr als die Hälfte der Raucher rechnet damit, in Zukunft seltener in Kneipen und Bars und in Bistros und Cafés zu gehen, und nur wenige glauben, dass ihre Besuche häufiger werden. Bei den Nie-Rauchern sind es demgegenüber etwa ein Fünftel, die gemäß eigener Einschätzung häufiger in Kneipen und Bars beziehungsweise in Bistros und Cafés gehen werden, und mehr als 70 Prozent, die dies unverändert häufig tun wollen. Trotz der pessimistischen Prognosen der Raucher sind es bezogen auf die Gesamtpopulation der Befragten insgesamt zwischen 70 und 80 Prozent der Befragten, die in Zukunft unverändert häufig oder häufiger Kneipen/Bars und Bistros/Cafés besuchen wollen.

Hinsichtlich des Einflusses der Nichtraucherschutzmaßnahmen auf das Rauchverhalten (hier nicht grafisch dargestellt) gab unabhängig vom Geschlecht etwa ein Drittel der Raucher an, in Zukunft weniger rauchen zu wollen, während rund zwei Drittel keine Änderung in ihrem Rauchverhalten voraussagten. Die Nichtraucherschutzmaßnahmen wollen nur jeweils etwa zwei Prozent der Raucher zum Anlass nehmen, ganz mit dem Rauchen aufzuhören. Und dass sie mehr rauchen werden, sagten weniger als zwei Prozent der rauchenden Männer voraus, während dies von keiner einzigen Frau angegeben wurde.

Abgesehen von Unterschieden in der Zustimmungsquote zu Rauchverboten in der Gastronomie je nach Rauchstatus gibt es auch Unterschiede nach Alter, Familienstand und Bildung (siehe dazu Abbildungen 5 bis 8). Die Zustimmung zu Rauchverboten in Restaurants ist bei den unter 30-Jährigen signifikant höher als bei den über 50-Jährigen; auch die Altersunterschiede in der Zustimmung zu einem Rauchverbot in Bistros und Cafés sowie in der Zustimmung zu einem Rauchverbot in Diskotheken sind statistisch signifikant, wobei bei den Diskotheken die Zustimmung mit dem Alter steigt. Hinsichtlich eines Rauchverbots in Restaurants haben Ledige und Geschiedene die höchsten Zustimmungsquoten, für die anderen gastronomischen Betriebe sind die Familienstandsunterschiede in der Akzeptanz von Rauchverboten statistisch nicht signifikant. Weiterhin ist ein Bildungsgradient in den Zustimmungsquoten erkennbar. Personen mit Abitur haben die höchste Zustimmungsquote und Personen, die höchstens einen Hauptschulabschluss haben, die niedrigste. Die Unterschiede sind für alle vier Gastronomietypen statistisch signifikant.

Abbildung 3: Einfluss der Einführung der rauchfreien Gastronomie auf den Besuch von Kneipen und Bars

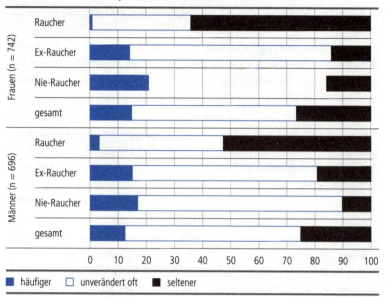

Alle Angaben in Prozent der Befragten

Abbildung 4: Einfluss der Einführung der rauchfreien Gastronomie auf den Besuch von Bistros und Cafés

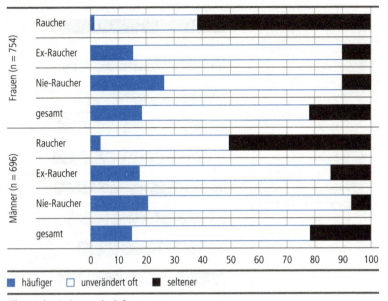

Abbildung 5: Soziale Unterschiede der Zustimmung zu einem Rauchverbot in Restaurants

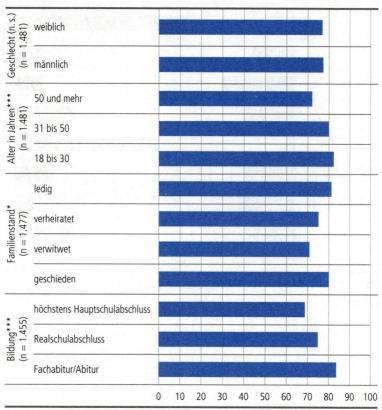

* $p \leq 0{,}05$; ** $p \leq 0{,}01$; *** $p \leq 0{,}001$; n. s. = nicht signifikant; gemäß Chi^2-Test

Alle Angaben in Prozent der Befragten

Abbildung 6: Soziale Unterschiede der Zustimmung zu einem Rauchverbot in Bistros und Cafés

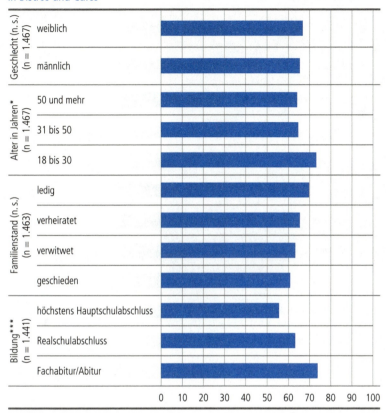

* p ≤ 0,05; ** p ≤ 0,01; *** p ≤ 0,001; n. s. = nicht signifikant; gemäß Chi^2-Test

Alle Angaben in Prozent der Befragten

Abbildung 7: Soziale Unterschiede der Zustimmung zu einem Rauchverbot in Kneipen und Bars

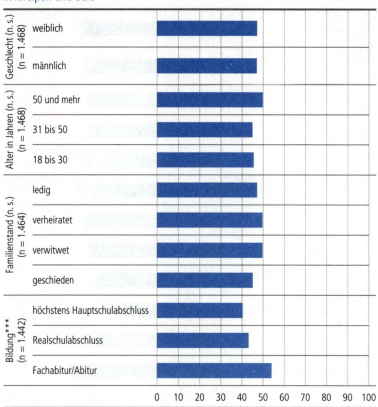

* p ≤ 0,05; ** p ≤ 0,01; *** p ≤ 0,001; n. s. = nicht signifikant; gemäß Chi^2-Test

Alle Angaben in Prozent der Befragten

Abbildung 8: Soziale Unterschiede der Zustimmung zu einem Rauchverbot in Diskotheken

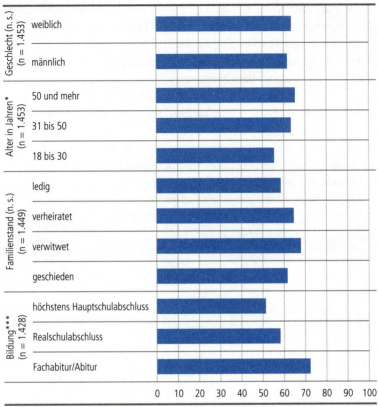

* p ≤ 0,05; ** p ≤ 0,01; *** p ≤ 0,001; n. s. = nicht signifikant; gemäß Chi^2-Test

Alle Angaben in Prozent der Befragten

Multivariate Ergebnisse

Mit Restaurants sowie Kneipen und Bars werden im Folgenden zwei Gastronomietypen noch genauer untersucht, die sich hinsichtlich der Zustimmung der Bevölkerung zu Rauchverboten stark unterscheiden. Mit der multivariaten Analyse (Tabelle 2) wird die Wahrscheinlichkeit einer Zustimmung zu Rauchverboten in Restaurants (Ergebnisspalte 1) und zu Rauchverboten in Kneipen/Bars (Ergebnisspalte 2) in Abhängigkeit verschiedener potenzieller Einflussfaktoren untersucht.

Tabelle 2: Soziale und gesundheitsbezogene Einflussfaktoren auf die Wahrscheinlichkeit der Zustimmung zu einem Rauchverbot in Restaurants beziehungsweise Kneipen und Bars; Ergebnisse der logistischen Regressionen (dargestellt sind odds ratios)

	Restaurants	Kneipen/Bars
Geschlecht		
männlich	1,000[a]	1,000[a]
weiblich	0,911	0,878
Altersgruppen		
18- bis 30-Jährige	1,000[a]	1,000[a]
31- bis 50-Jährige	1,048	1,366
51- bis 79-Jährige	0,591*	1,353
Rauchstatus		
Nie-Raucher	1,000[a]	1,000[a]
täglicher Raucher	0,253***	0,098***
gelegentlicher Raucher	0,481*	0,145***
Ex-Raucher	0,977	0,659**
Familienstand		
ledig	1,000[a]	1,000[a]
verheiratet	0,977	0,930
verwitwet	1,112	0,858
geschieden	1,531	1,053

	Restaurants	Kneipen/Bars
Bildung		
maximal Hauptschulabschluss	1,000[a]	1,000[a]
Realschulabschluss	1,200	1,126
Abitur/Fachabitur	1,805**	1,614*
Gesundheitszustand		
ausgezeichnet	0,981	0,964
sehr gut	1,458*	1,263
gut	1,000[a]	1,000[a]
weniger gut	0,687*	0,993
schlecht	0,799	1,038
Gesundheitsachtung		
gar nicht	1,000[a]	1,000[a]
weniger stark	4,686*	1,291
mittelmäßig	4,579*	1,349
stark	5,452**	1,342
sehr stark	6,528**	3,211
Bundesland		
Bundesländer ohne rauchfreie Gastronomie	1,000[a]	1,000[a]
Niedersachsen/Baden-Württemberg/Hessen	1,603**	1,115
gesamt	**1.440**	**1.428**

a Referenzgruppe; * p ≤ 0,05; ** p ≤ 0,01; *** p ≤ 0,001

Hinsichtlich der soziodemographischen Einflussfaktoren ist erkennbar, dass Frauen eine etwas geringere Wahrscheinlichkeit als Männer haben, ein Rauchverbot gutzuheißen; die Unterschiede sind jedoch statistisch nicht signifikant. Hinsichtlich des Alters gibt es nur bei der Zustimmung zu rauchfreien Restaurants einen statistisch signifikanten Unterschied: Personen im Alter über 50 sind im Vergleich zu 18- bis 30-Jährigen eher dagegen.

Weiterhin bestätigt sich, dass Raucher eher gegen ein Rauchverbot sind als Nie-Raucher, wobei dies für tägliche Raucher in stärkerem Maße gilt als für Gelegenheitsraucher. Raucher sind durch Rauchverbote unmittelbarer in ihrem Verhalten eingeschränkt, woraus sich wohl das geringere Einsehen in die Notwendigkeit von Nichtraucherschutz ergibt. Ex-Raucher unterscheiden sich von den Nie-Rauchern nur hinsichtlich eines Rauchverbots in Kneipen und Bars signifikant – hier sind sie eher dagegen –; hinsichtlich eines Rauchverbots in Restaurants sind sie ähnlicher Meinung wie die Gruppe der Nie-Raucher.

In Bezug auf den Familienstand ergeben sich keine statistisch signifikanten Unterschiede. Hinsichtlich Bildung ist anzunehmen, dass je höher die Bildung, desto größer das Wissen über die Gesundheitsgefährdung des Rauchens und desto breiter wiederum die Zustimmung zu Rauchverboten. Die Ergebnisse der logistischen Regression zeigen diesbezüglich, dass Personen mit Abitur tatsächlich eine höhere Wahrscheinlichkeit haben, rauchfreien Innenräumen in Restaurants und in Kneipen und Bars zuzustimmen, als Personen mit höchstens einem Hauptschulabschluss. Personen mit Realschulabschluss unterscheiden sich nicht signifikant von Hauptschulabsolventen.

Es wird ferner der Einfluss des (subjektiven) Gesundheitszustands auf die Zustimmung zu rauchfreien gastronomischen Einrichtungen untersucht. Hier wäre zu erwarten, dass insbesondere Personen mit einem schlechteren Gesundheitszustand für ein Rauchverbot sind, da sie besonders empfindlich auf Passivrauchen reagieren. In der multivariaten Analyse zeigt sich ein solcher Zusammenhang jedoch nicht. Trotz ihres Gesundheitszustands haben Personen, die ihre Gesundheit als weniger gut einstufen, eine niedrigere Wahrscheinlichkeit als Personen mit gutem Gesundheitszustand, für ein Rauchverbot in Restaurants zu sein. Personen mit einem sehr guten Gesundheitszustand haben eine erhöhte Wahrscheinlichkeit im Vergleich zu Personen mit gutem Gesundheitszustand, ein Rauchverbot in Restaurants zu begrüßen. Für ein Rauchverbot in Kneipen und Bars zeigen sich keine statistisch signifikanten Unterschiede nach Gesundheitszustand.

Es ist zu erwarten, dass Personen, die stark auf ihre Gesundheit achten, eine rauchfreie Umgebung stärker befürworten. Die Ergebnisse bestätigen zumindest hinsichtlich der Unterstützung rauchfreier Restaurants einen sehr starken Zusammenhang: Je mehr Personen auf ihre Gesundheit achten, desto höher ist die Wahrscheinlichkeit, dass sie einem Rauchverbot zustimmen. Personen, die sehr stark auf ihre Gesundheit achten, unterstützen ein Rauchverbot in Restaurants mit sechseinhalbfach höherer Wahrscheinlichkeit als Personen, die gar nicht auf ihre Gesundheit achten. Für rauchfreie Kneipen und Bars gilt dieser Zusammenhang nur schwach; zumindest Personen mit sehr starker Gesundheitsachtung haben eine erhöhte Wahrscheinlichkeit, Rauchrestriktionen in Kneipen und Bars zu unterstützen (die statistische Signifikanz wird hier nur knapp nicht erreicht).

Die internationale Erfahrung zeigt, dass die Befürwortung eines Rauchverbots nach dessen Einführung zunimmt. Daher wurde eine Unterscheidung nach Bundesländern getroffen, nämlich die Unterscheidung zwischen Niedersachsen, Baden-Württemberg und Hessen einerseits, wo die rauchfreie Gastronomie schon vor Beginn der Feldzeit umgesetzt wurde, und den restlichen Bundesländern andererseits. Die Ergebnisse zeigen, dass hinsichtlich eines Rauchverbots in Restaurants die Befürwortung in den drei Bundesländern mit Rauchverbot signifikant höher ist als in Bundesländern ohne Rauchverbot, und zwar um das 1,6-Fache. Dies deutet darauf hin, dass nach Einführung eines Rauchverbots die Zustimmung ansteigt. Eine ähnliche Tendenz zeigt sich auch bei den Kneipen und Bars, hier ist der Unterschied aber nicht signifikant.

Diskussion

Die Ergebnisse des Gesundheitsmonitors können als repräsentativ für die deutsche Wohnbevölkerung gelten. Sie stellen eine Momentaufnahme der Einstellungen im November 2007 dar, also zu einem Zeitpunkt, als Niedersachsen, Baden-Württemberg, Hessen und (allerdings ohne die Gastronomie) Mecklenburg-Vorpommern das Rauchverbot gerade umgesetzt hatten und die weiteren Bundesländer noch vor einer Umsetzung standen. Zum Zeitpunkt der Datenerhebung war ein erheblicher Teil der Befragten »häufig« oder »manchmal« Tabakrauch ausgesetzt, insbesondere am Arbeitsplatz und in der Freizeit – ein Beleg für die Notwendigkeit wirkungsvoller Maßnahmen zum Nichtraucherschutz.

Eine deutliche Mehrheit der Befragten (rund 65 %) will nach Einführung der Nichtraucherschutzmaßnahmen im Gastronomiegewerbe unverändert oft Restaurants, Kneipen und Bars sowie Bistros und Cafés besuchen. Bei den Nichtrauchern (Nie-Raucher und Ex-Raucher zusammengefasst) geben 15 bis 27 Prozent an, diese Einrichtungen sogar häufiger als in der Vergangenheit aufzusuchen. Lediglich ein Teil der Raucher will insbesondere Kneipen und Bars sowie Bistros und Cafés in Zukunft seltener aufsuchen. Da Raucher einen deutlich kleineren Bevölkerungsanteil darstellen als die Nichtraucher, ergibt sich insgesamt eine große Mehrheit an Personen, die in Zukunft unverändert oft oder häufiger gastronomische Betriebe aufsuchen wollen.

Die Prognose des zukünftigen Ausgehverhaltens kann allerdings nur ein ungefährer Maßstab für eine Einschätzung der zukünftigen Umsatzentwicklung sein. Zum einen ist zwischen Gästeaufkommen und tatsächlichem Umsatz zu unterscheiden; zum anderen muss eine Absichtserklärung nicht mit dem tatsächlichen späteren Verhalten übereinstimmen, insbesondere wenn eine Anpassungsreaktion des Verhaltens an eine neue Situation zu erwarten ist. Letztlich kann nur mit objektiven Daten die tatsächliche Umsatzentwicklung nachvollzogen werden. Erste Auswertungen der amtlichen Umsatzstatistik im Gastgewerbe zeigen, dass es in den Bundesländern, die bereits im Jahr 2007 ihr Landesnichtraucherschutzgesetz umsetzten, keine massiven Umsatzeinbußen infolge des Rauchverbots in der Gastronomie gab (Deutsches Krebsforschungszentrum 2008b).

Für nahezu alle abgefragten Orte ist eine Mehrheit der Bevölkerung für ein Rauchverbot, bei den Ausnahmen hierzu liegt die Zustimmungsquote nur knapp unter 50 Prozent. Für Orte, an denen sich Kinder und Jugendliche aufhalten, für öffentliche Verkehrsmittel, für Bahnhöfe und Flughäfen, für öffentliche Gebäude, für Arbeitsplätze sowie für Restaurants zeichnet sich eine sehr breite Mehrheit für ein Rauchverbot ab. Für Orte unter freiem Himmel (öffentliche Parks und Grünanlagen) sowie für Festzelte ist die Unterstützung für Nichtraucherschutzmaßnahmen geringer, hauptsächlich aufgrund der niedrigen Unterstützung durch Raucher. Dasselbe gilt für Kneipen und Bars, die sich zwar eine Mehrheit der Nie-Raucher rauchfrei wünscht, aber nur eine Minderheit der Raucher. Hier besteht die Notwendigkeit, bei den Rauchern Überzeugungsarbeit zu leisten, da ansonsten die Gefahr besteht, dass Raucher die Regeln zum Nichtraucherschutz nicht beachten oder auf Gastronomiebetriebe ausweichen, die das Rauchen (beispielsweise in Raucherräumen) erlauben.

Die bislang einzige deutsche Untersuchung zur Akzeptanz von Rauchverboten (Schneider et al. 2006) zeigte für das Jahr 2006 unter Frauen, Senioren, Verheirateten und Nichtrauchern besonders hohe Akzeptanzquoten für ein Rauchverbot in Restaurants. Die Daten des Gesundheitsmonitors zeigen in der bivariaten Analyse hingegen eher für Jüngere und Ledige eine höhere Akzeptanzquote für ein Rauchverbot in Restaurants; nach Geschlecht gibt es kaum Unterschiede. Auch hier ist die Akzeptanzquote der Nie-Raucher und der Ex-Raucher höher als die der Raucher. Allerdings sind die beiden Untersuchungen aufgrund der unterschiedlichen Frageformulierungen und der verschiedenen Erhebungsjahre nur begrenzt vergleichbar.

Für die multivariate Analyse der Einflussfaktoren auf die Zustimmung zu Rauchverboten wurden zwei gastronomische Betriebsarten ausgewählt, für die sich schon bivariat deutliche Unterschiede gezeigt haben: ein Rauchverbot in Restaurants, für das sich eine breite Mehrheit unter den Befragten abgezeichnet hat, und ein Rauchverbot in Kneipen und Bars, für das eine geringere Zustimmung deutlich wurde und gegen das sich insbesondere Raucher aussprachen.

Es zeigte sich ebenfalls bei den multivariaten Analysen, dass der Rauchstatus ein sehr starker Einflussfaktor für die Zustimmung ist. Insbesondere tägliche Raucher und in etwas geringerem Ausmaß gelegentliche Raucher sind gegen ein Rauchverbot. Ex-Raucher lehnen interessanterweise ein Rauchverbot in Kneipen und Bars mit einer höheren Wahrscheinlichkeit ab als Nie-Raucher, während es für Restaurants keine signifikanten Unterschiede zwischen Ex-Rauchern und Nie-Rauchern gibt. Scheinbar fühlen sich Ex-Raucher ebenso wie Nie-Raucher von Tabakrauch in Restaurants gestört, aber nicht von Tabakrauch in Kneipen und Bars. In Bezug auf die Akzeptanz eines Rauchverbots scheint es bei Teilen der Bevölkerung eher um persönliche Präferenzen zu gehen als um die potenzielle Gefährdung der Gesundheit.

Wie international zu beobachten, konnte auch hier gezeigt werden, dass Personen mit Abitur eine rauchfreie Gastronomie eher befürworten als Personen mit niedrigeren Bildungsabschlüssen. Das Wissen um die Gesundheitsgefährdung durch Passivrauchen könnte dabei eine Rolle spielen. Sehr wichtig ist das Ergebnis, dass Befragte aus Niedersachsen, Baden-Württemberg und Hessen, die zum Zeitpunkt der Befragung in ihrem Bundesland bereits eine rauchfreie Gastronomie hatten, sich deutlich mehr für ein Rauchverbot in Restaurants aussprechen. Gleichwohl ist dies mit Vorsicht zu interpretieren, da es sich um eine Querschnittsbefragung handelt und nicht bekannt ist, ob die Zustimmung schon vor Umsetzung der rauchfreien Gastronomie erhöht war. Das Ergebnis lässt sich aber als Hinweis darauf deuten, dass mit der Anpassung an die gesetzliche Regelung die Akzeptanz steigt, wie Erfahrungen aus anderen Ländern zeigen (Biener et al. 2007; Fong et al. 2006; Thomson und Wilson 2006).

Der Einfluss des eigenen Gesundheitszustands und Gesundheitsbewusstseins auf die Befürwortung von Rauchverboten wurde unseres Wissens bislang noch nie untersucht. Die Ergebnisse des Gesundheitsmonitors zeigen, dass Personen mit einem sehr guten Gesundheitszustand eher rauchfreien Restaurants zustimmen. Dass Personen mit weniger gutem Gesundheitszustand Rauchverbote in Restaurants eher ablehnen, ist bedenklich, da sie empfindlicher gegenüber den Schadstoffen des Tabakrauchs sind. Das Gesundheitsbewusstsein, das heißt, wie stark jemand auf seine Gesundheit achtet, beeinflusst sehr stark die Zustimmung zu einem Rauchverbot in Restaurants. Zumindest der Tendenz nach gilt das auch für Kneipen und Bars. Je mehr eine Person auf ihre Gesundheit achtet, desto eher befürwortet sie ein Rauchverbot. Die Schädlichkeit des Passivrauchens scheint also einem großen Teil der Bevölkerung bewusst zu sein und ist ein bedeutsamer Einflussfaktor für die Akzeptanz rauchfreier Restaurants.

Gesundheitspolitische Schlussfolgerungen und Empfehlungen

Gesetzliche Regelungen für einen wirksamen Schutz der Bevölkerung vor Passivrauchen waren in Deutschland längst überfällig. Mit dem Bundes- und den einzelnen Landesnichtraucherschutzgesetzen ist ein bislang hierzulande nicht gekanntes Maßnahmenpaket entstanden, mit dem die politisch Verantwortlichen endlich angemessen auf die seit Jahrzehnten bekannten erheblichen Gesundheitsgefahren des Passivrauchens reagiert haben. Dennoch besteht weiterhin Handlungsbedarf.

Es ist besorgniserregend, dass eine immer noch hohe Zahl von Menschen bei der Arbeit häufig oder zumindest manchmal Tabakrauch ausgesetzt ist. Die geltende Arbeitsstättenverordnung, wonach der Arbeitgeber seit 2004 »die erforderlichen Maßnahmen zu treffen [hat], damit die nicht rauchenden Beschäftigten in Arbeitsstätten wirksam vor den Gesundheitsgefahren durch Tabakrauch geschützt sind« (Arbeitsstättenverordnung 2004), wird offensichtlich noch nicht vollständig umgesetzt – auch, weil sie noch zu viele Ausnahmen vorsieht. Zeitnah sollten hier Arbeitsstätten mit Publikumsverkehr (womit unter anderem gastronomische Einrichtungen gemeint sind) explizit einbezogen werden.

Des Weiteren ist es unbefriedigend, dass in Deutschland ein Flickenteppich von uneinheitlichen Regelungen besteht, der darüber hinaus vor allem in den gastronomischen Einrichtungen noch zu viele Ausnahmen vorsieht. Angesichts der wissenschaftlichen Evidenz zur Schädlichkeit des aktiven und passiven Rauchens und aufgrund der Tatsache, dass die Mehrheit der Bevölkerung (und vor allem die große Zahl der Nichtraucher) Rauchverbote an allen abgefragten Orten unterstützt, sollten die gesetzlichen Regelungen in den Bundesländern in der Zukunft für die bereits berücksichtigten Einrichtungen ein umfassendes Rauchverbot ohne Ausnahmeregelungen vorsehen. Zudem sollte die Möglichkeit zusätzlicher Rauchverbote an weiteren öffentlichen Orten geprüft werden.

Hinsichtlich einer rauchfreien Gastronomie gilt: Konsequent, einheitlich, für alle nachvollziehbar und gerecht ist nur ein umfassendes Rauchverbot. Damit werden zudem Ausnahmebestrebungen und Klagen von einzelnen Betreibern sowie Unsicherheiten in der Bevölkerung vermieden, was wo erlaubt beziehungsweise untersagt ist. Gerichte, die sich mit bereits angestrengten Klagen gegen Rauchverbote auseinandersetzen, tragen eine hohe Verantwortung und sollten sich der möglichen Tragweite und Konsequenzen ihrer Entscheidungen bewusst sein. Die enorme Gefahr des Rauchens und Passivrauchens für die öffentliche und individuelle Gesundheit sollte hierbei stets schwerer wiegen als wirtschaftliche, Selbstbestimmungs- und Freiheitsaspekte. Passivrauchen ist schädlich, immer und überall. Das Bundesverfassungsgericht bezeichnet in seiner Urteilsbegründung vom 30. Juli 2008 den Schutz vor den Gefahren des Passivrauchens als ein »überragend wichtiges Gemeinwohlziel«, das verfassungsrechtlich Vorrang hat vor der Berufsfreiheit der Gastwirte und der Verhaltensfreiheit der Raucher. Daten aus anderen Ländern (wie Irland, Norwegen, Australien sowie den US-Staaten Kalifornien und New York) zeigen zudem, dass nach Einführung umfassender Rauchverbote in der Gastronomie die Besucher- und Umsatzzahlen allenfalls kurzfristig zurückgehen, langfristig aber nicht abnehmen (Deutsches Krebsforschungszentrum 2006; Scollo et al. 2003).

Es hat sich gezeigt, dass die Unterstützung der deutschen Bevölkerung für gesetzliche Rauchverbote insgesamt sehr hoch ist, jedoch insbesondere die Zustimmung zu rauchfreien Kneipen und Bars geringer ausfällt. Eine Ursache könnte sein, dass in Deutschland die Umsetzung der Rauchverbote nicht mit massenmedialen Aufklärungskampagnen begleitet wurde, um die Akzeptanz in der Bevölkerung und die Compliance unter Rauchern zu erhöhen. Nahezu alle anderen Länder mit gesetzlichen Regelungen zum Nichtraucherschutz haben deren Umsetzung mit massenmedialen Kampagnen begleitet, um die gesamte Bevölkerung zu erreichen. Diese wiesen einerseits allgemein auf den Gesundheitsgewinn durch rauchfreie Innenräume hin; andererseits sensibilisierten sie für die Situation der Beschäftigten in der Gastronomie.

Diese Aufklärungsarbeit schlägt sich in den sehr hohen Zustimmungsquoten in der Bevölkerung der entsprechenden Länder nieder: Beispielsweise liegt die Zustimmung zu rauchfreien Restaurants in Irland und in Italien nach Umsetzung der dortigen Rauchverbote bei mehr als 90 Prozent (European Commission 2007).

In Deutschland ist hingegen das Paradoxon zu beobachten, dass sich mehr als 80 Prozent der Befragten rauchfreie Arbeitsplätze wünschen, aber nur knapp die Hälfte der Bevölkerung rauchfreie Kneipen und Bars unterstützt: Offensichtlich wird nicht wahrgenommen, dass Kneipen und Bars für die dort Beschäftigten ein Arbeitsplatz sind. Diese dissonante Wahrnehmung könnte durch massenmediale Kampagnen aufgelöst werden, die für das Recht aller Arbeitnehmer einschließlich Gastronomiemitarbeiter auf rauchfreie Arbeitsplätze sensibilisieren.

Darüber hinaus müsste stärker auf die Gesundheitsgefahren durch Tabakrauch hingewiesen werden, damit dieser nicht nur als Belästigung, sondern auch als gesundheitlicher Risikofaktor wahrgenommen wird. Dass die Zustimmung zu Rauchverboten auch bei den Nichtrauchern je nach Ort deutlich variiert, lässt auf den starken Einfluss persönlicher Präferenzen schließen. Der starke Einfluss des Gesundheitsbewusstseins auf die Zustimmung zu Rauchverboten in Restaurants deutet darauf hin, dass ein Appell an selbiges die Akzeptanz von Rauchverboten erhöhen könnte.

Die besonders geringe Unterstützung des Nichtraucherschutzes bei Rauchern hängt sicherlich damit zusammen, dass sich Raucher durch Rauchverbote unmittelbarer in ihrer Freiheit eingeschränkt sehen. Zudem spielt eine Rolle, dass die Mehrzahl der Raucher tabakabhängig ist. Rauchverbote bedeuten, dass sie ihre Sucht gegebenenfalls nur eingeschränkt befriedigen können. Es ist daher notwendig, im Zuge der Umsetzung gesetzlicher Rauchverbote auch die Angebote zur Tabakentwöhnung auszubauen, um Rauchern den Ausstieg zu erleichtern oder zumindest eine Reduktion des Konsums zu ermöglichen.

All diese Erkenntnisse und die daraus abgeleiteten Empfehlungen stehen im Einklang mit den Leitlinien der Weltgesundheitsorganisation (WHO) zum Schutz der Bevölkerung vor den Gefahren durch Tabakrauch, die das Expertenwissen und die bisherigen Erfahrungen hinsichtlich der Umsetzung von gesetzlichen Maßnahmen zum Nichtraucherschutz reflektieren (Deutsches Krebsforschungszentrum 2007b). Die Leitlinien empfehlen Aufklärungs- und Informationskampagnen bereits im Vorfeld der Umsetzung unter Einbezug aller relevanten Interessengruppen und das Bereitstellen von Informationen für die betroffenen Geschäftsinhaber und Gebäudebesitzer. Diese Maßnahmen erhöhen die Wahrscheinlichkeit, dass die Umsetzung reibungslos erfolgt und das Gesetz in hohem Maße freiwillig eingehalten wird.

Hinsichtlich der Infrastruktur zur Durchsetzung der Gesetze für eine rauchfreie Umwelt empfehlen die Leitlinien der WHO die Schulung und den Einsatz von speziellen Inspektoren. Zudem sollte der Gesetzgeber klar bestimmen, welche Behörde für die Durchsetzung der Gesetze zuständig ist. Darüber hinaus empfehlen die Leitlinien die Einrichtung einer zentralen, kostenlosen Telefonhotline, um die Öffentlichkeit zur Meldung von Verstößen zu ermutigen. Die Höhe der Strafen bei Verstößen von Rauchern sollte ausreichend hoch angesetzt werden, damit eine abschreckende Wirkung erzielt wird. Bei Verstößen von Betrieben sollten umfangreichere Strafen ausgesprochen werden, die bei wiederholten Verstößen erhöht werden.

Es hat sich auch in anderen Bereichen der gesundheitlichen Prävention (wie etwa dem Tragen von Sicherheitsgurten im Auto oder der Helmpflicht für Motorradfahrer) gezeigt, dass gesetzliche Regelungen nur dann flächendeckend eingehalten werden, wenn ihre Umsetzung kontrolliert und Verstöße empfindlich sanktioniert werden. Bislang ist unklar, ob und wie die Bundesländer die Einhaltung der Nichtraucherschutzgesetze überwachen. Die Geldbußen scheinen teilweise noch zu niedrig angesetzt, um wirklich abschreckend zu wirken. Außerdem ist uneinheitlich geregelt, ob die gegen das Gesetz verstoßende Person oder der betroffene Geschäftsbetreiber für Zuwiderhandlungen zu sanktionieren ist.

Insgesamt wird es darauf ankommen, die gesetzlichen Regelungen zum Nichtraucherschutz in ein umfassendes und aufeinander abgestimmtes Gesamtpaket im Sinne einer nachhaltigen Tabakkontrollpolitik einzubetten. Neben den drei Strategien »Einstieg in das Rauchen verhindern«, »Ausstieg erleichtern« und »rauchfreie Umwelten schaffen« zählen dazu auch Maßnahmen wie weitere Steuererhöhungen auf Tabakprodukte, große bildliche Warnhinweise, Präventionskampagnen sowie begleitende Strategien des Social Marketing und der Media Advocacy, um Nichtrauchen als soziale Norm in allen Lebensbereichen zu etablieren.

Die Empfehlungen zum wirksamen Schutz der Bevölkerung vor den Gefahren des Tabakrauchs lassen sich folgendermaßen zusammenfassen:

1. Vereinheitlichung der gesetzlichen Regelungen zum Nichtraucherschutz in möglichst einem umfassenden Bundesgesetz,
2. Vermeidung von Aufweichungen und Ausnahmen zu den gesetzlichen Regelungen,
3. Anpassung der Arbeitsstättenverordnung zum Schutz vor Passivrauchen am Arbeitsplatz an die (möglichst bundeseinheitliche) Gesetzgebung,
4. massenmediale Aufklärungskampagnen zur Sensibilisierung der Bevölkerung für die Gefahren des Passivrauchens und für das Recht auf einen rauchfreien Arbeitsplatz ohne Ausnahmen,
5. Kontrolle und empfindliche Sanktionen zur Gewährleistung der Einhaltung der gesetzlichen Rauchverbote,
6. weitere strategische Maßnahmen für eine umfassende Tabakkontrollpolitik zum Schutz der Bevölkerung (wie beispielsweise Tabaksteuererhöhungen, umfassende Tabakwerbeverbote und bildliche Warnhinweise),
7. Nichtrauchen als soziale Norm etablieren (durch eine rauchfreie Umwelt und begleitend durch öffentliche Kampagnen, soziales Marketing, Media Advocacy).

Literatur

Albers, A., M. Siegel, D. Cheng, N. Rigotti und L. Biener. »Effects of restaurant and bar smoking regulations on exposure to environmental tobacco smoke among Massachusettes adults«. *American Journal of Public Health* (94) 2004. 1959–1964.

Alesci, N. L., J. L. Forster und T. Blaine. »Smoking visibility, perceived acceptability, and frequency in various locations among youth and adults«. *Preventive Medicine* (36) 2003. 272–281.

Arbeitsstättenverordnung – ArbStättV. *Verordnung über Arbeitsstätten* vom 12.8.2004.

Biener, L., und A. L. Nyman. »Effect of workplace smoking policies on smoking cessation: results of a longitudinal study«. *Journal of Occupational and Environmental Medicine* (41) 1999. 1121–1127.

Biener, L., C. A. Garrett, M. Skeer, M. Siegel und G. Connolly. »The Effects on Smokers of Boston's Smoke-free Bar Ordinance: A Longitudinal Analysis of Changes in Compliance, Patronage, Policy Support, and Smoking at Home«. *Journal of Public Health Management and Practice* (13) 2007. 630–636.

Bolte, G., D. Heitmann, M. Kiranoglu, R. Schierl, J. Diemer, W. Körner und H. Fromme. »Exposure to environmental tobacco smoke in German restaurants, pubs and discotheques«. *Journal of Exposure Science and Environmental Epidemiology* (18) 2007. 262–271.

Brooks, D. R., und L. A. Mucci. »Support for smoke-free restaurants among Massachusetts adults, 1992–1999«. *American Journal of Public Health* (91) 2001. 300–303.

Cains, T., S. Cannata, R. Poulos, M. Ferson und B. Stewart. »Designated ›no smoking‹ areas provide from partial to no protection from environmental tobacco smoke«. *Tobacco Control* (13) 2004. 17–22.

Deutsches Krebsforschungszentrum. *Passivrauchen – ein unterschätztes Gesundheitsrisiko.* Heidelberg 2005.

Deutsches Krebsforschungszentrum. *Stabile Umsätze und gesicherte Arbeitsplätze nach Einführung der rauchfreien Gastronomie.* Heidelberg 2006.

Deutsches Krebsforschungszentrum. *Erhöhtes Gesundheitsrisiko für Beschäftigte in der Gastronomie durch Passivrauchen am Arbeitsplatz.* Heidelberg 2007a.

Deutsches Krebsforschungszentrum. *Leitlinien der Weltgesundheitsorganisation zum Schutz der Bevölkerung vor den Gefahren durch Tabak-*

rauch – Artikel 8 des WHO-Rahmenübereinkommens zur Eindämmung des Tabakgebrauches (Framework Convention on Tobacco Control). Heidelberg 2007b.

Deutsches Krebsforschungszentrum. Rauchfreie Gaststätten in Deutschland: Mehr als Zwei-Drittel-Zustimmung bei der Bevölkerung. Heidelberg 2007c.

Deutsches Krebsforschungszentrum. Rauchfreie Gaststätten in Deutschland 2008: Mehr als zwei Drittel der Bevölkerung für eine bundesweit einheitliche Regelung. Heidelberg 2008a.

Deutsches Krebsforschungszentrum. Umsatzentwicklung in der deutschen Gastronomie vor und nach der Umsetzung von Landesnichtraucherschutzgesetzen – eine erste Bilanz. Heidelberg 2008b.

European Commission. »Attitudes of Europeans towards Tobacco. Special Eurobarometer 272«. 2007. ec.europa.eu/health/ph_determinants/life_style/Tobacco/Documents/ebs272c_en.pdf (Download 20.5.2008).

Fong, G. T., A. Hyland, R. Borland, D. Hammond, G. Hatings, A. McNeill, S. Anderson, K. M. Cummings, S. Allwright, M. Mulcahy, F. Howell, L. Clancy, M. E. Thompson, G. Connolly und P. Driezen. »Reductions in tobacco smoke pollution and increases in support for smoke-free public places following the implementation of comprehensive smoke-free workplace legislation in the Republic of Ireland: findings from the ITC Ireland / UK Survey«. Tobacco Control (15) Suppl. 3 2006. iii51–iii58.

Gallus, S., P. Zuccaro, P. Colombo, G. Apolone, R. Pacifici, S. Garattini, C. Bosetti und C. La Vecchia. »Smoking in Italy 2005–2006: Effects of a comprehensive national tobacco regulation«. Preventive Medicine (45) 2007. 198–201.

Law, M. R., und A. K. Hackshaw. »Environmental tobacco smoke«. British Medical Bulletin (52) 1996. 22–34.

Schneider, S., S. Tönges, S. Mohnen, K. Schaller und M. Pötschke-Langer. »Rauchfreie Gaststätten – Repräsentativdaten zu Einstellungen und Akzeptanz in der deutschen Bevölkerung«. Deutsche Medizinische Wochenschrift (131) 2006. 2067–2072.

Schofield, M. J., R. Considine, C. A. Boyle und R. Sanson-Fisher. »Smoking control in restaurants: the effectiveness of self-regulation in Australia«. American Journal of Public Health (83) 1993. 1284–1288.

Scollo, M., A. Lal, A. Hyland und S. Glantz. »Review of the quality of studies on the economic effects of smoke-free policies on the hospitality industry«. *Tobacco Control* (12) 2003. 13–20.

Siegel, M., A. B. Albers, D. M. Cheng, W. L. Hamilton und L. Biener. »Local Restaurant Smoking Regulations and the Adolescent Smoking Initiation Process: Results of a Multilevel Contextual Analysis Among Massachusetts Youth«. *Archives of Pediatrics Adolescent Medicine* (162) 2008. 477–483.

Statistisches Bundesamt. *Mikrozensus – Fragen zur Gesundheit. Rauchgewohnheiten der Bevölkerung 2005*. Wiesbaden 2006.

Tang, H., D. W. Cowling, J. C. Lloyd, T. Rogers, K. L. Koumjian, C. M. Stevens und D. G. Bal. »Changes of attitudes and patronage behaviors in response to a smoke-free bar law«. *American Journal of Public Health* (93) 2003. 611–617.

Thomson, G., und N. Wilson. »One year of smokefree bars and restaurants in New Zealand: impacts and responses«. *BMC Public Health* (6) 2006. 64.

TNS Healthcare. »Gesundheitsmonitor Feld- und Methodenbericht Bevölkerungsbefragung Welle 13«. www.gesundheitsmonitor.de (Download 14.7.2008).

Torabi, M. R., und C. D. Seo. »Sociodemographic correlates of public perceptions regarding a smoking ban in bars and restaurants«. *Journal of Drug Education* (34) 2004. 335–350.

Alter und Gesundheit: Vorstellungen in unterschiedlichen Generationen

Adelheid Kuhlmey, Tanja Hitzblech, Susanne Schnitzer

Einführung

Die Bevölkerung Deutschlands ist eine der ältesten der Welt. Bereits nach dem Jahr 2000 führte der Tatbestand, dass mehr über 60-Jährige als unter 20-Jährige in Deutschland lebten, zur demographischen Wende. So ist die Debatte um die gesundheitlichen Folgen der fortschreitenden Alterung der deutschen Bevölkerung und die Finanzierbarkeit einer zunehmenden Krankheitslast sehr aktuell. Dabei wird häufig übersehen, dass es in den Gesellschaften des langen Lebens nicht nur einen Mangel an neuen Finanzierungsquellen für die alten sozialen Systeme gibt, sondern vor allem einen Mangel an Rollen- und Leitbildern für immer mehr Alte.

Vor diesem Hintergrund fehlt auch eine moderne Vorstellung davon, was Gesundheit und angemessenes Leben im Alter überhaupt ist. Zur Aufklärung dieses Defizits wurden in der Frühjahrsbefragung 2008 des Gesundheitsmonitors 18- bis 79-jährige Frauen und Männer nach ihren Gesundheitsvorstellungen befragt. Darüber hinaus wurde ermittelt, welche Bedeutung die Gesundheit in anderen Lebensbereichen für Menschen verschiedenen Lebensalters hat. Zugleich richtete sich das Forschungsinteresse auf das vorherrschende Altersbild in unterschiedlichen Generationen. Der Begriff der Generationen wird dabei in seiner Bedeutung als Altersgruppe und Lebensphase verstanden.

Stand der wissenschaftlichen Diskussion

Alter(n) und Altersbilder: Der Begriff Alter steht zunächst für eine bestimmte Lebensphase, eine Periode am Ende der menschlichen Biographie. Altern ist dagegen ein Prozess, ein normales, das heißt physiologisches Geschehen. Lebewesen altern vom Augenblick ihrer Zeugung an durch alle Lebensphasen hindurch bis zum Tod. Auch wenn Altern ein physiologisches Geschehen ist, bedeutet dies nicht, dass der Verlauf des Altwerdens unveränderlich ist (Wahl und Mollenkopf 2007; Tesch-Römer et al. 2006). Im Gegensatz zu früher ist Altern heute alles andere als ein Einzelschicksal, es ist ein Massenphänomen. Neu ist das frühe soziale Alter. So gehört ein 60-Jähriger am Arbeitsplatz zu den Alten und wechselt als junger Rentner in eine nachberufliche Phase, die 20, vielleicht sogar 30 Jahre lang zu gestalten ist.

Altwerden ist in der Gegenwart verbunden mit einer längeren Lebenszeit für Frauen im Vergleich zu Männern und mit dem Phänomen der Hochaltrigkeit. Menschen über 80 Jahre stellen den am schnellsten wachsenden Teil der Bevölkerung dar. Ihr Anteil wird sich in den nächsten Jahrzehnten verdreifachen und 2050 voraussichtlich zwölf Prozent der Bevölkerung betragen (BMFSFJ 2002; Kruse und Schmitt 2005).

Solche Entwicklungen belegen, dass das Alter kein feststehender Begriff, sondern auch Produkt gesellschaftlicher und kultureller Entwicklungen ist und der individuelle Verlauf des Altwerdens von Einflüssen des vergangenen Lebens (etwa sozioökonomischen Rahmenbedingungen) ebenso stark geprägt ist wie von erst im Alter auftretenden Ereignissen (etwa das Ausscheiden aus dem Beruf). Phasen des Alterslebens nehmen nur sehr langsam eine eigene Gestalt an und entwickeln erst seitdem die lange Lebenszeit eine vermeintlich sichere Perspektive für immer mehr Menschen geworden ist neue Entfaltungsmöglichkeiten. Parallel zu diesen Prozessen verändern sich die traditionellen Vorstellungen vom Alter.

Dabei spannt sich der Bogen in Deutschland vom Leitbild des »betreuten Alters«, das sowohl die 1960er Jahre als auch die 1970er Jahre dominierte, über das des »aktiven Alters« der 1980er Jahre hin zum »produktiven Alter« heutiger Provenienz. Mit dem Leitbild des »betreuten Alters« verband sich die weitgehende Abwesenheit von Anforderungen. Das »aktive Alter« zielte ab auf Teilhabe am gesellschaftlichen Leben durch Aktivierung. Das Bild des »produktiven Alters«

schließlich fokussiert auf die Gestaltung sozialen Lebens mittels Mobilisierung jeweils vorhandener Kompetenzen (Baltes und Montada 1996; Lehr 2000; Filipp und Mayer 2005).

Alter(n) und Gesundheit: Die sozialen Entwicklungen und Vorstellungen vom Alter beeinflussen die Gesundheitslage alter Frauen und Männer. Nicht zuletzt stellt die gerontologische Tatsache, dass ein heute 70-Jähriger in vieler Hinsicht so wie ein 65-Jähriger der Generation davor ist, eine Konsequenz dieser kulturellen Entwicklung dar (Kruse 2006). So wichtig genetische Faktoren für das Altwerden sind, die besten Schätzungen gehen heute dennoch davon aus, dass sie weniger als die Hälfte der Varianz von Krankheit beziehungsweise Gesundheit im Alter erklären (Mayer und Baltes 1996; Kuhlmey und Schaeffer 2008).

Der aktuellen Befundlage zufolge hat das demographische Altern zahlreiche Auswirkungen auf die Gesundheit der Menschen. Einerseits ist die hohe Lebenserwartung verantwortlich für den Anstieg chronischer Leiden, psychischer Erkrankungen und Pflegebedürftigkeit. Andererseits korreliert die gestiegene Lebenserwartung mit einer länger anhaltenden Vitalität alter Menschen und der Tatsache, dass Frauen und Männer heute durchschnittlich gesünder sind als früher. Bereits die Befunde der Berliner Altersstudie (BASE) bewiesen, dass die Mehrzahl derer, die 65 Jahre und älter sind – etwa 80 Prozent –, in der Ausführung ihrer Alltagsaktivitäten kaum eingeschränkt ist.

Diese und andere Studien zeigen, dass sich sowohl die körperliche als auch die geistige Vitalität im Alter von Kohorte zu Kohorte verbessert hat (Mayer und Baltes 1996; Schwartz und Walter 1998, RKI 2006). Darüber hinaus zeigen Befragungen älterer Menschen nahezu durchgängig hohe Zufriedenheitswerte mit der eigenen Gesundheit. Dem Bundesgesundheitssurvey zufolge sind beispielsweise 50 Prozent der 70- bis 79-jährigen Männer und rund 44 Prozent der Frauen dieser Altersgruppe mit ihrer Gesundheit sehr zufrieden oder zufrieden (RKI 2002).

Subjektive Gesundheitsvorstellungen sind die im Alltag vorherrschenden Annahmen darüber, was das körperliche und psychische Wohlbefinden beeinflusst. Sie werden im Laufe des Lebens aufgebaut und in entsprechendes Gesundheitshandeln umgesetzt. Subjektive Gesundheitsvorstellungen stellen damit eine entscheidende Variable für das eigene Gesundheitshandeln dar (Faltermeier und Bengel 2000; Faltermeier 2002). So zeigen Faltermaier und Kühnlein (2000), dass Berufstätige, die in ihrem Gesundheitskonzept Gesundheit überwiegend durch externe Risiken (Schadstoffe in der Umwelt, am Arbeitsplatz) gefährdet sehen, dementsprechend nur wenige Handlungschancen wahrnehmen und sich als relativ verwundbar erleben.

Frank (2000) belegt, dass ein positiv definiertes Konzept von Gesundheit beziehungsweise eine hohe Selbstwirksamkeitserwartung mit einem stärker ausgeprägten gesundheitsförderlichen Lebensstil einhergeht. Umgekehrt leben etwa weibliche Jugendliche, die Gesundheit als »Abwesenheit von Krankheit« definieren, weniger gesundheitsförderlich.

Der subjektive Stellenwert von Gesundheit variiert im menschlichen Lebensverlauf. Biographische Einflüsse wie erste Symptome des Alterns oder bestimmte Lebensereignisse (beispielsweise eigene Krankheiten oder Krankheiten von nahestehenden Personen) können Einfluss darauf haben, welchen Stellenwert Gesundheit im Leben einnimmt und wie er sich verändert (Staudinger 1996).

Fragestellung, Material und Methode

Im Zentrum des Forschungsinteresses standen folgende Fragestellungen: Wie unterscheiden sich die Bilder vom Altern und Altsein in den Generationen? Welche Bedeutung hat die Gesundheit im Kontext anderer Lebensbereiche für Angehörige unterschiedlicher Altersgruppen? Wie zufrieden sind die Befragten verschiedener Lebensalter mit diesen Lebensbereichen? Wie unterscheiden sich die individuellen Gesundheitsvorstellungen und die damit verbundene Überzeugung, etwas für den Erhalt der eigenen Gesundheit tun zu können, in den unterschiedlichen Altersgruppen?

Befragte: Insgesamt wurden 1.533 Personen aus der Frühjahrsbefragung 2008 des Gesundheitsmonitors befragt. Das Durchschnittsalter der Befragten liegt bei 46,61 Jahren, wobei die befragten Männer durchschnittlich etwas jünger als die Frauen sind (arithmetischer Mittelwert der Männer: 45,95 Jahre gegenüber Frauen: 47,25 Jahre). Insgesamt sind 757 Männer (49 %) und 776 Frauen (51 %) in der Stichprobe enthalten. Dem Osten Deutschlands (einschließlich Berlin) sind 341 Befragte (22 %) zuzuordnen, während 1.192 Westdeutsche erreicht wurden (78 %). 562 Personen (37 %) stammen aus einer

Kleinstadt (weniger als 100.000 Einwohner) und 971 Personen (63 %) aus einer Großstadt (ab 100.000 Einwohner).

Mehr als ein Drittel verfügt über einen Fachhochschulabschluss beziehungsweise Abitur (40 %; 609) oder über einen Realschulabschluss beziehungsweise Abschluss der polytechnischen Oberschule (35 %; 540), während knapp ein Viertel (23 %; 345) die Hauptschule abgeschlossen hat. Nach dem im Gesundheitsmonitor verwendeten Schichtenindex – eine Kombination aus Haushaltseinkommen, beruflicher Stellung und Schulbildung – ist der überwiegende Anteil der Befragten der Mittelschicht zuzuordnen (52 %; 802), wobei mehr Personen zur Oberschicht als zur Unterschicht zu zählen sind (20 %; 303 gegenüber 17 %; 267).

Methodisches Vorgehen: Zur Ermittlung der generationen- beziehungsweise altersspezifischen Antworten wurden die Befragten in vier Altersgruppen unterteilt. Jugendliche und junge Erwachsene zwischen 18 bis 34 Jahren bilden die unterste Gruppe, 35- bis 44-jährige Erwachsene werden von 45- bis 64-jährigen Befragten im mittleren Erwachsenenalter unterschieden. Schließlich markieren der Eintritt ins Rentenalter und der weitere Verlauf im Ruhestand die höchste Altersgruppe der 65- bis 79-Jährigen.

Alle abhängigen Variablen werden zunächst deskriptiv in Form einfacher prozentualer Häufigkeiten dargestellt und die altersspezifischen Zusammenhänge bivariat in Form von Kreuztabellen aufgeführt. Um überprüfen zu können, ob Zusammenhänge zwischen Alter und Relevanz beziehungsweise Zufriedenheit mit Gesundheit auf andere sozioökonomische Merkmale wie Bildung oder Geschlecht zurückzuführen sind, werden in einem weiteren Schritt multivariate Analysen durchgeführt (ordinale Regression). Die Antwortkategorien der abhängigen Variablen (»Wie wichtig ist Ihnen in Ihrer derzeitigen Lebensphase der Bereich der eigenen Gesundheit beziehungsweise wie zufrieden sind Sie derzeit mit dem Bereich der eigenen Gesundheit?«) rangieren zwischen »sehr wichtig« (1) über »eher wichtig« (2) hin zu »teils-teils«, »eher unwichtig«, »sehr unwichtig« (3) (beziehungsweise analog zu »zufrieden«). Neben Alter gehen Bildung, Schichtzugehörigkeit, Gemeindegrößenklassen, Ost-West-Zugehörigkeit und Geschlecht als unabhängige Variablen in die Analyse ein.

Mittels einer qualitativen Auswertung wurden die Antworten auf offene Fragen nach positiven und negativen Aspekten des Altwerdens zusammengefasst. Ziel dieser inhaltsanalytischen Sichtung war das

Beschreiben unterschiedlicher Altersbilder aus der Perspektive der Befragten in den vier Altersgruppen.

Ergebnisdarstellung und Diskussion

Das Alter im Spiegel der Generationen

Das Forschungsinteresse richtet sich in einem ersten Schritt auf das vorherrschende Altersbild. Die Befragten wurden gebeten anzugeben, ab welchem kalendarischen Alter sie selbst Menschen als »alt« eingruppieren. Wie erwartet, geht diese Beurteilung zwischen den Befragten aus den vier Altersgruppen auseinander. Während die Befragten zwischen 18 und 34 Jahren 63-Jährige für alt halten, ist für 35- bis 44-Jährige eine Person ab einem Alter von 68 Jahren alt, und die 45- bis 64-Jährigen ziehen diese Grenze sogar erst ab einem Alter von knapp 71 Jahren. Für die Befragten, die selbst älter als 65 Jahre sind, verschiebt sich die Vorstellung vom Charakteristikum »alt« nochmals um weitere fünf Jahre. Für sie sind erst die 76-Jährigen alt. Es zeigt sich, je älter eine befragte Person ist, umso höher ist das kalendarische Alter, ab dem jemand als »alt« bezeichnet wird (siehe Abbildung 1).

Werden die Befragten nach den positiven und negativen Aspekten im Hinblick auf ihr eigenes Altwerden gefragt, verbindet ein Viertel (25 %) der Befragten mit dem Alter eine eher positive Sicht. Demgegenüber erwarten 53 Prozent etwa gleich viel positive wie negative Aspekte, und immerhin jeder fünfte Befragte (22 %) vermutet eher negative Auswirkungen des Altwerdens. Die positiven Erwartungen

Abbildung 1: Ab welchem Alter ist man alt?

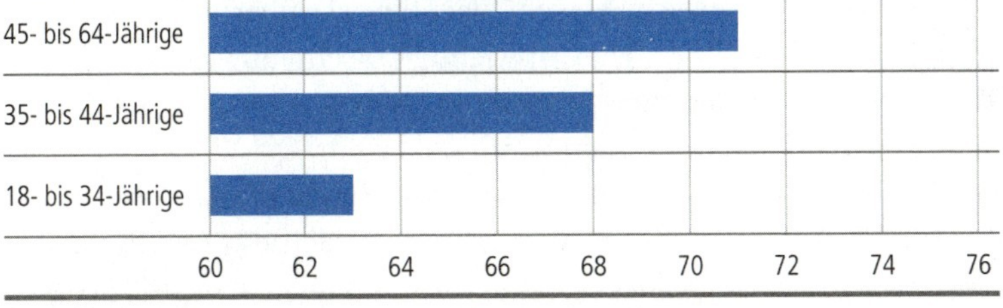

Angaben = kalendarisches Alter (arithmetische Mittelwerte)

an das Leben im Alter steigen allerdings mit zunehmendem Alter der Befragten. Zwar verbinden nur 18 Prozent der 18- bis 34-Jährigen mit dem Alter positive Aspekte, aber 35 Prozent der 65- bis 79-Jährigen (Abbildung 2). Die unterschiedliche Sichtweise auf Alter unterscheidet sich signifikant zwischen den Altersgruppen ($p \leq 0{,}001$).

Welche positiven Assoziationen zum Alter werden von den Befragten genannt? Diese offene Fragestellung ergab eine große Bandbreite an Antworten. Positive Aspekte des Altwerdens sehen alle Altersgruppen in einem höheren Grad an »Freiheit und Unabhängigkeit« sowie in einer »selbstbestimmten Lebensführung«. Darüber hinaus wird der Zeitfaktor genannt und damit verbunden die Vorstellung »selbst gewählte Tätigkeiten« ausüben zu können, mehr »Zeit für Familie und Freunde« zu haben. Mit den positiven Assoziationen zum Alter verbinden sich ebenso die Vorstellungen »weniger Stress« zu haben, ohne »Erfolgs- und Leistungsdruck« zu sein, über »Weisheit und Lebenserfahrung« zu verfügen sowie »finanziell« abgesichert zu sein.

Die altersspezifische Analyse der Antworten setzt noch einmal andere Akzente auf das höhere Lebensalter. So fällt auf, dass die jüngste Befragtengruppe (18 bis 34 Jahre) neben den genannten Aspekten mit dem Leben im Alter eine gewisse Stabilität der Lebenssituation

Abbildung 2: Gesamtbewertung des eigenen Altwerdens

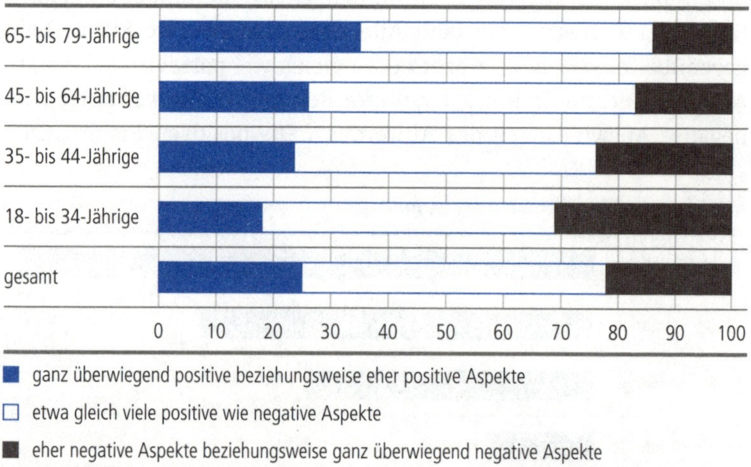

■ ganz überwiegend positive beziehungsweise eher positive Aspekte
☐ etwa gleich viele positive wie negative Aspekte
■ eher negative Aspekte beziehungsweise ganz überwiegend negative Aspekte

$p \leq 0{,}001$ (n = 1.523)

Alle Angaben in Prozent der Befragten

verbindet. Dies kommt in Aussagen wie »Leben ist geregelt« oder »beruflich seinen Platz gefunden« und »Erreichen von Lebenszielen« zum Ausdruck. Darüber hinaus zeigt das Altersbild der Jungen eine hohe Erwartung an das Altsein, verbunden mit Assoziationen wie »man wird ernst genommen« und »akzeptiert«, hat eine »Karriere« eingeschlagen.

In der Altersgruppe der 35- bis 44-Jährigen werden andere Assoziationen mit dem Altwerden genannt: »Traum verwirklichen«, »Auswandern«, »Zeit für Ehrenamt«, »Alten-WG mit Freunden« oder auch »sich das Altwerden verdient haben« und »hoffentlich genug gearbeitet zu haben«. Ausschließlich in der Gruppe der 45- bis 64-Jährigen werden soziale Aspekte wie »anderen helfen«, »intensive Wahrnehmung der Umwelt«, »Kinder kümmern sich« genannt. In dieser Altersgruppe werden die Anforderungen, die das Altersleben für eine Gruppe der »jungen Alten« mit sich bringt, bereits deutlich. In der Altersgruppe der 65- bis 79-Jährigen werden einerseits Entlastungen des Alterslebens wie »Keine Verantwortung für die Familie« und Hoffnungen wie »Aktiv am Leben teilnehmen« formuliert.

Andererseits wird der Blick bereits auf das höchste Lebensalter und eine Phase mit vulnerabler Gesundheit gerichtet. Positive Aspekte des Alters werden verbunden mit Aussagen wie »mit dem Alter umgehen« können, »keine fremde Hilfe benötigen«, »Einschränkungen in Maßen halten« und »nicht in ein Pflegeheim« gehen müssen.

Welche negativen Assoziationen gaben die Befragten im offenen Antwortteil zu Protokoll? Diese beziehen sich beinahe ausschließlich auf die körperliche Situation eines alten Menschen. Die Befragten verbinden über alle Altersgruppen hinweg mit Alter den »(nahen) Tod und Sterben«, »Krankheit, Gebrechlichkeit«, »Nachlassen von Fähigkeiten«, »Altersbeschwerden«, »Einschränkungen«, »Verfall«, »Abbauprozess«, »Hilfsbedürftigkeit« und »Angst vor Abhängigkeit und Pflegebedürftigkeit«.

Darüber hinaus werden psychische und kognitive Defizite wie »das Nachlassen von kognitiven Fähigkeiten« und die »geistige Unbeweglichkeit« genannt. Ein weiterer Bereich negativer Altersassoziationen bezieht sich auf Aspekte wie »Einsamkeit«, »Verlust sozialer Kontakte«, »Rente/materielle Schwierigkeiten« und »weniger Aktivitäten«. Im Gegensatz zu den ältesten Befragten nennen die drei jüngeren Altersgruppen noch »verändertes Aussehen« als eine negative Begleiterscheinung des Altwerdens.

Die Gesundheit als Wert

Mit einer nächsten Frage wurden die Befragten aufgefordert, 13 Lebensbereiche in ihrer Wichtigkeit zu bewerten. Einer dieser Bereiche war die eigene Gesundheit. Frühere Studien zeigten, dass die Bedeutung der Gesundheit mit zunehmendem Alter ständig steigt. Im höheren und sehr hohen Alter steht schließlich der Bereich Gesundheit an oberster Stelle des Investments (Staudinger 1996).

Dieser Zusammenhang wird durch die vorliegenden Daten des Gesundheitsmonitors bestätigt. Auch hier wird die eigene Gesundheit von den ältesten Befragten am höchsten bewertet. Während nur 43 Prozent der 18- bis 34-Jährigen ihre Gesundheit als einen sehr wichtigen Lebensbereich angeben, befinden 83 Prozent der Befragten ab 65 Jahre ihre Gesundheit als »sehr wichtig« (siehe Abbildung 3). Die Bewertung der Gesundheit unterscheidet sich signifikant zwischen den Altersgruppen ($p \leq 0{,}001$). Gleichzeitig kann eine Verschiebung der Relevanz unterschiedlicher Lebensbereiche von Partnerschaft als wichtigstem Bereich für 18- bis 34-Jährige und 35- bis 44-Jährige hin zu Gesundheit als dem Lebensbereich mit dem höchsten Stellenwert für die Befragten ab 45 Jahre konstatiert werden. 74 Prozent der 45- bis 64-Jährigen beziehungsweise 83 Prozent der 65- bis 79-Jährigen bewerten ihre Gesundheit als den wichtigsten Lebensbereich (siehe Abbildung 3).

Über alle Altersgruppen betrachtet, stellen Partnerschaft, gefolgt von Familie, die Gesundheit von Familienangehörigen, die eigene Gesundheit sowie finanzielle Sicherheit die wichtigsten Lebensbereiche dar. Junge Erwachsene und Erwachsene bis 44 Jahre stellen darüber hinaus den Wert der Gesundheit von Familienangehörigen über den der eigenen Gesundheit. In diesem Lebensabschnitt ist es weniger die eigene Gesundheit, sondern die der Familie – Kinder, Eltern oder Großeltern –, die Anlass zur Sorge bereitet. So ist schließlich auch interpretierbar, dass die eigene Gesundheit bei den 18- bis 34-Jährigen nicht unter den fünf wichtigsten Lebensbereichen rangiert (Tabelle 1).

Für die überwiegende Mehrheit der Lebensbereiche gilt: Je älter die Befragten, desto höher werden die einzelnen Lebensbereiche bewertet. Dieser kontinuierliche Anstieg verläuft jedoch auf einem unterschiedlichen Niveau. Je nach Lebensbereich variiert der Anteil der Befragten stark – während lediglich sieben Prozent der Befragten das Ehrenamt als sehr wichtigen Lebensbereich einordnen, bewerten ins-

Abbildung 3: Sehr wichtige Lebensbereiche

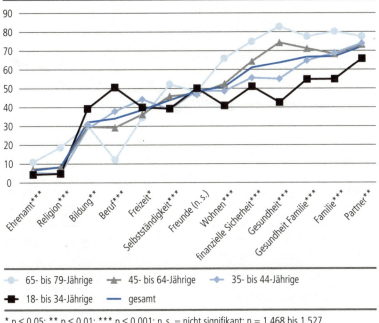

- ○ - 65- bis 79-Jährige   - ▲ - 45- bis 64-Jährige   - ◆ - 35- bis 44-Jährige
- ■ - 18- bis 34-Jährige   —— gesamt

* p ≤ 0,05; ** p ≤ 0,01; *** p ≤ 0,001; n. s. = nicht signifikant; n = 1.468 bis 1.527

Alle Angaben in Prozent der Befragten

Tabelle 1: Die fünf wichtigsten Lebensbereiche nach Altersgruppen

18- bis 34-Jährige	35- bis 44-Jährige	45- bis 64-Jährige	65- bis 79-Jährige	Gesamt
1. Partner	1. Partner	1. **Gesundheit**	1. **Gesundheit**	1. Partner
2. Familie	2. Familie	2. Partner	2. Familie	2. Familie
3. **Gesundheit von Familie**	3. **Gesundheit von Familie**	3. **Gesundheit von Familie**	3. **Gesundheit von Familie**	3. **Gesundheit von Familie**
4. finanzielle Sicherheit	4. finanzielle Sicherheit	4. Familie	4. Partner	4. **Gesundheit**
5. Beruf	5. **Gesundheit**	5. finanzielle Sicherheit	5. finanzielle Sicherheit	5. finanzielle Sicherheit

gesamt 72 Prozent aller Befragten die Partnerschaft als sehr wichtigen Lebensbereich (siehe Abbildung 3).

Neben der Relevanz unterschiedlicher Lebensbereiche wurde nach der Zufriedenheit mit denselben Bereichen gefragt (siehe Abbildung 4). Es zeigt sich, dass die Älteren im Vergleich zu den Jüngeren mit

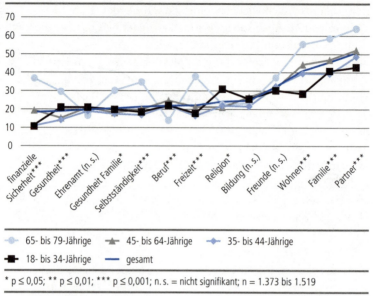

Abbildung 4: Lebensbereiche mit hoher Zufriedenheit (sehr zufrieden)

* p ≤ 0,05; ** p ≤ 0,01; *** p ≤ 0,001; n. s. = nicht signifikant; n = 1.373 bis 1.519

Alle Angaben in Prozent der Befragten

ihrer Gesundheit zufriedener sind. Während 30 Prozent der 65- bis 79-Jährigen angaben, mit ihrer Gesundheit sehr zufrieden zu sein, äußerten lediglich 14 Prozent der 35- bis 44-Jährigen eine hohe Zufriedenheit. Der Unterschied zwischen den Altersgruppen und der Zufriedenheit mit Gesundheit ist statistisch relevant (p ≤ 0,001; Abbildung 4).

Dieses Ergebnis wird in der Gerontologie als »Zufriedenheitsparadox« bezeichnet. Hiermit ist gemeint, dass die generelle Lebenszufriedenheit im Alter stabil ist, obwohl man annehmen könnte, dass aufgrund zunehmender Krankheitserfahrungen das subjektive Wohlbefinden eingeschränkt sein müsste (BMFSFJ 2002). Offensichtlich gibt es im Alter eine hohe Anpassungsfähigkeit. Dabei werden das Anspruchsniveau und die verbliebenen Möglichkeiten austariert, zudem ein Vergleich mit den Fähigkeiten Gleichaltriger vorgenommen und nicht zuletzt die eigenen Ziele verändert (Staudinger 2000).

Die Befragten zeigten sich in der jüngsten Altersgruppe (18 bis 34 Jahre) mit ihrer Gesundheit zufriedener (21 %) als die 35- bis 44-Jährigen (14 %) oder die 45- bis 64-Jährigen (15 %), sodass kein kontinuierlicher Anstieg der Zufriedenheit mit steigendem Alter konstatiert werden kann. Insgesamt zeigen die Zufriedenheitswerte der einzelnen Lebensbereiche jedoch eine Zunahme der Zufriedenheit mit zunehmendem Alter – lediglich die Zufriedenheit mit den Bereichen Bildung, Beruf und Ehrenamt ist bei den 65- bis 79-Jährigen im Vergleich zu den jüngeren Altersgruppen geringer ausgeprägt.

Analog zur Bedeutung einzelner Lebensbereiche kann hier ein kontinuierlicher Anstieg der Zufriedenheit im Alter konstatiert werden. Die Zufriedenheitswerte verlaufen je nach Lebensbereich wiederum auf unterschiedlichem Niveau, wenngleich der Anteil der Zufriedenen in den einzelnen Bereichen weniger stark variiert.

In einem weiteren Analyseschritt sollte überprüft werden, ob der statistisch signifikante Zusammenhang zwischen den vier Altersgruppen und der Relevanz sowie der Zufriedenheit mit Gesundheit auch unter Kontrolle anderer Einflussgrößen wie Geschlecht, Bildung, Schichtzugehörigkeit oder regionaler Zugehörigkeit erhalten bleibt. Die Ergebnisse dieser ordinalen Regression zeigen, dass sich der Wert der Gesundheit zwischen den 65- bis 79-Jährigen im Vergleich zu den Befragten bis 44 Jahre signifikant unterscheidet – Ältere bewerten ihre Gesundheit höher als die Jüngeren (Tabelle 2).

Allerdings existiert kein signifikanter Unterschied zwischen den 45- bis 64-Jährigen und den 65- bis 79-Jährigen. Anhand der bivariat dargestellten Häufigkeitsvergleiche wurde bereits deutlich, dass sowohl für die 45- bis 64-Jährigen als auch für die 65- bis 79-Jährigen Gesundheit den wichtigsten Lebensbereich darstellt, während in den jüngeren Altersgruppen Partnerschaft vor Gesundheit rangiert. Die weiteren Ergebnisse der ordinalen Regression verdeutlichen, dass Frauen ihre Gesundheit signifikant wichtiger im Vergleich mit den Männern bewerten, während regionale Differenzierung und Schichtzugehörigkeit keine Effekte aufweisen. Demgegenüber zeigt sich ein hoch signifikanter Einfluss der Bildung. Während sich der Stellenwert der Gesundheit zwischen Realschülern und Abiturienten nicht unterscheidet, wird diese von Hauptschülern im Vergleich zu den Abiturienten höher bewertet. Da der Fokus des hier vorliegenden Beitrags auf der altersspezifischen Betrachtung von Gesundheit liegt, wird dieses Ergebnis nicht weitergehend diskutiert.

Werden die Ergebnisse zwischen der Relevanz von Gesundheit in Abhängigkeit vom Alter durch die multivariaten Ergebnisse überwiegend bestätigt, verändert sich das Bild bezüglich des Zusammenhangs zwischen der Zufriedenheit mit der eigenen Gesundheit und

Tabelle 2: Ordinale Regression zur Relevanz von und Zufriedenheit mit Gesundheit

	Relevanz von Gesundheit	Zufriedenheit mit Gesundheit
Altersgruppen		
18- bis 34-Jährige	1,37***	0,00
35- bis 44-Jährige	1,11***	0,17
45- bis 64-Jährige	0,25	0,32*
65- bis 79-Jährige	1,000a	1,000a
Bildungsabschluss		
Hauptschule	–0,74***	–0,40*
POS/Realschule	0,05	0,02
FH/Abitur	1,000a	1,000a
soziale Schicht		
Unterschicht	0,06	0,50*
Mittelschicht	–0,27	0,11
Oberschicht	1,000a	1,000a
Einwohnerzahl		
bis 100.000	0,09	0,24*
ab 100.000	1,000a	1,000a
Region		
West	0,08	–0,09
Ost	1,000a	1,000a
Geschlecht		
männlich	0,58***	0,08
weiblich	1,000a	1,000a

a Referenzgruppe; * p ≤ 0,05; *** p ≤ 0,001

dem Alter, nachdem die Einflüsse von soziodemographischen Merkmalen wie Geschlecht, Bildung und regionaler Zugehörigkeit überprüft wurden.

Die Zufriedenheit mit der eigenen Gesundheit unterscheidet sich nun lediglich noch zwischen den 45- bis 64-Jährigen und den 65- bis

79-Jährigen, wobei die 45- bis 64-Jährigen unzufriedener sind. Die Befragten bis 44 Jahre und die ab 65-Jährigen unterscheiden sich nicht signifikant hinsichtlich der Zufriedenheit mit ihrer Gesundheit (siehe Tabelle 2).

Hier weisen wiederum Bildung und Schichtzugehörigkeit signifikante Effekte auf, wobei Hauptschüler im Vergleich zu Abiturienten zufriedener, demgegenüber Angehörige der Unterschicht im Vergleich zur Oberschicht unzufriedener mit ihrer Gesundheit sind. Befragte aus Kleinstädten (weniger als 100.000 Einwohner) sind signifikant unzufriedener als Befragte, die in Großstädten leben. Geschlecht und Ost-West-Region haben keinen signifikanten Einfluss.

Die Gesundheitsvorstellungen im Lebensverlauf

Jeder Mensch hat eine persönliche Vorstellung von Gesundheit. Solche Gesundheitskonzepte reichen von Positionen, die Gesundheit als »Abwesenheit von Krankheit« definieren, bis hin zu Auffassungen, die unter Gesundheit »soziale Teilhabe« verstehen. Die Befragten sollten in diesem Teil der Analyse ihre Gesundheitskonzepte nennen. Die folgenden beiden Konzepte von Gesundheit treffen in allen Altersgruppen auf hohe Zustimmung: Gesundheit ist »Wohlbefinden« (74 Prozent aller Befragten schließen sich dieser Meinung an). Gesundheit ist »körperliche Funktionsfähigkeit« (hier stimmen noch 66 Prozent aller Befragten zu, wobei die höchste Zustimmungsrate mit 74 Prozent bei den 65- bis 79-Jährigen liegt). An dritter Stelle der Häufigkeit der Nennungen liegt die Aussage, Gesundheit ist »geistig fit und auf der Höhe sein«. Diese Definition weist allerdings eine hohe Differenzierung zwischen den vier Altersgruppen auf. Während in der jüngsten Altersgruppe der 18- bis 34-Jährigen diese Aussage nur 39 Prozent bejahen, trifft sie bei 64 Prozent der 65- bis 79-Jährigen auf Zustimmung (Abbildung 5).

Interessant ist, dass für die wenigsten Befragten »Jungsein« ein Ausdruck für Gesundheit ist. Nur vier Prozent aller Befragten sehen diesen Zusammenhang.

Beim Vergleich der Altersgruppen zeigen sich weitere interessante Differenzen. So kann vermutet werden, dass eigene Erfahrungen mit gesundheitlichen Einbußen dazu führen, dass die älteste Befragtengruppe Aspekte wie »die Fähigkeit, Alltagsanforderungen zu bewälti-

Abbildung 5: Subjektive Gesundheitsvorstellungen

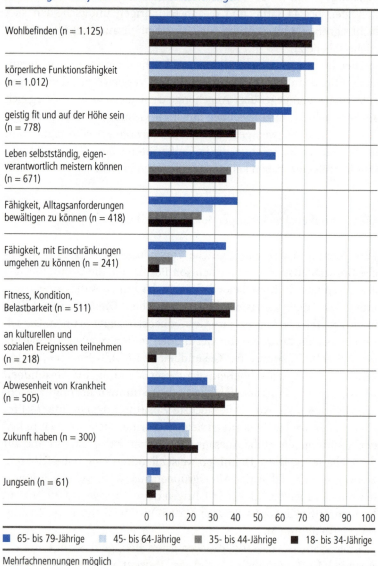

Mehrfachnennungen möglich

Alle Angaben in Prozent der Befragten

gen« (40 % Zustimmung), »die Fähigkeit, mit Einschränkungen umgehen zu können« (35 %) und »an kulturellen und sozialen Ereignissen teilnehmen« (29 %) in ihrem Gesundheitskonzept betont. Demgegenüber definieren die Jüngeren im Vergleich zur ältesten Gruppe Gesundheit eher als »Fitness, Kondition, Belastbarkeit« beziehungsweise »Abwesenheit von Krankheit« (siehe Abbildung 5).

Eine weitere Frage war die nach den persönlichen Einflussmöglichkeiten auf die Gesundheit. 88 Prozent aller Befragten sind der Meinung, dass sie selbst viel oder sehr viel für die Gesundheit tun können. Das heißt, sie vertraten die Position, dass der Einzelne zum Erhalt seiner Gesundheit, zum Verhüten von Krankheiten beitragen beziehungsweise eine Verschlechterung des Gesundheitszustandes verhindern kann (Abbildung 6).

Was sind nach Meinung der Befragten die Einflussfaktoren auf die Gesundheit? Die Befragten waren sich einig, dass sie ihre Gesundheit durch gesunde Ernährung (100 % der Befragten stimmten hier zu), Sport beziehungsweise körperliche Bewegung (98 %), ausreichend Schlaf und Erholung (99 %) sowie seelisches Ausgeglichensein (98 %) beeinflussen können.

Mit dem Lebensalter der Befragten stieg die Bedeutung folgender Faktoren für die Aufrechterhaltung von Gesundheit, wobei sich die Altersgruppen jeweils signifikant voneinander unterscheiden (p ≤ 0,001): »gute soziale Beziehungen und Freundschaften«, »sinnerfüllte Betäti-

Abbildung 6: Einflussmöglichkeiten auf die Gesundheit

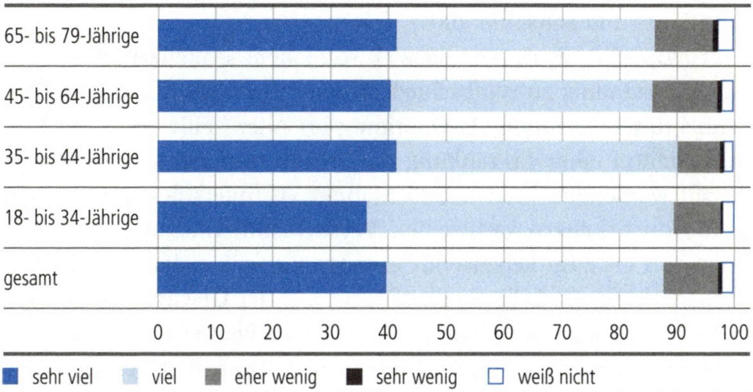

n = 1.518

Alle Angaben in Prozent der Befragten

gung«, »Ausschalten gesundheitsgefährdender Faktoren«, »rechtzeitig zum Arzt gehen«, »Einnahme von Medikamenten«, »Religiosität«. In der Altersgruppe der 65- bis 79-Jährigen sind 61 Prozent der Meinung, dass religiöser Glaube die Gesundheit beeinflusst. Im Verhältnis zu den Befragten der jüngsten Altersgruppe (14 %) sind dies mehr als viermal so viele. Die Bedeutung der regelmäßigen Teilnahme an Vorsorgeuntersuchungen für den Erhalt der Gesundheit wird am stärksten in der Gruppe der 45- bis 64-Jährigen gesehen (91 %).

Fazit und Schlussfolgerungen

Den Gesellschaften des langen Lebens mangelt es an einem Konsens über die Definition von Gesundheit und angemessenem Leben im Alter. Das, was die altersstrukturell gewandelten Länder an neuen Rollenbildern anzubieten haben, liest sich letztlich wie die Fortschreibung der Jugend mit anderen Mitteln. »Anti-Aging« ist dann folgerichtig die Antwort der medizinischen Welt. Gegen das Altern gelte es anzugehen, mit modernen Mitteln müsse es bekämpft werden. Die Gesundheitsversorgung im Alter hat den notwendigen Perspektivenwechsel noch nicht vollzogen. Es mangelt zum Beispiel am flächendeckenden Aufbau von Strukturen, die die oft langwierigen Krankheits- und Pflegeverläufe alter Menschen vor Diskontinuitäts- und Desintegrationserscheinungen bewahren. Dazu ist unter anderem die Einführung von Case Management und Care Management erforderlich (Ewers und Schaeffer 2005).

Prinzipiell ist es notwendig, sich von einem sequenziellen Versorgungsverständnis zu verabschieden (erst Prävention, dann Kuration, dann Pflege). Gesundheitsversorgung im Alter heißt, in jedem Verlaufsstadium einer Erkrankung die jeweils vorhandenen Potenziale der alt werdenden Frauen und Männer zu unterstützen und nicht dem zum Scheitern verurteilten Versuch hinterherzulaufen, einen Zustand x bis zum Lebensende erhalten zu wollen. Das Ziel der Gesunderhaltung im Lebensverlauf kann nur der Gewinn von Lebensqualität sein, denn das gesunde Alter als eine Phase frei von jeglichen Funktionseinschränkungen ist ein theoretisches, nicht erreichbares Konstrukt (Kuhlmey 2008).

Altersbilder: Die Ergebnisse belegen einen hohen Zusammenhang zwischen dem eigenen Lebensalter der Befragten und ihren Vorstellungen von der Lebensphase Alter. Je älter eine befragte Person ist, umso höher ist das kalendarische Alter, mit dem diese Person jemanden als »alt« kategorisiert. So bezeichnen die Befragten der höchsten Altersgruppe erst Menschen ab 76 Jahre als »alt«. Roux et al. befundeten bereits 1996 einen vergleichbaren Effekt. In ihrer Studie bezeichneten die alten befragten Männer Frauen ab 66 und Männer ab 67 Jahre als »alt«. Die älteren Frauen hielten einen Mann erst ab 70 und eine Frau sogar erst ab 71 Jahre für »alt«. Im Vergleich zu diesen Daten von vor zwölf Jahren zeigen die Gesundheitsmonitor-Befunde, dass die Kategorie »alt« für immer ältere Menschen verwandt wird. Schlussfolgernd kann festgestellt werden: Das Bild vom Altsein verschiebt sich kalendarisch immer weiter in die hohen Lebensjahre hinein.

Werden die Befragten nach den positiven und negativen Aspekten im Hinblick auf ihr eigenes Altwerden gefragt, verbindet ein Viertel der Befragten mit dem Alter eine eher positive Sicht. Demgegenüber erwarten mehr als die Hälfte der Befragten etwa gleich viele positive wie negative Aspekte. Die positiven Erwartungen an das Leben im Alter steigen allerdings mit zunehmendem Lebensalter der Befragten und verbinden sich mit einer Vorstellung vom Leben im Alter, für die die Gerontologie bereits vor mehr als 20 Jahren den Begriff der »Späten Freiheit« geprägt hat (Rosenmayr 1983).

Interessant sind die generationenspezifischen Bilder vom Alter. Sie beziehen sich bei der jüngsten Befragtengruppe vor allem auf Hoffnungen, die an das Leben im Alter gesetzt werden, gehen in der nächsten Altersgruppe über in hedonistische Wünsche – verbunden mit der Vorstellung, in dieser späten Lebensphase endlich die Dinge realisieren zu können, für die die Lebensphasen vorher zu wenig Zeit ließen. Die Bilder zeigen, wie realistisch eine schon ältere Gruppe von Befragten die Situation einschätzt, indem mit dem Alter eine Verantwortungsübernahme gegenüber der jungen und der hochbetagten Generation assoziiert wird. Diese Vorstellung vom Alter korreliert mit dem Begriff der sogenannten »Sandwich-Generation«. Eine Generation, von der Transferleistungen in die Kinder- und (Groß-)Elterngeneration erwartet wird (Fülgraff 2002).

Die älteste Befragtengruppe wiederum relativiert ihre Vorstellungen vom Alter im Spiegel eigener Erfahrungen. Alter ist eine Lebensphase mit Kompetenzen trotz nicht vermeidbarer gesundheitlicher Einschränkungen, und alte Menschen bewahren trotz widriger Lebensumstände eine positive Lebenseinstellung (Staudinger und Greve 2001).

Letztendlich zeigen die Ergebnisse, wie stark Bilder vom Alter einerseits sozial, kulturell und damit generativ geprägt sind, andererseits aber auch Modifikationen im Lebensverlauf erfahren und keineswegs klar definierten Entwicklungen folgen (Druyen 2005).

Gesundheitsvorstellungen: Im Vergleich von 13 Lebensbereichen zeigte sich, dass die Bedeutung des Bereiches Gesundheit mit zunehmendem Alter steigt. Vor allem die jüngeren Befragten bis 44 Jahre und die Befragten ab 45 Jahre unterscheiden sich stark voneinander. Dieses Ergebnis der Gesundheitsmonitor-Befragung bestätigt frühere Studien, denen zufolge ebenfalls im höheren und hohen Alter der Bereich Gesundheit an oberster Stelle stand (Staudinger 1996). Analog zum beschriebenen Zufriedenheitsparadox zeigen die hier vorliegenden Ergebnisse, dass die ältesten Befragten mit ihrer Gesundheit nicht unzufriedener sind als die jüngeren – im Vergleich zu den »Mittvierzigern« sind sie sogar zufriedener.

Die Gesundheit wird altersgruppenspezifisch definiert. Für die Mehrzahl der Befragten verbindet sich Gesundheit mit »Wohlbefinden« und »körperlicher Funktionsfähigkeit«. Doch die eigenen Erfahrungen mit gesundheitlichen Einbußen führen dazu, dass die älteste Befragtengruppe Aspekte wie »die Fähigkeit, Alltagsanforderungen zu bewältigen«, »die Fähigkeit, mit Einschränkungen umgehen zu können« und »an kulturellen und sozialen Ereignissen teilnehmen« in ihre Gesundheitskonzepte einbezieht. Die Jüngeren werden hingegen von Übersetzungen wie Gesundheit gleich »Fitness, Kondition, Belastbarkeit« beziehungsweise »Abwesenheit von Krankheit« angesprochen.

Eine zentrale Lebensproblematik des Alterns besteht in der Bewältigung einer zunehmend negativen Bilanzierung des Verhältnisses zwischen Ressourcenerhalt einerseits und dem Auftreten von Gesundheitseinbußen andererseits. Diese Bilanzierung spiegelt sich in den Gesundheitsbildern der einzelnen Lebensaltersgruppen wider. So gesehen stimmt es optimistisch, dass trotz der Fülle von Gesundheitsassoziationen die große Mehrzahl aller Befragten der Meinung ist, viel für ihre Gesunderhaltung tun zu können.

Literatur

Baltes, M., und L. Montada. *Produktives Leben im Alter.* Frankfurt/Main und New York 1996.

Bundesministerium für Familie, Senioren, Frauen und Jugend (Hrsg.) – BMFSFJ. *Vierter Bericht zur Lage der älteren Generation in der Bundesrepublik: Risiken, Lebensqualität und Versorgung Hochaltriger – unter besonderer Berücksichtigung demenzieller Erkrankungen.* Berlin 2002.

Druyen, T. »Die große Alterswende«. *Aus Politik und Zeitgeschichte (APuZ), Alter und Altern.* Hrsg. Bundeszentrale für politische Bildung (bpb). Ausgabe 49–50 2005. 17–25.

Ewers, M., und D. Schaeffer. *Case Management in Theorie und Praxis.* Bern 2005.

Faltermaier, T. »Gesundheitsvorstellungen und Laienkompetenz. Die Bedeutung des Subjekts für die Gesundheitspraxis«. *Psychomed. Zeitschrift für Psychologie und Medizin* (14) 3 2002. 149–154.

Faltermaier, T., und J. Bengel. »Subjektive Konzepte und Vorstellungen von Gesundheit«. *Zeitschrift für Gesundheitspsychologie* (8) 4 2000. 133–136.

Faltermaier, T., und I. Kühnlein. »Subjektive Gesundheitskonzepte im Kontext: Dynamische Konstruktionen von Gesundheit in einer qualitativen Untersuchung von Berufstätigen«. *Zeitschrift für Gesundheitspsychologie* 8 (4) 2000. 137–154.

Filipp, S.-H., und A.-K. Mayer. »Zur Bedeutung von Altersstereotypen«. *Aus Politik und Zeitgeschichte (APuZ), Alter und Altern.* Hrsg. Bundeszentrale für politische Bildung (bpb). 49–50 2005. 25–31.

Frank, U. »Subjektive Gesundheitsvorstellungen und gesundheitsförderlicher Lebensstil von Herzinfarktpatienten und -patientinnen«. *Zeitschrift für Gesundheitspsychologie* (8) 4 2000. 155–167.

Fülgraff, B. »Facetten des Dritten Lebensalters«. *Das 3. Leben – Neue Bilder des Alterns.* Hrsg. E. Vanderheiden. Ein Reader zum gemeinsamen Verbundprojekt von Katholischer Erwachsenenbildung und SWR. Syntact Gesellschaft für Bildung, Beratung und Service mbH. Mainz 2002. 15–18.

Kruse, A., und E. Schmitt. »Zur Veränderung des Altersbildes in Deutschland«. *Aus Politik und Zeitgeschichte (APuZ), Alter und Altern.* Hrsg. Bundeszentrale für politische Bildung (bpb). 49–50 2005. 9–17.

Kruse, A. »Der Beitrag der Prävention zur Gesundheit im Alter – Perspektiven für die Erwachsenenbildung«. *Bildungsforschung* (3) 2 2006.

Kuhlmey, A. »Altern – Gesundheit und Gesundheitseinbußen«. *Alter, Gesundheit und Krankheit*. Hrsg. A. Kuhlmey und D. Schaeffer. Bern 2008.

Kuhlmey, A., und D. Schaeffer. *Alter, Gesundheit und Krankheit*. Bern 2008.

Lehr, U. *Psychologie des Alterns*. Wiebelsheim 2000.

Mayer, K. U., und P. B. Baltes. *Die Berliner Altersstudie*. Berlin 1996.

Robert Koch-Institut – RKI. *Gesundheit im Alter. Gesundheitsberichterstattung des Bundes*. Berlin 2002.

Robert Koch-Institut – RKI. *Gesundheit in Deutschland – Gesundheitsberichterstattung des Bundes*. Berlin 2006.

Rosenmayr, L. *Die späte Freiheit. Das Alter – ein Stück bewußt gelebten Lebens*. Berlin 1983.

Roux, P., P. Gobet, A. Clemence und F. Höpflinger. *Generationenbeziehungen und Altersbilder. Ergebnisse einer empirischen Studie*. Nationales Forschungsprogramm 32 Alter. Lausanne und Zürich 1996.

Schwartz, F. W., und U. Walter. »Altsein – Kranksein?« *Das Public Health Buch. Gesundheit und Gesundheitswesen*. Hrsg. F. W. Schwartz, B. Badura, R. Leidl, H. Raspe und J. Siegrist. München 1998. 124–140.

Staudinger, U. M. »Psychologische Produktivität und Selbstentfaltung im Alter«. *Produktives Alter*. Hrsg. M. Baltes und L. Montada. Frankfurt/Main und New York. 1996. 344–373.

Staudinger, U. M. »Viele Gründe sprechen dagegen, und trotzdem geht es vielen Menschen gut: Das Paradox des subjektiven Wohlbefindens«. *Psychologische Rundschau* (51) 4 2000. 185–197.

Staudinger, U. M., und W. Greve. »Resilienz im Alter«. *Personale, gesundheitliche und Umweltressourcen im Alter. Expertisen zum Dritten Altenbericht der Bundesregierung*. Hrsg. Deutsches Zentrum für Altersfragen. Band I. Opladen 2001. 95–144.

Tesch-Römer, C., H. Engstler und S. Wurm. *Altwerden in Deutschland. Sozialer Wandel und individuelle Entwicklung in der zweiten Lebenshälfte*. Wiesbaden 2006.

Wahl, H.-W., und H. Mollenkopf. *Alternsforschung am Beginn des 21. Jahrhunderts. Alterns- und Lebenslaufkonzeptionen im deutschsprachigen Raum*. Berlin 2007.

Die Zukunft der Pflege: Qualitäts- und Strukturfragen aus Nutzersicht

Ullrich Bauer

Einleitung

Mit dem demographischen Wandel ist eine Situation eingetreten, die die Pflege im Alter zu einem immer bedeutsameren Thema werden lässt. Verbunden mit Verschiebungen im Krankheitsspektrum hin zu pflegeintensiven Erkrankungen stellen sich Qualitäts-, Organisations- und Strukturfragen seit einigen Jahren grundlegend neu.

Mit der Einführung der sozialen Pflegeversicherung im Jahr 1995 ist in Deutschland zwar eine neue Realität für die ambulante und stationäre Pflege hergestellt worden. Die damals geschaffenen Strukturen können jedoch noch immer nicht vermeiden, dass eine Vielzahl von Verunsicherungen rund um das Thema Pflege in der Bevölkerung existiert (Blinkert und Klie 2004; IQWiG 2006). Ungeachtet dieser bereits seit einigen Jahren bestehenden Situation stehen kaum gesicherte Erkenntnisse darüber zur Verfügung, wie weit der individuelle Bedarf nach Struktur- und Finanzierungssicherheit, die Einschätzung der Ergebnisqualität, die persönliche Pflegebereitschaft, die Sicht der Angehörigen oder die Verunsicherung durch die aktuelle pflegereformpolitische Diskussion tatsächlich reichen.

Trotz der zunehmenden Bedeutung, die das Thema Pflege heutzutage erfährt, sind die Kenntnisse zur Nutzersicht und zum Nutzerbedarf eher gering. Das ist gerade für Fragen der Politikberatung und Politikgestaltung eine äußerst empfindliche Leerstelle, der die Herbstbefragung des Gesundheitsmonitors aus dem Jahr 2007 mit einem erstmals in diesem Umfang eingesetzten Instrument zur Bewertung von Pflegefragen aus Nutzersicht begegnet.

Pflegesysteme im Wandel

Dass Qualitäts- und Strukturfragen im Kontext von Pflege immer mehr Widerhall finden, wird international beobachtet. Dies hängt zum einen damit zusammen, dass der Pflegesektor als eine Säule der gesundheitlichen Versorgung eine immer höhere Priorität erhält. Zum anderen erfolgt die Bedeutungszunahme, weil das Expertenwissen darüber zunimmt, wie komplex die praktischen Erfordernisse guter und bedarfsgerechter Versorgung geworden sind. Gerade die jüngere pflegewissenschaftliche Diskussion verweist darauf (Bauer und Büscher 2008), wie unterschiedlich

- Pflegearrangements gebildet werden,
- der spezifische Bedarf nach Pflege in unterschiedlichen Teilgruppen und Segmenten einer Gesellschaft ausprägt sein kann und
- die Bereitschaft in familiären Arrangements ausgebildet wird, Pflegearbeit zu übernehmen.

Die heute viel diskutierte Neuregelung zentraler Finanzierungs-, Organisations- und Strukturfragen im Pflegebereich stellt kein deutsches Sonderphänomen dar (Dallinger und Theobald 2008). Das deutsche Pflegemodell gilt nur deshalb als besonders exponiert, weil es eine Art Zwischenstellung einnehmen kann. Es ist nicht mehr nur familialistisch geprägt, also nicht mehr nur auf die Pflege in der Familie ausgerichtet, wie etwa in Italien oder Spanien. Gleichzeitig ist es aber auch nicht vollkommen defamilialisiert. Es setzt also noch nicht so deutlich wie viele skandinavische Länder auf den Ersatz der Familienarbeit durch eine institutionalisierte Pflege. Diese Zwischenstellung kann heute als eine Art Kapital der deutschen Pflegeorganisation gesehen werden. In der internationalen Fachdiskussion wird darauf verwiesen, dass die Kompetenzen, Bedarfshaltungen und Erwartungen der Nutzer im Pflegesektor nach funktionalen (Alter, Art der Erkrankung, Dauer der Pflegebedürftigkeit ...) und sozialen Merkmalen (Familienstand, soziale Netzwerke) variieren (Borchert und Rothgang 2008; Lehouix, Poland und Daudelin 2006; Kasper 2000; Safeer und Keenan 2005). Ähnliche Befunde belegen, dass die Relevanz der Pflegeproblematik für die Menschen dann zunimmt, wenn die persönliche Nähe zu einem Pflegeereignis (dem eigenen oder dem eines Angehörigen) steigt (Nolan et al. 2003).

Dies bedeutet eine Differenzierung in der bisherigen Forschungsdiskussion, nach der die Bedarfshaltungen erst in den höheren Alterskohorten zunehmen (Bauer 2008; Borders et al. 2004; Borg, Hallberg und Blomquist 2006; Knesebeck et al. 2006; Lawson 2006; Maaz et al. 2007). Geschlechtliche Differenzen verweisen bisher darauf, dass Frauen eine sehr viel intensivere Beschäftigung mit Pflegefragen signalisieren (mehr Bedarf nach Information und Beratung, die Bedeutung von Organisationsfragen ...), während Männer – immer noch – eine eher distanzierte Haltung einnehmen (Cotton und Gupta 2004; Neame, Hammond und Deighton 2005; Perreault et al. 2006; Rutten, Squiers und Hesse 2006).

Aufgaben der Pflegebefragung im Gesundheitsmonitor

Die Herbstbefragung des Gesundheitsmonitors aus dem Jahr 2007 soll Antworten auf die Frage geben, wie Versicherte mit pflegerelevanten Themen und den damit verbundenen Herausforderungen umgehen. Mit Blick auf die pflegereformpolitische Diskussion steht im Mittelpunkt, welche Fragen und Verunsicherungen heute bestehen und wie sich Aspekte des differenzierten Bedarfs daraus ableiten lassen. Auf Grundlage der bisherigen Forschungserkenntnisse wird vermutet, dass sich die Einstellungen zum Pflegethema nicht homogen in der Bevölkerung ausbilden. Erfragt wurde die Sicht der Nutzer zu Struktur- und Finanzierungsfragen, zu Aspekten der Ergebnisqualität und Pflegebereitschaft sowie zum Informations- und Beratungsbedarf. In die Darstellung der Analyseergebnisse gehen hier vor allem die deskriptiven Befunde ein.

Vertrauen in die Politik

Untersucht man, ob und inwiefern heute trotz oder wegen der vielen Berichte über Mängel in der Pflege eine Verunsicherung entsteht, antworten die Befragten überwiegend zustimmend. Rund 63 Prozent der Befragten beklagen, dass sie sich durch solche Berichte verunsichert fühlen. Als Grund für diese erfahrene Verunsicherung gilt indes nicht vorrangig, dass ein Angehöriger bereits pflegebedürftig ist (23 %). Vielmehr spiegeln die Unsicherheiten ein auf die Zukunft gerichte-

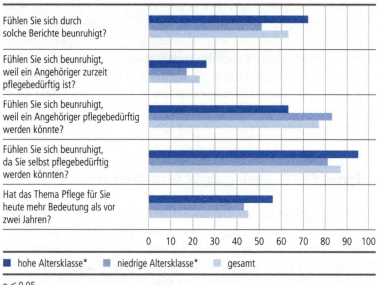

Abbildung 1: In der Politik wird seit einiger Zeit über eine Pflegereform beraten, und in den Medien wird viel über Mängel in der Pflege berichtet (Zustimmung nach Altersklassen)

p ≤ 0,05

* Die Altersklassen wurden für die Auswertung in drei Untergruppen unterteilt: 18 bis 39 Jahre, 40 bis 59 Jahre und 60 bis 79 Jahre. Für den dargestellten Vergleich werden die Angaben der höchsten (60 bis 79 Jahre) mit der niedrigsten Altersklasse kontrastiert.

Alle Angaben in Prozent der Befragten

tes Gefühl wider. Hiernach ist für entstehende Verunsicherungen die Befürchtung entscheidend, dass ein Angehöriger (77 %) oder man selbst (87 %) einmal hilfebedürftig und damit abhängig von Pflegeleistungen werden könnte.

Die Betroffenheit nimmt bei höheren Altersklassen signifikant zu (Abbildung 1). Die Befragten mit dem niedrigsten Bildungsniveau äußern häufiger Verunsicherungen oder auf die Zukunft gerichtete Befürchtungen (Abbildung 2). Dies zeigt sich auch, wenn konkret gefragt wird: »Welche Bedeutung hat das Thema für Sie heute, wenn sie es mit der Zeit vor zwei Jahren vergleichen?« Die subjektiv wahrgenommene Bedeutung nimmt bei den höheren Altersklassen linear zu und komplementär dazu bei steigendem Bildungsniveau ab. Befragte mit niedrigerem Bildungsniveau äußern demnach eine besorgtere Haltung als die darüberliegenden Gruppen.

Abbildung 2: In der Politik wird seit einiger Zeit über eine Pflegereform beraten, und in den Medien wird viel über Mängel in der Pflege berichtet (Zustimmung nach Bildungsniveau)

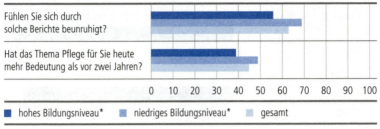

■ hohes Bildungsniveau* ■ niedriges Bildungsniveau* ■ gesamt

Dargestellt sind nur die signifikanten Angaben (p ≤ 0,05).

* Bildungsniveaus gelten inzwischen als besonders zuverlässige Angabe für Ressourcenunterschiede der Befragten in Gesundheitsfragen. Für die Auswertung wurden die Befragten in drei Untergruppen unterteilt: Das niedrige Bildungsniveau umfasst diejenigen, die keinen Schulabschluss oder den Hauptschulabschluss erworben haben, das mittlere Bildungsniveau diejenigen, die die Fachhochschulreife, die mittlere Reife (beispielsweise POS) angeben. Das hohe Bildungsniveau umfasst die allgemeine Hochschulreife, den Fachhochschul- oder Hochschulabschluss. Die Grundgesamtheit der Befragten teilt sich hiernach im Verhältnis 25/50/25 auf. Für den dargestellten Vergleich werden die Angaben des niedrigen mit dem hohen Bildungsniveau kontrastiert.

Alle Angaben in Prozent der Befragten

Pflegebedarf und Pflegefinanzierung

Die Analysen zeigen auch, von wem sich die Befragten im Bedarfsfall Hilfe wünschen. Die Antworten der 1.485 Befragten sind nicht einheitlich, verweisen aber auf einen generellen Trend. Hiernach wird eine Mischung von Hilfen bevorzugt (60 %), und zwar sehr deutlich vor der Unterstützung nur durch einen Familienangehörigen (17 %) und der Hilfe durch professionelle Pflege (12 %). Elf Prozent der Befragten waren hier unentschieden.

Wird nach dem gewünschten Leistungsumfang der sozialen Pflegeversicherung gefragt, votiert eine große Mehrheit für die Ausdehnung pflegerischer Leistungen. Noch unabhängig davon, inwieweit Finanzierungsfragen davon betroffen sind, wird nahezu einheitlich – also ohne systematische Unterschiede bezüglich der Alters-, Geschlechts- und Bildungsunterschiede der Befragten – befürwortet, dass die Unterstützung im Alltag (Hilfe bei der Haushaltsführung …) (95 %), die Körperpflege (99 %) und psychosoziale Unterstützungsleistungen (spazieren gehen, mit jemandem Gespräche führen …) (81 %) zum

Abbildung 3: Aktuell beraten Politiker darüber, was als Leistung der sozialen Pflegeversicherung anerkannt wird. Was sollten Pflegeleistungen, die von der Pflegeversicherung bezahlt werden, Ihrer Meinung nach umfassen?

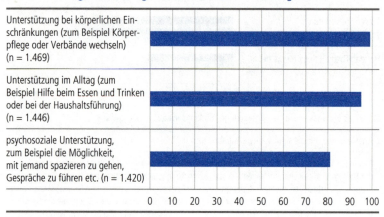

Mehrfachnennungen möglich

Alle Angaben in Prozent der Befragten

Bestandteil der durch die soziale Pflegeversicherung garantierten Versorgungsangebote werden sollen.

Drei Viertel (74 %) stimmen für die Erweiterung von Leistungen der Pflegeversicherung um psychosoziale Leistungsangebote auch einer Verteuerung der Pflege zu. Einer folgenden Beitragserhöhung zur Finanzierung eines erweiterten Leistungsspektrums würde jedoch nur noch rund die Hälfte der Befragten (48 %) zustimmen. Und nur noch ein Drittel (34 %) würde für die gewünschten Leistungen eine zusätzliche private Versicherung bezahlen wollen.

Pflegequalität aus Nutzersicht

Auf die Frage, ob man selbst Befürchtungen hat, im Pflegefall in einem Heim schlecht versorgt zu werden, antworten rund drei Viertel der Befragten (72 %) zustimmend; nur zwölf Prozent haben nach eigener Auskunft einen Angehörigen, der zum Zeitpunkt der Befragung professionelle Pflege in Anspruch nimmt. Dass sie Berichte über schlechte Versorgungsbedingungen in Pflegeheimen tatsächlich aus erster Hand (von Verwandten oder Bekannten) kennen, berichten 39 Prozent.

Abbildung 4: Vorstellungen zu der Erweiterung von Leistungen der sozialen Pflegeversicherung

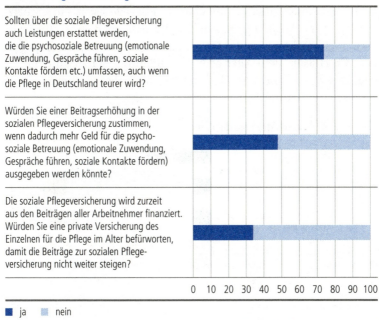

n = 1.497

Alle Angaben in Prozent der Befragten

Abbildung 5: Pflegequalität aus Nutzersicht

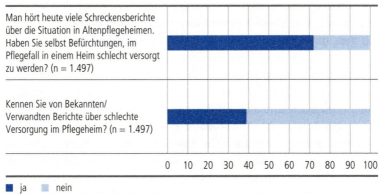

Alle Angaben in Prozent der Befragten

Noch differenzierter wird das Bild, wenn untersucht wird, wie aus subjektiver Sicht die Kompetenzen von Pflegekräften im Krankenhaus, in Pflegeheimen und in ambulanten Pflegediensten eingeschätzt werden (siehe Abbildung 6). Auffällig ist, dass bei den Angaben wiederum kaum systematische Unterschiede festzustellen sind, die mit dem Geschlecht, dem Alter oder dem Bildungsgrad zusammenhängen. Deswegen kann von relativ homogenen Überzeugungen in der Bevölkerung ausgegangen werden.

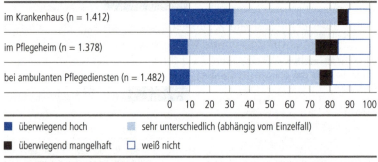

Abbildung 6: Wie schätzen Sie die Kompetenzen von Pflegekräften ein?

Alle Angaben in Prozent der Befragten

Die Kompetenz der Pflegekräfte im Krankenhaus wird im Vergleich zum Pflegeheim und zu den ambulanten Pflegediensten am höchsten eingeschätzt. Die Gruppe derjenigen aber, die ein differenziertes Urteil abgeben will (»abhängig vom Einzelfall«), ist mit jeweils über 50 Prozent in allen drei Pflegebereichen am höchsten. Daraus kann geschlossen werden, dass die Neigung zu einem pauschalen Vertrauensvorschuss in die Kompetenz von Pflegekräften gering ausgeprägt ist. Ein ähnliches Bild zeigt sich, wenn nach dem Qualitätsunterschied zwischen der Pflege in einem Pflegeheim und einem ambulanten Pflegedienst gefragt wird. Auch hier ist die Gruppe der Unentschiedenen mit knapp 70 Prozent am größten. Zu vermuten ist, dass noch keine ausreichenden Erfahrungen mit diesen unterschiedlichen Versorgungsmöglichkeiten vorhanden sind.

Wenn bewertet werden soll, was professionelle Pflegekräfte im Vergleich zu pflegenden Angehörigen leisten können, fallen die Antworten ebenfalls uneinheitlich aus. Immerhin rund ein Fünftel der Befragten, 18 Prozent, verfügt nach eigener Auskunft über Pflegeerfahrungen im privaten Bereich. Die größte Gruppe (41 %) meint, ein

Familienmitglied könne weniger als ein professioneller Pflegedienst leisten. Ein Viertel (25 %) sieht beide Leistungen in einem Gleichgewicht, und rund ein Drittel (34 %) glaubt, dass ein Familienmitglied mehr leisten kann. Weder das Alter der Befragten noch der Bildungsstatus oder das Geschlecht scheinen ein maßgeblicher Einflussfaktor auf die Entscheidung zu sein, die Qualität auf privater oder professioneller Seite unterschiedlich zu gewichten. Gerade mit Blick auf die häufigere Integration von Frauen in die private Pflegearbeit überrascht dieses Ergebnis. Frauen übernehmen demnach den familiären Auftrag der Pflegearbeit, sind von der höheren Qualität ihrer Arbeit aber keineswegs überzeugt.

Ein uneinheitliches Bild zeigt sich auch, wenn explizit nach den vermuteten Auswirkungen von Wettbewerbseffekten und dem Einfluss finanzieller Anreizsysteme auf die Qualität der Versorgung gefragt wird. 41 Prozent glauben, dass finanzielle Anreize die Qualität in der Pflege erhöhen können, 21 Prozent sind gegenteiliger Ansicht (bei einer indifferenten Gruppe von 36 %). Wird aber im Gegenzug gefragt, ob die Qualität der pflegerischen Versorgung durch Wettbewerbsmechanismen eher gefährdet wird, antworten zwei ungefähr gleich große Gruppen entweder zustimmend (29 %) oder ablehnend (30 %), und die größte Gruppe ist unentschieden (41 %). Hieran zeigt sich, dass eine klare Präferenzbildung nicht stattgefunden hat.

Die Merkmale Alter, Geschlecht und Schichtzugehörigkeit zeigen kaum signifikante Ausschläge. Vielmehr ist dies insgesamt als ein Hinweis darauf zu verstehen, wie differenziert der derzeitige Wandel und die Öffnung für Marktmechanismen in der Bevölkerung bewertet werden. Einem für die Liberalisierung durchaus offenen Segment stehen eine vermutlich etwas kleinere skeptische Gruppe und eine wahrscheinlich etwas größere Gruppe der Unentschiedenen gegenüber. Es besteht also viel Bedarf für mehr Offenheit, Transparenz und Aufklärung im weiteren Prozess der Veränderung traditioneller Strukturen im Gesundheitswesen.

Pflegebereitschaft

Rund 90 Prozent der Deutschen wollen die Pflege so lange wie möglich privat organisieren. Im Gegenzug möchten elf Prozent der Befragten die Pflege in einem Pflegeheim so schnell wie möglich außerhalb der Familie organisieren. Das Gleiche gilt für die grundsätzliche Bereitschaft, ein Familienmitglied zu pflegen. Hier gibt die große Mehrheit an, grundsätzlich bereit zu sein, Pflegearbeit zu übernehmen (ohne Unterschiede zwischen Männern und Frauen).

Die Verbundenheit mit einem Familienangehörigen ist der wichtigste Grund für die private Pflegebereitschaft (siehe Abbildung 7). Die persönliche Verbundenheit und die Rücksichtnahme auf die Interessen und das Wohlergehen des Angehörigen (»die Tatsache, dass man in der Familie besser gepflegt wird« oder »die Pflegeperson nicht in ein Pflegeheim möchte«) ergänzen hierbei die Gründe für eine hohe Pflegebereitschaft. Andere, eher von außen herangetragene Gründe, wie die Entlohnung der privaten Pflegearbeit, kein passender Heimplatz, zu geringe finanzielle Eigenmittel für eine Heimunterbringung oder die Orientierung an einer von außen geleiteten Norm, die die Pflegebereitschaft in der Familie voraussetzt, nehmen als Antriebskraft für die private Pflegebereitschaft weit weniger Gewicht ein.

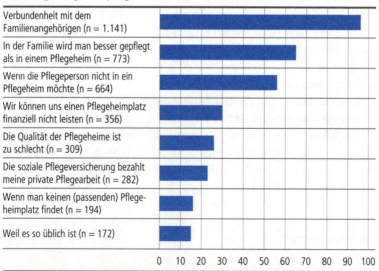

Abbildung 7: Was wären für Sie die wichtigsten Gründe, einen Angehörigen zu pflegen?

Mehrfachnennungen möglich

Alle Angaben in Prozent der Befragten

Das Alter, der unterschiedliche sozioökonomische Hintergrund, Bildungsunterschiede und – am stärksten überraschend – Geschlechtsunterschiede spielen diesbezüglich kaum eine Rolle. Gerade die Frauen lassen ihre Haltung zur privaten Pflegearbeit in keiner Weise als eine besondere, exponierte erkennen. Das ist überraschend, weil sie von der privat organisierten Pflegearbeit immer noch am meisten in Anspruch genommen werden.

Informations- und Beratungsbedarf bei Pflegefragen

Nur 29 Prozent informieren sich selbstständig zu Pflegethemen, dementsprechend wissen nur wenig mehr Befragte (35 %), dass jede Kommune eine Pflegeberatungsstelle vorhält. Interessant ist, dass hier wiederum Gruppenunterschiede zu erkennen sind. Je älter die Befragten sind, desto informierter sind sie im Umgang mit Informations- und Beratungsmöglichkeiten (siehe Abbildung 8).

Abbildung 8: Informations- und Beratungsbedarf bei Pflegefragen (Zustimmung der Befragten nach Geschlecht)

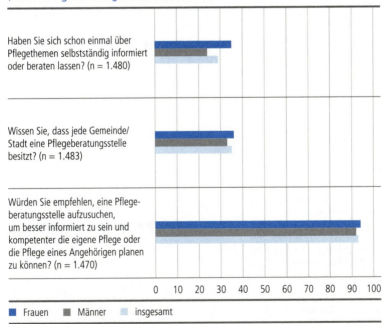

Alle Angaben in Prozent der Befragten

Signifikante Geschlechtsunterschiede zeigen sich nur beim Informationsstand der Befragten. Frauen sind offenbar eher mit Kenntnissen ausgestattet als Männer. Ungeachtet dessen werden jedoch unterschiedslos Pflegeberatungsangebote befürwortet. Fast ausnahmslos (93 %) wird somit von den Befragten empfohlen, eine Beratungsstelle aufzusuchen, um im Bedarfsfall besser informiert zu sein und kompetenter die eigene Pflege oder die eines Angehörigen planen zu können. Natürlich kann bei einem solch hohen Zustimmungswert nicht ausgeschlossen werden, dass hier Effekte sozialer Erwünschtheit eine große Bedeutung haben. Trotzdem kann dies als ein Hinweis darauf verstanden werden, dass die Notwendigkeit umfassender Information bei einem so komplexen Geschehen wie der Organisation eines Pflegearrangements durchaus eingesehen wird. Dass der Verband der privaten Krankenversicherung im Juni 2008 den Aufbau einer eigenständigen Pflegeberatung mit Start zum 1. Januar 2009 ankün-

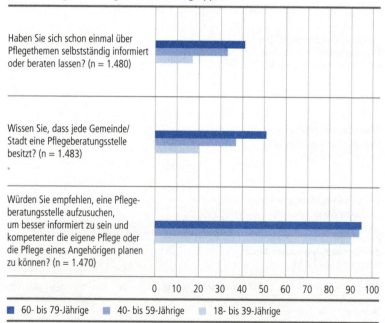

Abbildung 9: Informations- und Beratungsbedarf bei Pflegefragen (Zustimmung der Befragten nach Altersgruppen)

Alle Angaben in Prozent der Befragten

digt, deutet in eine Richtung, die diesen Bedarf ernst nimmt. Der Aufbau sogenannter Pflegestützpunkte im Gesetzesentwurf der Bundesregierung zur Reform der Pflegeversicherung nimmt dieses Motiv bereits im Jahr 2007 auf.

Diskussion der Ergebnisse

Pflege ist ein mediales und politisches Boomthema. Zum einen, weil die älteren Alterskohorten zunehmen und damit die biographische Nähe zu einem Pflegeereignis stetig bedeutsamer wird. Zum anderen, weil gesellschaftliche Rahmenbedingungen sich ändern. Hierzu gehören der abnehmende familiäre Zusammenhalt und die, wenn auch noch immer behutsam, abnehmende Pflegebereitschaft in Familien. Hinzu kommen Strukturfragen, Fragen nach Qualität, Organisation und Finanzierung der pflegerischen Versorgung. Hierauf wird unterschiedlich reagiert. Mitunter entsteht eine verunsicherte oder unentschiedene Haltung, die die Daten des Gesundheitsmonitors bestätigen können. Die größte Gruppe unter den Befragten gibt an, dass das Gefühl der Verunsicherung größer ist als noch vor zwei Jahren. Dass eine solche Haltung durch das Alter und den Bildungsgrad gebrochen wird, war durch die vorangegangenen Analyseergebnisse zu erwarten. Dennoch ist das Gefühl eines wachsenden Bedürfnisses nach mehr Aufklärung, Sicherheit und Information in Pflegefragen kein Phänomen einer kleinen gesellschaftlichen Teilgruppe.

Überraschend sind die Ergebnisse des Gesundheitsmonitors vor allem in der Hinsicht, dass Einstellungen und Haltungen in der Bevölkerung zu Pflegefragen recht einheitlich ausgeprägt sind. Geschlechts-, Alters- und Ressourcenunterschiede, die aus der Forschungsliteratur als ganz maßgebliche Determinanten der Meinungsbildung bekannt sind, spielen eine untergeordnete Rolle. Dies unterlegt gut, dass Differenzierungen nach sozialen Merkmalen nur begrenzt aussagefähig sind. Kompetenzen, die die Bewältigung fachlicher, rechtlicher oder psychosozialer Anforderungen in der Pflege ermöglichen, mögen demnach sehr ungleich verteilt sein. Die allgemeine Hinwendung zum Pflegethema aber und all das, was als generelle Aspiration beschrieben werden kann, die eigene Pflege und die eines Angehörigen so gut wie möglich gestalten zu wollen, weisen mehr Gemeinsamkeiten als Unterschiede in der Bevölkerung auf.

Wenn signifikante Unterschiede auftreten, betreffen sie vor allem Einstellungsunterschiede in den Altersgruppen. In multivariaten Analysen konnte die Wahrscheinlichkeit ermittelt werden, mit der Unterschiede in den Bewertungen auftreten, wenn diese nach dem Alter, dem Geschlecht oder dem sozioökonomischen Status (der Schichtzugehörigkeit) gesondert betrachtet werden.

Die Ergebnisse dieser Analysen konnten die getroffenen Trendaussagen der Ergebnisse bestätigen, die aus der Forschungsliteratur bereits bekannt sind. Hiernach bleibt das Alter der Befragten mit dem stärksten Effekt die wichtigste Bedingung für die Zuwendung zur Pflegethematik. Das gilt für die Gesundheitsmonitor-Befragung für alle Indikatoren, die die subjektiv bewertete Bedeutungszunahme und das steigende Informationsbedürfnis abbilden. Die einzige Ausnahme ist die generelle Offenheit der höheren Alterskohorten, durch mehr Wettbewerb und finanzielle Anreize eine Erhöhung der Qualität in der Pflege zu erwarten. Hier unterscheiden sich die höheren Altersgruppen signifikant (hoch signifikante und signifikante odds ratios zwischen 2,1 und 4,4 für die älteste Altersgruppe). Ein Grund dafür könnte sein, dass die bisherigen Erfahrungen mit einer stärkeren Steuerung über finanzielle Leistungsanreize als zufriedenstellend bewertet werden.

Tabelle 1: Odds ratios für die Einstellungen zu Pflegefragen nach Altersgruppen

	18- bis 39-Jährige	40- bis 59-Jährige	60- bis 79-Jährige
beunruhigt, weil man selbst pflegebedürftig werden könnte	1,000[a]	1,538	3,876***
Pflege hat heute mehr Bedeutung als vor zwei Jahren	1,000[a]	1,447	2,129***
Pflege eines Angehörigen so schnell wie möglich außerhalb Familie	3,602***	2,432	1,00[a]
Qualität wird durch finanzielle Anreize erhöht	1,000[a]	1,269	1,995***
schon einmal selbstständig über Pflegethemen informiert	1,000[a]	2,593	4,402***
Pflegeberatungsstelle für andere empfehlen	1,000[a]	1,793	2,163*

a Referenzgruppe; * p ≤ 0,05; *** p ≤ 0,001

Die erkennbaren Differenzen zwischen Männern und Frauen liegen unter den Erwartungen (signifikante und hoch signifikante odds ratios für Frauen zwischen 1,5 und 1,9). Das zeigt sich – und nicht übermäßig stark ausgeprägt – allein im Grad der Zuschreibung einer wachsenden Bedeutung der Pflegethematik, in der Offenheit gegenüber einer stärkeren finanziellen Absicherung von finanziellen Pflegerisiken und der Erfahrung mit pflegespezifischen Informationsangeboten. Die übrigen Einstellungsfragen (Einschätzung der Unterschiede zwischen privater und professioneller Pflegearbeit ...) haben kaum Unterschiede zwischen Frauen und Männern erbracht. Das kann bedeuten, dass sich die Perspektiven beider Geschlechter annähern. Möglicherweise bedeutet es zudem eine wachsende Aufgeschlossenheit von Männern in Pflegefragen oder aber die Tendenz, dass Frauen sich von der stillschweigenden Zuschreibung der Pflegerolle in der Familie weiterhin emanzipieren. Politische Weichenstellungen sollten diese Signale ernst nehmen. Sie können schließlich auch bedeuten, dass die Erwerbsneigung der Frauen weiter zunimmt und ein Abdrängen in die Familienarbeit nicht toleriert wird.

Tabelle 2: Odds ratios für die Einstellungen zu Pflegefragen nach Geschlechterdifferenzen

	Männer	Frauen
Pflege hat heute mehr Bedeutung als vor zwei Jahren	1,000[a]	1,486**
mehr Beiträge in der SPV für psychosoziale Betreuung	1,000[a]	1,475**
schon einmal selbstständig über Pflegethemen informiert	1,000[a]	1,871***

a Referenzgruppe; ** $p \leq 0{,}01$; *** $p \leq 0{,}001$

Unterschiede nach dem sozioökonomischen Status der Befragten bestätigen zum großen Teil erwartbare Differenzen (signifikante odds ratios zwischen 1,7 und 3,0 für Angehörige der höchsten sozialen Schicht). Die Sensibilität für die Pflegethematik, die Befürwortung privater Absicherung sowie der Grad der Informiertheit über Pflegefragen zeigen in die gleiche Richtung: Sie weisen einen sozialen Gradienten auf, nach dem die Befragten der höchsten sozialen

Schicht auch diejenigen sind, die am besten gerüstet auftreten, wenn Pflege organisiert werden muss. Dass die Pflegebereitschaft in der eigenen Familie unter den ressourcenstarken Gruppen abnimmt, verhält sich konform zu bereits existierenden Ergebnissen (Blinkert und Klie 2004). Dass hingegen die Skepsis gegenüber finanziellen Anreizsystemen am deutlichsten in der mittleren und oberen Sozialschicht ausgeprägt ist, konnte so nicht erwartet werden.

Tabelle 3: Odds ratios für die Bewertung und Haltungen zu Pflegefragen nach Schichtzugehörigkeit

	untere Schicht	mittlere Schicht	obere Schicht
Pflege hat heute mehr Bedeutung als vor zwei Jahren	1,000[a]	1,255	1,801*
Befürwortung privater Pflegeversicherung	1,000[a]	1,013	1,699*
Pflege eines Angehörigen so schnell wie möglich außerhalb Familie	1,000[a]	1,984	3,021**
Qualität wird durch finanzielle Anreize gefährdet	1,000[a]	1,810**	1,717*
schon einmal selbstständig über Pflegethemen informiert	1,000[a]	1,288	1,935**

a Referenzgruppe; * $p \leq 0{,}05$; ** $p \leq 0{,}01$

Ausblick

Die gefundenen Ergebnisse bedürfen der weiteren Diskussion. An dieser Stelle kann nur registriert werden, dass finanzielle Anreizsysteme in den ressourcenstarken Gruppen auf Skepsis stoßen. Die übrigen Einstellungsfragen bestätigen die Diagnose einer weitgehenden Homogenität in der Bevölkerung. Das betrifft unter anderem den Bedarf, Leistungen der sozialen Pflegeversicherung über das jetzige Leistungsspektrum der körperbezogenen Funktionspflege auszuweiten. Diesbezüglich ist eine allgemeine und besonders intensive Zustimmung zu beobachten. Gegenwärtige politische Versuche, ein neues Instrument zur Bemessung des Pflegebedarfs einzusetzen, das genau diese zusätzlichen Bedarfshaltungen umfasst, dürften also in der Bevölkerung auf viel Unterstützung stoßen.

Als äußerst zurückhaltend muss die Bereitschaft eingeschätzt werden, für mehr und bessere Pflege höhere finanzielle Belastungen privat zu tragen. Die Bereitschaft zur privaten Zuzahlung ist nur in der Gruppe mit dem höchsten sozioökonomischen Status gegeben: 48 Prozent gegenüber 26 Prozent in der Gruppe mit dem geringsten sozioökonomischen Status. Das zeigt recht deutlich, dass eine Privatisierung der Absicherung von Pflegerisiken mehrheitlich nicht befürwortet wird.

Bezüglich der Angaben zur Pflegequalität wird klar, dass sich ein großer Teil der Befragten verunsichert fühlt. Nur wenige verfügen allerdings über Berichte aus erster Hand (Bekannte, Angehörige). Vieles wird skandalisiert und umso mehr wird deutlich, dass eine offene und transparente Qualitätsdiskussion in der Pflege noch immer fehlt. Wenn der Anlass für die Übernahme von Pflegeaufgaben erfragt wird, überwiegen eindeutig die Merkmale, die hier als intrinsische Motive kategorisiert wurden. Pflege ist damit – zumindest in der Selbstauskunft – immer noch eine durch und durch emotional besetzte Aufgabe, bei der sich die Befragten durch ihre Gefühle und die Bedürfnisse ihrer betroffenen Angehörigen steuern lassen. Instrumentelle Motive treten in den Hintergrund. Für einen politischen Gestaltungsauftrag bedeutet das weiterhin, die Pflegethematik mit Priorität zu behandeln. Die hohe emotionale Bedeutung, die das Pflegethema erfährt, sollte für die Ausweitung der Finanzierungsmöglichkeiten qualitativ hochwertiger und familienverträglicher Arrangements sprechen. Pflegequalität ist Lebensqualität und wird damit auch zum Gradmesser gesellschaftlicher Integration.

Die Differenz schließlich, die zwischen der Empfehlung besteht, eine Pflegeberatungsstelle aufzusuchen, und der tatsächlichen Kenntnis von Informations- und Beratungsangeboten, ist möglicherweise als Richtungsweisung für gegenwärtige Pflegepolitik zu interpretieren. Der Vorstoß, Pflegestützpunkte als Anlaufpunkte für Informationssuchende zu fördern, könnte demnach auf sehr fruchtbaren Boden in der Bevölkerung stoßen. Vielleicht ist diese Differenz auch ein Hinweis darauf, dass die Struktur der Angebote offensiver und sichtbarer werden muss. Zugehende Angebote wie Laienhelfer oder Community-Nurse-Dienste könnten hier – wie international bereits mit guten Erfahrungen erprobt – eine wichtige Leerstelle schließen.

Literatur

Bauer, U. »Zielgruppenspezifische Gesundheitsförderung im Alter«. *Handbuch Gesundheit im Alter.* Hrsg. A. Kuhlmey und D. Schaeffer. Bern 2008.

Bauer, U., und A. Büscher. *Soziale Ungleichheit und Pflege. Beiträge sozialwissenschaftlich orientierter Pflegeforschung.* Wiesbaden 2008.

Blinkert, B., und T. Klie. *Solidarität in Gefahr. Pflegebereitschaft und Pflegebedarfsentwicklung im demografischen und sozialen Wandel.* Hannover 2004.

Borchert, L., und H. Rothgang. »Soziale Einflüsse auf das Risiko der Pflegebedürftigkeit älterer Männer«. *Soziale Ungleichheit und Pflege. Beiträge sozialwissenschaftlich orientierter Pflegeforschung.* Hrsg. U. Bauer und A. Büscher. Wiesbaden 2008 (im Druck).

Borders, T. F., J. E. Rohrer, K. T. Xu und D. R. Smith. »Older persons' evaluations of health care: the effects of medical scepticism and worry about health«. *Health Services Research* (39) 1 2004. 35–52.

Borg, C., I. R. Hallberg und K. Blomquist. »Life satisfaction among older people (65+) with reduced self-care capacity: the relationship to social, health and financial aspects«. *Journal of Clinical Nursing* (15) 5 2006. 607–618.

Cotton, S. R., und S. S. Gupta. »Characteristics of online and offline health information seekers and factors that discriminate between them«. *Social Science & Medicine* (59) 9 2004. 1795–1806.

Dallinger, U., und H. Theobald. »Pflege und Ungleichheit: Ungleiche Citizenship rights im internationalen Vergleich«. *Soziale Ungleichheit und Pflege. Beiträge sozialwissenschaftlich orientierter Pflegeforschung.* Hrsg. U. Bauer und A. Büscher. Wiesbaden 2008 (im Druck).

Institut für Qualität und Wirtschaftlichkeit im Gesundheitswesen – IQWiG. *Arbeitspapier: Zusammenhang zwischen Pflegekapazität und Ergebnisqualität in der stationären Versorgung. Eine systematische Übersicht.* Köln 2006.

Kasper, J. D. »Health-Care Utilization and Barriers to Health Care«. *Handbook of Social Studies in Health and Medicine.* Hrsg. G. L. Albrecht, R. Fitzpatrick und S. C. Scrimshaw. London 2000. 323–338.

Knesebeck, O. von dem, K. David, P. Bill und R. Hikl. »Aktives Altern und Lebensqualität. Evaluationsergebnisse eines WHO-Demonstrationsprojektes«. *Zeitschrift für Gerontologie und Geriatrie* (39) 2 2006. 82–89.

Lawson, C. »Planning to improve the hospital experiences for older inpatients«. *Nursing Times* (102) 39 2006. 30–31.

Lehouix, P., B. Poland und G. Daudelin. »Focus group research and ›the patient's view‹«. *Social Science & Medicine* (63) 2006. 2091–2104.

Maaz, A., J. Nordheim, H.-J. Winter und A. Kuhlmey. »Chronische Krankheit im Alter: Versorgungsrealität aus Patientensicht«. *Medizinsoziologische Versorgungsforschung. Theoretische Ansätze, Methoden, Instrumente und empirische Befunde.* Hrsg. C. Janßen, B. Borgetto und G. Heller. Weinheim 2007. 217–236.

Neame, R., A. Hammond und C. Deighton. »Need for information and for involvement in decision making among patients with rheumatoid arthritis: a questionnaire survey«. *Arthritis & Rheumatism* (53) 2 2005, 249–255.

Nolan, J. »Improving the health of older people: what do we do?« *British Journal of Nursing* (10) 8 2001. 524–528.

Nolan, M., U. Lundh, G. Grant und J. Keady (Hrsg.). *Partnerships in family care: understanding the caregiving career.* Maidenhead 2003.

Perreault, M., T. E. Katerelos, H. Tardif und N. Pawliuk. »Patient's perspectives on information received in outpatient psychiatry«. *Journal of Psychiatric & Mental Health Nursing* (13) 1 2006. 110–116.

Rutten, L. J., L. Squiers und B. Hesse. »Cancer-related information seeking: hints from the 2003 Health Information National Trends Survey (HINTS)«. *Journal of Health Communication* (11) 1 2006. 147–156.

Safeer, R. S., und J. Keenan. »Health literacy: the gap between physicians and patients«. *American Family Physician* (72) 3 2005. 463–468.

Neue Aufgabenverteilung zwischen Gesundheitsberufen in der Arztpraxis aus Patientensicht

Karin Höppner

Einleitung

Die Aufgabenverteilung zwischen den Gesundheitsberufen unterliegt einem stetigen Wandel. Häufig vollziehen sich diese Veränderungen langsam und wie von selbst. Beispielsweise müssen bestehende Berufsbilder neue Aufgaben, die durch medizinische oder technische Innovationen entstehen, in ihr Tätigkeitsspektrum integrieren. Es kommt jedoch immer wieder zu kontroversen Auseinandersetzungen zwischen den Berufsgruppen um die Verteilung von Aufgaben und damit auch von Einfluss, Macht oder finanziellen Ressourcen. Dabei kann an den sogenannten »Spritzenstreik« in den 70er Jahren gedacht werden, bei dem es um die Aufgabenverteilung zwischen Ärzten und Pflege im Krankenhaus ging.

Auch das aktuelle Gutachten des Sachverständigenrates zur Begutachtung der Entwicklung im Gesundheitswesen (SVR 2007), das sich unter anderem mit der Zusammenarbeit der Gesundheitsberufe als Beitrag zu einer effizienten und effektiven Gesundheitsversorgung auseinandersetzt, hat erneut intensive Auseinandersetzungen der Berufsgruppen und der Gesundheitspolitik mit diesem Thema ausgelöst. Eine Versachlichung der teilweise stark interessenpolitisch geführten Diskussion um erweiterte Einsatzgebiete für nicht ärztliche Gesundheitsberufe erscheint geboten. Das Gutachten fordert unter anderem eine stärkere Einbeziehung nicht ärztlicher Gesundheitsberufe in das Versorgungsgeschehen und eine größere Eigenständigkeit, wenn sich dadurch die Versorgung verbessert.

Der Vorschlag des SVR, die Effekte neuer Aufgabenverteilungen zunächst in Versorgungsmodellen zu erproben, zu evaluieren und erst dann gegebenenfalls über eine Einführung in der Fläche nachzudenken, ist inzwischen in den Gesetzgebungsprozess zum Pflege-Weiterentwicklungsgesetz eingeflossen. Der Paragraf 63 SGB V bietet seit Inkrafttreten des Gesetzes die Möglichkeit zur Durchführung von Modellvorhaben, in denen die Pflege Verbands- und Pflegehilfsmittel verordnen darf (Paragraf 63b SGB V) und in denen sie bislang ärztliche Aufgaben übernimmt, die im Bereich der Heilkunde liegen (Paragraf 63c SGB V). Eine Kompetenzerweiterung ist nur möglich, wenn die Ausbildung entsprechend darauf vorbereitet. Bislang dürfen diese Modellvorhaben nur mit Pflegekräften durchgeführt werden.

Vor diesem Hintergrund stellt sich die Frage, wie die Nutzer des Versorgungssystems solche erweiterten Kompetenzen nicht ärztlicher Gesundheitsberufe beurteilen, insbesondere dann, wenn sie wählen können, welchen Leistungserbringer sie aufsuchen möchten. Den Kern dieser Analyse bildet darum die bislang unzureichend untersuchte Einstellung von Nutzern des Versorgungssystems zu Aufgabenneuverteilungen im ambulanten Bereich in Deutschland. Vornehmlich stellt sich die Frage, inwieweit und unter welchen Rahmenbedingungen erweiterte Kompetenzen für speziell geschulte nicht ärztliche Gesundheitsberufe, in diesem Fall medizinische Fachangestellte oder Pflegefachkräfte, akzeptiert würden. Im Einzelnen sollen folgende Fragestellungen beantwortet werden:

- Wie stellt sich die Aufgabenverteilung zwischen Gesundheitsberufen in der Arztpraxis für Patienten dar? Welche Präferenzen haben sie hinsichtlich der Aufgabenverteilung?
- Welche bislang ärztlichen Tätigkeiten könnten aus Sicht der Nutzer an andere Gesundheitsberufe übertragen werden?
- Wird eine Übertragung bislang ärztlicher Tätigkeiten grundsätzlich abgelehnt? Welche Variablen beeinflussen diese Ablehnung?
- Was sind die Voraussetzungen, damit Aufgabenübertragungen akzeptiert werden?
- Welche Anreize könnten dazu motivieren, nicht ärztliche Leistungserbringer aufzusuchen, die mit erweiterten Kompetenzen ausgestattet sind?
- Welche Risiken werden bei einer Aufgabenübertragung gesehen?

Zur Beantwortung dieser Fragen werden die Daten der Herbstbefragung 2007 des Gesundheitsmonitors analysiert, wobei im Mittelpunkt der Auswertung der Fragenblock zum Thema Aufgabenverteilung zwischen Gesundheitsberufen steht. Insgesamt umfasst die Stichprobe 1.497 Personen, von denen jeweils die Non-Responders ausgeschlossen werden. Zusätzlich werden bei den Fragen nach den Rahmenbedingungen und den Anreizen durch entsprechende Filterführung auch diejenigen ausgeschlossen, die eine Aufgabenübertragung grundsätzlich ablehnen. Der Einfluss bestimmter Variablen auf die grundsätzliche Einstellung gegenüber einer Aufgabenübertragung wird mithilfe einer Kontingenzanalyse durchgeführt, um in einem ersten Schritt Zusammenhänge zwischen den Variablen zu verdeutlichen.

Nach einer kurzen Darstellung des Forschungsstandes werden in diesem Beitrag die empirischen Ergebnisse der Befragung präsentiert. Dies betrifft Erkenntnisse zu Erfahrungen und Präferenzen bezüglich der Aufgabenverteilung in Arztpraxen, zu Aufgabenübertragungen, zur grundsätzlichen Ablehnung von Aufgabenübertragungen sowie zu Voraussetzungen, zu Anreizen und Risiken im Zusammenhang mit Aufgabenübertragungen.

Aufgabenverteilung in der Primärversorgung in Deutschland und auf internationaler Ebene

Die Primärversorgung in Deutschland ist fast ausschließlich ärztliche Domäne. Unterstützung im Praxisablauf erhält der Vertragsarzt von medizinischen Fachangestellten (bis Mitte 2006 lautete die Berufsbezeichnung Arzthelfer), deren Hauptaufgaben der Empfang und die Betreuung von Patienten, die Organisation der Praxisabläufe sowie die Assistenz bei Untersuchung und Behandlung sind. Damit unterscheidet sich Deutschland stark von beispielsweise angelsächsischen oder skandinavischen Ländern, die auf eine jahrzehntelange starke Einbeziehung nicht ärztlicher Gesundheitsberufe in der Primärversorgung zurückblicken können. In erster Linie übernehmen dabei auf Master-Niveau ausgebildete Pflegekräfte (sogenannte Nurse Practitioners), aber auch Physician Assistants bestimmte ärztliche Aufgaben (Sachs 2006). Nurse Practitioners und Physician Assistants sind meist in Arztpraxen angestellt.

Der wesentliche Unterschied zwischen beiden liegt im Grad der Autonomie der Berufsausübung: Während Nurse Practitioners ihren Beruf sehr eigenständig ausführen, unterliegen Physician Assistants einer ärztlichen Supervision (Hutchinson, Marks und Pittilo 2001). Physician Assistants durchlaufen ein verkürztes Medizinstudium und werden auch als Junior Doctors bezeichnet, wohingegen Nurse Practitioners der Berufsgruppe der Pflege zuzuordnen sind. Häufig spezialisieren sich Nurse Practitioners entweder auf die Versorgung bestimmter Patientengruppen (beispielsweise Kinder) oder auf die Versorgung bestimmter Krankheitsbilder (beispielsweise Diabetes mellitus) (American Nurses Association 1995). Die Aufgaben der Nurse Practitioners sind dementsprechend vielfältig und umfassen beispielsweise Diagnostik und Behandlung bei akuten (leichteren) Erkrankungen, Diagnostik und Behandlung bei chronischem Krankheitsgeschehen, Aufgaben in der Prävention oder dem Case Management, Verordnung von Medikamenten oder Heilmitteln beziehungsweise Abänderungen der Medikation.

Aber auch Physician Assistants übernehmen zahlreiche ärztliche Aufgaben in der Anamneseerhebung, Diagnosestellung, Medikamentenverordnung, Patientenschulung sowie bei der Anordnung und Auswertung von Laboruntersuchungen.

In Deutschland erweist sich bei der Aufgabenverteilung zwischen den Gesundheitsberufen immer wieder als problematisch, dass sich keine Definition des unmittelbaren ärztlichen Tätigkeitsspektrums im deutschen Gesundheitsrecht findet (Hahn 1981). Grundsätzlich ist der Arzt verpflichtet, die ärztliche Behandlung (die sich nicht klar abgrenzen lässt) persönlich zu erbringen (Uhlenbruck und Laufs 2002). Dabei dürfen allerdings Aufgaben an ausreichend qualifizierte andere Gesundheitsberufe übertragen werden. Nach einer Stellungnahme der Bundesärztekammer (BÄK) und der Kassenärztlichen Bundesvereinigung (KBV) zur Delegationsfähigkeit von Leistungen aus dem Jahr 1988 lassen sich Aufgaben unterteilen in (1) nicht delegationsfähige, vom Arzt persönlich zu erbringende Leistungen, (2) im Einzelfall delegationsfähige Leistungen und (3) grundsätzlich delegationsfähige Leistungen.

Nicht delegationsfähig sind die ärztliche Untersuchung und Beratung des Patienten, invasive diagnostische Eingriffe, die Entscheidung über sämtliche therapeutischen Maßnahmen und operative Eingriffe (BÄK/KBV 1988). Zusätzlich werden in der Literatur schwierige Injektionen, Infusionen und Blutentnahmen genannt (Uhlenbruck und Laufs 2002). Grundsätzlich delegationsfähige Leistungen sind beispielsweise Laborleistungen, die technische Erstellung des Röntgenbildes, physikalisch-medizinische Leistungen, Ton- und Sprachaudiometrie, Dauerkatheterwechsel sowie das Wechseln einfacher Verbände. Zu den im Einzelfall delegationsfähigen Leistungen gehören insbesondere Injektionen, Infusionen und Blutentnahmen. Die Anordnung über die Durchführung der entsprechenden Maßnahme ist in jedem Falle durch den Arzt und im Einzelfall zu treffen (BÄK/KBV 1988).

Stand der Forschung

Für Deutschland wurde bisher noch nicht untersucht, inwieweit eine größere Eigenständigkeit von nicht ärztlichen Gesundheitsberufen auf Akzeptanz in der Bevölkerung stoßen würde. Befragungen von Patienten zum Thema finden sich auch im Ausland eher selten. Es liegt jedoch eine große Zahl von Studien vor, die die Folgen von Aufgabenübertragungen in Bezug auf Qualität und Kosten evaluieren. Die Ergebnisse dieser Studien sind uneinheitlich, und die spärlichen Befragungsergebnisse anderer Länder lassen sich nur eingeschränkt auf Deutschland übertragen, da große Unterschiede in den Versorgungs- und Ausbildungssystemen bestehen. So sind Nurse Practitioners in den Niederlanden bereits im Einsatz, und dort findet eine öffentliche Debatte über diese neue Berufsgruppe statt.

Jakobs, Nobelen und Broerse (2002) konnten eine breite Akzeptanz der niederländischen Bevölkerung für Aufgabenübertragungen von Ärzten auf nicht ärztliche Gesundheitsberufe nachweisen. Caldow et al. (2006) zeigten für die Behandlung von leichteren Gesundheitsbeschwerden in der Primärversorgung in Schottland, dass die meisten Befragten eine Konsultation beim Arzt bevorzugen, jedoch eine speziell weitergebildete Pflegekraft akzeptieren, und zwar insbesondere, wenn sich dadurch Vorteile wie verkürzte Wartezeiten oder ein längeres Behandlungsgespräch ergeben. Als wichtige Rahmenbedingung wurde vielfach ein fester Ansprechpartner genannt. Die Einstellung gegenüber Aufgabenübertragungen wurde signifikant von verschiedenen sozioökonomischen Merkmalen beeinflusst. Während ältere Befragte eher eine positive Präferenz für den Arztberuf hatten, zeigten Frauen, jüngere Befragte, Befragte mit höherem Einkommen und Personen mit einem niedrigen Ausbildungsstand eine positivere Einstellung gegenüber den Pflegekräften als andere Befragte.

Für Deutschland liegen erste Evaluationsergebnisse aus Projekten vor, in denen speziell geschulte Gesundheits- und Krankenpflegekräfte eng definierte ärztliche Aufgaben im Delegationsverfahren, also nicht in größerer Eigenständigkeit übernehmen (Berg et al. 2007).

Primär geht es im Konzept Community Medicine Nurses, sie werden auch als Gemeinde- oder Telegesundheitsschwestern bezeichnet, darum, Hausärzte bei Hausbesuchen zu entlasten. Patienten, die Erfahrungen mit Community Medicine Nurses gesammelt haben, konnten sich überwiegend (93 %) vorstellen, zu diesen ein vergleichbares Vertrauensverhältnis wie zum Hausarzt aufzubauen. Etwa 88 Prozent der Befragten beurteilten das Monitoring des Gesundheitszustands durch die Pflegekraft als sinnvoll. Rosemann et al. (2007) konnten zeigen, dass die Übernahme sehr begrenzter Aufgaben des Case Managements bei Arthrosepatienten durch medizinische Fachangestellte in Hausarztpraxen die Lebensqualität der Patienten steigert. Die Einstellung der Patienten zu dieser Übernahme wurde allerdings nicht erhoben.

Schließlich liegt die Vermutung nahe, dass Unzufriedenheit mit der ärztlichen Behandlung einen positiven Einfluss auf die Bereitschaft zu einer verstärkten Inanspruchnahme nicht ärztlicher Leistungserbringer haben könnte. Dies könnte beispielsweise auf die kommunikativen Fähigkeiten von Ärzten in Deutschland zutreffen; sie werden im Vergleich zu anderen Ländern als eher gering eingeschätzt (Schee et al. 2007). Bemängelt werden in Befragungen ferner der Zeitdruck der Ärzte und ein Mangel an Information und Einbeziehung des Patienten in Therapieentscheidungen (beispielsweise Dierks 2006).

Aufgabenverteilung aus Sicht der Befragten

Aufgabenverteilung in der Arztpraxis

Die Befragten sollten wiedergeben, wie die Aufgabenverteilung in Arztpraxen ihrer Erfahrung nach geregelt ist; des Weiteren sollten sie angeben, welche Berufsgruppe ihnen bei der Durchführung bestimmter Tätigkeiten am liebsten wäre. Die Tätigkeiten lassen sich den drei Kategorien nicht delegationsfähige, grundsätzlich delegationsfähige und im Einzelfall delegationsfähige Leistungen zuordnen.

Nicht delegationsfähige, vom Arzt selbst zu erbringende Leistungen werden nach den Erfahrungen der Befragten auch überwiegend dem Arzt zugeordnet. Die Diagnosestellung, Behandlungsplanung, Auswertung von Röntgenaufnahmen und das Beantworten von Fragen zur Behandlung werden von über 90 Prozent der Befragten allein dem Arzt zugeordnet, was sehr weitgehend mit den Präferenzen übereinstimmt. Lediglich die Aufnahme von Krankengeschichte und Beschwerden fällt etwas aus dem Rahmen. Diese Aufgabe fällt nur für gut 70 Prozent der Befragten in den ärztlichen Tätigkeitsbereich; fast 30 Prozent der Befragten geben an, diese würde durch das Praxispersonal beziehungsweise mal durch den Arzt und mal durch das Praxispersonal durchgeführt. Möglicherweise hängt diese Fehleinschätzung damit zusammen, dass viele Praxen beim ersten Patientenbesuch Fragebögen zur Erfassung der Krankengeschichte einsetzen und diese häufig vom Praxispersonal verteilt werden. Allerdings würden 80 Prozent der Befragten den Arzt bei der Anamneseerhebung vorziehen.

Grundsätzlich delegationsfähige Tätigkeiten werden nach Erfahrung der Befragten überwiegend dem Praxispersonal zugeordnet. Dazu zählen die Erstellung von Röntgenaufnahmen (87 %) und das Messen von Körperwerten (65 %).

Schließlich werden die Tätigkeiten, die im Einzelfall delegiert werden sollten, überwiegend dem Praxispersonal beziehungsweise beiden Berufsgruppen zugeordnet. Insbesondere Blutabnahmen werden in der Praxis offensichtlich meist vom Praxispersonal durchgeführt (82 %). Ein Vergleich zwischen gemachten Erfahrungen und gewünschter Aufgabenverteilung zeigt, dass sich die meisten Unterschiede bei den grundsätzlich beziehungsweise im Einzelfall delegationsfähigen Tätigkeiten ergeben. Gefragt nach den Präferenzen, würde jeweils ungefähr ein Drittel der Befragten beide Berufsgruppen akzeptieren.

Übertragung neuer Aufgaben an nicht ärztliche Gesundheitsberufe

Wären die Befragten bereit, zukünftig bei bestimmten Versorgungsbedarfen speziell weitergebildete Arzthelfer oder Pflegekräfte anstelle des Arztes aufzusuchen? Die abgefragten, in Deutschland bislang nur dem ärztlichen Tätigkeitsspektrum zuzuordnenden Aufgaben werden in zahlreichen anderen Ländern bereits jetzt neben dem Arzt auch von Nurse Practitioners oder Physician Assistants übernommen. Sie gehen weit über die heute delegationsfähigen Einzelaufgaben hinaus und würden eine größere Eigenständigkeit der Berufsausübung der speziell weitergebildeten Fachkraft erfordern.

Abbildung 1: Aufgabenverteilung in der Arztpraxis:
Erfahrungen und Präferenzen der Patienten (nicht delegationsfähige Tätigkeiten)

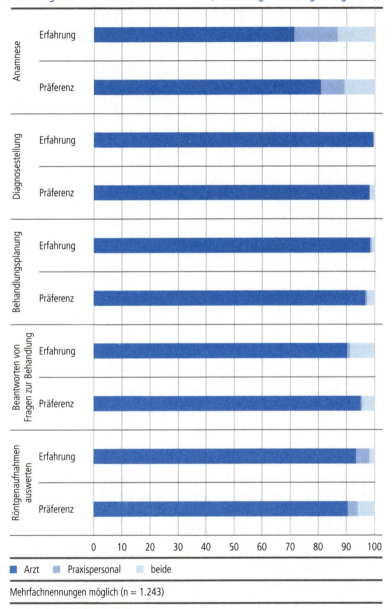

Mehrfachnennungen möglich (n = 1.243)

Alle Angaben in Prozent der Befragten

Abbildung 2: Aufgabenverteilung in der Arztpraxis: Erfahrungen und Präferenzen der Patienten (grundsätzlich delegationsfähige Tätigkeiten)

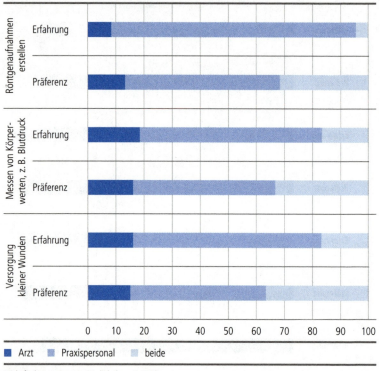

Mehrfachnennungen möglich (n = 1.243)

Alle Angaben in Prozent der Befragten

Lediglich in zwei Situationen würde mehr als die Hälfte der Befragten eine speziell weitergebildete Fachkraft anstelle des Arztes aufsuchen, nämlich bei leichten Erkrankungen (51 %) und benötigten Folgerezepten (72 %). Bei chronischen Erkrankungen, Erstmedikationen und Beratungsgesprächen würde der überwiegende Anteil der Befragten weiterhin den Arzt aufsuchen; lediglich ungefähr ein Fünftel der Befragten kann sich auch in diesen Situationen den Besuch bei einer nicht ärztlichen Fachkraft vorstellen. Von den Befragten antwortet ein Fünftel (21 %) auf alle präsentierten Situationen mit Nein. Fast ausnahmslos geben diese Befragten später ebenfalls an, eine Aufgabenübertragung auf nicht ärztliche Gesundheitsberufe grund-

Abbildung 3: Aufgabenverteilung in der Arztpraxis: Erfahrungen und Präferenzen der Patienten (im Einzelfall delegationsfähige Tätigkeiten)

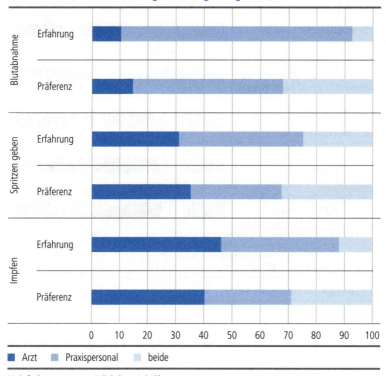

Mehrfachnennungen möglich (n = 1.243)

Alle Angaben in Prozent der Befragten

sätzlich abzulehnen. Durchgängig mit Ja antwortet nur ein sehr kleiner Anteil der Befragten, nämlich etwa vier Prozent.

Im Antwortverhalten zu dieser Frage zeigt sich eine grundsätzliche Vorsicht der Befragten, zukünftig Angehörige nicht ärztlicher Gesundheitsberufe mit erweiterten Kompetenzen anstelle des Arztes aufzusuchen. Lediglich bei leichten Erkrankungen, bei denen eventuell ein Verzicht auf den Arztbesuch möglich wäre, und bei der Ausstellung von Folgerezepten, die bereits heute zum Teil vom Praxispersonal vorbereitet und vom Arzt lediglich unterzeichnet werden, wird der Arztbesuch von der Mehrheit als substituierbar angesehen. Auch der relativ hohe Anteil der Befragten, die mit »weiß nicht« geantwor-

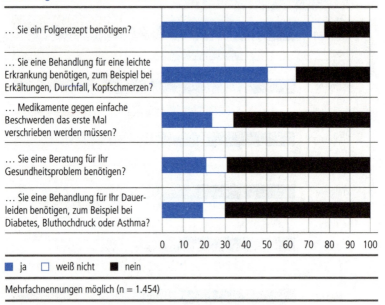

Abbildung 4: Würden Sie auch in Deutschland speziell weitergebildete Arzthelfer oder Pflegekräfte aufsuchen (anstelle des Haus- oder Facharztes), wenn …

tet haben, lässt auf Unsicherheiten in Bezug auf diese Thematik schließen.

Insgesamt lehnen 36 Prozent der Befragten eine Übertragung heutiger ärztlicher Tätigkeiten an speziell weitergebildete Pflegekräfte oder Arzthelfer grundsätzlich ab, 48 Prozent haben dagegen keine grundsätzlichen Einwände, und ein relativ hoher Anteil von 16 Prozent hat zu der Frage keine Meinung.

Wie lassen sich diejenigen Befragten, die ihre grundsätzliche Ablehnung zum Ausdruck bringen, hinsichtlich ihres sozioökonomischen Profils näher charakterisieren? Der Anteil der Männer, die ihre Ablehnung bekunden, ist mit 39 Prozent höher als der Anteil der Frauen (34 %). Dafür ist der Anteil der weiblichen Befragten, der die Antwortkategorie »weiß nicht« wählt, mit 18 Prozent höher als der Anteil der Männer (13 %). Weiterhin zeigt sich ein signifikanter Zusammenhang zwischen grundsätzlicher Ablehnung der ärztlichen Aufgabenübertragung und steigendem Alter. In der Altersgruppe der 18- bis 29-Jährigen lehnen 31 Prozent eine Abgabe ärztlicher Aufgaben

Abbildung 5: Ich lehne grundsätzlich die Übertragung heutiger ärztlicher Aufgaben an speziell weitergebildete Arzthelfer oder Pflegekräfte ab

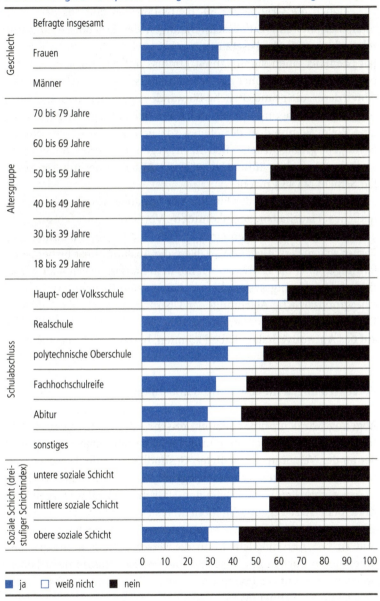

Alle Angaben in Prozent der Befragten

an andere Gesundheitsberufe ab, während dieser Anteil in der Altersgruppe der 70- bis 79-Jährigen bei 53 Prozent liegt.

Lediglich die Gruppe der 60- bis 69-Jährigen fällt aus dem Rahmen, was hier mit Zufallsschwankungen der Ergebnisse aufgrund relativ kleiner Zellenbesetzungen erklärt wird. Der Schulabschluss hat ebenfalls einen signifikanten Einfluss auf das Antwortverhalten bei dieser Frage: Je höher der Schulabschluss, desto niedriger ist der Anteil derer, die grundsätzliche Einwände gegenüber einer ärztlichen Aufgabenübertragung äußern. Auch die Schichtzugehörigkeit spielt eine Rolle: Während in der oberen sozialen Schicht 29 Prozent der Befragten grundsätzliche Bedenken gegenüber einer Substitution ärztlicher Aufgaben äußern, liegt dieser Anteil in der unteren sozialen Schicht bei 43 Prozent.

Nicht signifikant ist der Einfluss der Variablen Familienstand, monatliches Haushaltsnettoeinkommen, Vorliegen einer chronischen Erkrankung und Vorliegen einer amtlich anerkannten Behinderung. Ferner zeigen verschiedene Variablen, die Auskunft über bisherige Erfahrungen oder die Zufriedenheit mit dem hausärztlichen oder pflegerischen Versorgungssystem liefern, keinen signifikanten Einfluss auf eine grundsätzliche Ablehnung der Übertragung ärztlicher Aufgaben. Die eingangs geäußerte Vermutung, dass diese Variablen einen Einfluss auf das Antwortverhalten haben könnten, bestätigt sich also nicht.

Voraussetzungen für eine Aufgabenübertragung

Abgefragt wurden primär organisatorische Voraussetzungen der Versorgung, beispielsweise die räumliche Nähe und enge Abstimmung der an der Versorgung beteiligten Gesundheitsberufe. Diese Voraussetzungen orientieren sich überwiegend am internationalen Vorbild.

Am wichtigsten ist den Befragten, dass die speziell weitergebildete Kraft dem Arzt regelmäßig Bericht erstattet (92 %). Das erfordert eine enge Kooperation sowie einen intensiven Informationsaustausch und ist fast nur möglich, wenn die verschiedenen Berufsgruppen unter einem Dach angesiedelt sind und im Team zusammenarbeiten. So wird die Berufsausübung unter einem Dach am zweithäufigsten als wichtig bezeichnet (84 %).

Die Möglichkeit zur Wahl, ob der Arzt oder die speziell weitergebildete Kraft konsultiert wird, erfordert im Idealfall eine räumliche

Abbildung 6: Wie wichtig wären Ihnen folgende Voraussetzungen, damit Sie sich – außer bei schwerwiegenden Erkrankungen – auch durch speziell weitergebildete Arzthelfer oder Pflegekräfte behandeln lassen?

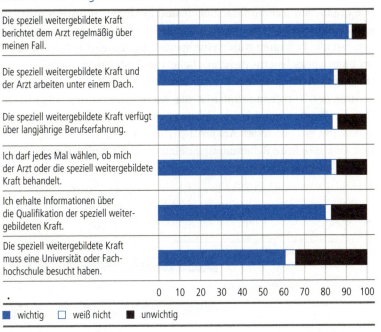

Alle Angaben in Prozent der Befragten

Nähe in gemeinsamen Praxisräumen. Diese Voraussetzung wird von 83 Prozent der Befragten als wichtig bezeichnet. Am wenigsten wichtig ist den Befragten, dass die speziell weitergebildete Kraft über einen universitären Abschluss verfügt. Gut ein Drittel der Befragten erachten diese Rahmenbedingung als unwichtig. Damit wird nicht so sehr der formellen, sondern mehr der materiellen Qualifikation Bedeutung beigemessen: Langjährige Berufserfahrung wird von deutlich mehr Befragten als wichtig eingestuft (84 %) als ein Universitätsabschluss (61 %).

Anreize, um Besuche bei nicht ärztlichen Gesundheitsberufen zu fördern

Die organisatorischen, finanziellen und qualitativen Anreize wurden größtenteils aus internationalen Studien und Regelungen abgeleitet. Für fast alle Befragten würde eine speziell auf das eigene Gesundheitsproblem spezialisierte nicht ärztliche Fachkraft einen Vorteil gegenüber dem Arzt darstellen (93 %). Damit wird eine mögliche Verbesserung der Versorgungsqualität als wichtigster Vorteil angesehen. Kürzere Wartezeiten (82 % beziehungsweise 80 %), längere Gesprächszeiten (89 %), ein fester Ansprechpartner in der Versorgung (89 %) und eine mögliche Behandlung zu Hause (77 %) stellen für die Mehr-

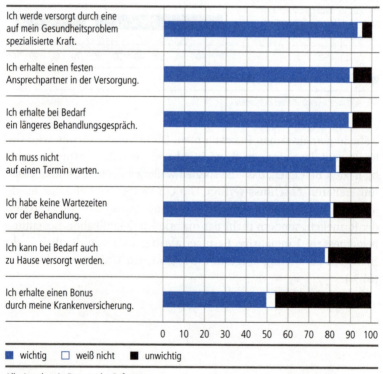

Abbildung 7: Wie wichtig wären Ihnen folgende mögliche Vorteile, damit Sie sich – außer bei schwerwiegenden Erkrankungen – durch speziell weitergebildete Arzthelfer oder Pflegekräfte behandeln lassen?

Alle Angaben in Prozent der Befragten

zahl der Befragten ebenfalls Vorteile dar. Als am wenigsten bedeutend wird ein möglicher Bonus der Krankenkasse angesehen; 46 Prozent der Befragten erachten dieses für unwichtig.

Bedenken bei Aufgabenübertragungen

Die wichtigsten Bedenken im Hinblick auf eine Übertragung bislang ärztlicher Aufgaben an andere Gesundheitsberufe liegen auf der Ebene der Versorgungsqualität, denn 81 Prozent der Befragten stimmen der Aussage zu, dass der Arzt immer der bessere Ansprechpartner im Versorgungsgeschehen ist. Gleichzeitig befürchten 65 Pro-

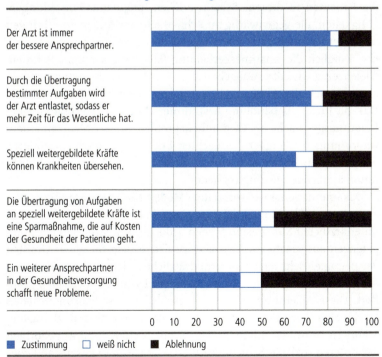

Abbildung 8: Wenn Sie an die Übertragbarkeit heutiger ärztlicher Aufgaben an speziell weitergebildete Arzthelfer oder Pflegekräfte denken: Inwieweit stimmen Sie den folgenden Aussagen zu?

Alle Angaben in Prozent der Befragten

zent der Befragten, Angehörige nicht ärztlicher Gesundheitsberufe könnten Krankheiten übersehen.

Dies korrespondiert mit den Ergebnissen der vorhergehenden Frage, bei der der wichtigste mögliche Vorteil ebenfalls auf qualitativer Ebene angesiedelt ist. Gleichzeitig spiegelt sich die zentrale Stellung der Ärzte im deutschen Versorgungssystem in diesen Aussagen wider. Die Aufgabenübertragung wird zudem eher als Entlastungsmaßnahme für den Arzt angesehen (72 %). Die Hälfte der Befragten sieht in Aufgabenübertragungen Sparmaßnahmen. Mögliche Koordinationsprobleme im Zusammenhang mit einem weiteren Leistungserbringer werden von der Minderzahl der Befragten gesehen (40 %).

Schlussfolgerungen

Wie zentral die Position der Ärzte im deutschen Gesundheitssystem ist, zeigt sich deutlich in dieser Befragung. Die Versorgungsrealität, die Patienten in diesem System erleben, prägt ihre Einstellungen. Tätigkeiten, die gegenwärtig ausschließlich von Ärzten zu erbringen sind, werden auch ganz überwiegend dieser Berufsgruppe zugeordnet; lediglich die Anamneseerhebung fällt etwas aus dem Rahmen. Gleichzeitig wird das Aufsuchen spezialisierter, nicht ärztlicher Fachkräfte anstelle des Arztes gegenwärtig von vielen Befragten abgelehnt. Das gilt für die Behandlung bestimmter chronischer Erkrankungen, Beratungsgespräche bei Gesundheitsproblemen oder Medikamentenverordnungen. Lediglich bei leichten Erkrankungen oder benötigten Folgerezepten könnte sich eine Mehrzahl der Befragten eine Substitution ärztlicher Leistung vorstellen.

Das international weitverbreitete Modell eines eigenständig praktizierenden und hoch qualifizierten Nurse Practitioner oder eines zwar unter ärztlicher Supervision tätigen, jedoch mit weitreichenden Kompetenzen ausgestatteten Physician Assistant liegt für einen Großteil der Befragten sehr fern. Eine grundsätzliche Ablehnung der ärztlichen Aufgabenübertragung wird von gut einem Drittel der Befragten geäußert. Diese Ablehnung wird von verschiedenen sozioökonomischen Merkmalen beeinflusst und insbesondere von älteren Befragten, Männern, Personen mit niedrigem Schulabschluss und Angehörigen der unteren sozialen Schicht geäußert. Der Gesundheitszustand oder gemachte Erfahrungen im ärztlichen Versorgungsalltag haben hingegen keinen signifikanten Einfluss auf eine grundsätzlich ablehnende Haltung.

Es liegt allerdings nahe, und dies bestätigen einige nationale und internationale Studien, dass Patienten ihre Vorbehalte abbauen und Akzeptanz für neue Rollenaufteilungen aufbauen, wenn sie reale positive Erfahrungen sammeln können. Die Kompetenzausweitung nicht ärztlicher Gesundheitsberufe kann sich darum nur langsam und schrittweise vollziehen. Insofern sind die Möglichkeiten zur Durchführung von begrenzten Modellvorhaben zur Aufgabenneuverteilung, die das Pflege-Weiterentwicklungsgesetz geschaffen hat, sehr zu begrüßen. Es darf in diesem Veränderungsprozess nicht versäumt werden, die Sicht des Patienten und Systemnutzers frühzeitig einzubeziehen und auf Bedürfnisse und Ängste mit einer adäquaten Gestaltung der Rahmenbedingungen einzugehen. Dabei ist insbesondere die gemeinsame Unterbringung der verschiedenen Berufsgruppen unter einem Praxisdach bei enger Abstimmung mit dem Arzt für deutsche Patienten von großer Wichtigkeit.

Den Bedenken ist Rechnung zu tragen, dass nicht ärztliche Fachkräfte bestimmte Krankheiten übersehen könnten. Mögliche Vorteile einer Kompetenzausweitung speziell weitergebildeter, nicht ärztlicher Gesundheitsberufe für den Patienten wie kürzere Wartezeiten, längere Behandlungsgespräche oder Hausbesuche sollten deutlich herausgestellt werden. Am meisten Wert würden die Befragten jedoch auf eine Qualitätsverbesserung der Versorgung legen. Entsprechend muss dieser mögliche Vorteil dargestellt werden, wenn sich dies aus den Evaluationen der Modellvorhaben nach Paragraf 63 SGB V ergibt. Aber auch bei gleichbleibender Versorgungsqualität ist eine Substitution ärztlicher Leistungen zu befürworten, wenn sich dadurch Kosten einsparen lassen.

Es muss hierbei der Grundsatz gelten, dass Leistungen stets durch die Berufsgruppe zu erbringen sind, die dazu mit dem geringsten Ressourceneinsatz (in Bezug auf Ausbildung und Vergütung) in der Lage ist. Patienten profitieren von einer effizienteren und/oder qualitativ besseren Versorgung, und das muss zentrales Kriterium bei der Suche nach Aufgabenneuverteilungen sein. In den Diskussionsprozess um Aufgabenneuverteilungen zwischen Gesundheitsberufen, der gegenwärtig primär von Berufsverbänden, Gesundheitspolitik und Einrichtungsträgern geführt wird, sollten darum zukünftig auch Patientenvertreter einbezogen werden. Ebenso muss bei der Ausgestaltung und Evaluation von konkreten Modellvorhaben die Sicht der Nutzer des Versorgungssystems Berücksichtigung finden.

Literatur

American Nurses Association. *Nursing's social policy statement*. Washington DC 1995.
BÄK/KBV. »Anforderungen an die persönliche Leistungserbringung«. 1988. www.bundesaerztekammer.de/page.asp?his=0.7.47.3225&all=true (Download 9.7.2008).
Berg, N. van den, C. Meinke, R. Heymann, A. Dreier, C. Terschüren und W. Hoffmann. »Community Medicine Nurses – Arztunterstützung in ländlichen Regionen«. *Pflege & Gesellschaft* (12) 2 2007. 118–134.
Caldow, J., C. Bond, M. Ryan, N. C. Campbell, F. S. Miguel, A. Kiger und A. Lee. »Treatment of minor illness in primary care: a national survey of patient satisfaction, attitudes and preferences regarding a wider nursing role«. *Health expectations* (10) 1 2006. 30–45.
Dierks, M.-L. *Bürger- und Patientenorientierung im Gesundheitswesen*. Gesundheitsberichterstattung des Bundes 32. Berlin: Robert Koch-Institut 2006.
Hahn, B. »Zulässigkeit und Grenzen der Delegation ärztlicher Aufgaben«. *NJW* 37 1981. 1977–2024.
Hutchinson, L., T. Marks und M. Pittilo. »The physician assistant: would the US model meet the needs of the NHS?« *BMJ* (323) 7323 2001. 1.244–1.247.
Jakobs, C., D. van Nobelen und A. Broerse. *Consumentenopvattingen over taakherschikking in de gezondheidszorg*. Zoetermeer 2002.
Rosemann, T., S. Joos, G. Laux, J. Gensichen und J. Szecsenyi. »Case management of arthritis patients in primary care: a cluster-randomized controlled trial«. *Arthritis and rheumatism* (57) 8 2007. 1390–1397.
Sachs, M. *Internationale Entwicklungstrends einer Advanced Nursing Practice: Perspektiven für die deutsche Pflegelandschaft*. Jena 2006.
Sachverständigenrat zur Begutachtung der Entwicklung im Gesundheitswesen – SVR. *Kooperation und Verantwortung – Voraussetzungen einer zielorientierten Gesundheitsversorgung*. Bonn 2007 (auch on-

line unter www.svr–gesundheit.de/Startseite/Langfassung060707-website.pdf, Download 9.7.2008).

Schee, E. van der, B. Braun, M. Calnan, M. Schnee und P. P. Groenewegen. »Public trust in health care: a comparison of Germany, The Netherlands, and England and Wales«. *Health policy* (81) 1 2007. 56–67.

Uhlenbruck, W., und A. Laufs. »Die Pflichten des Arztes aus Behandlungsübernahme und Behandlungsvertrag«. *Handbuch des Arztrechts.* Hrsg. A. Laufs. München 2002. 435–480.

Erwartungen der GKV-Versicherten an die Zukunft des Gesundheitswesens 2001 bis 2008: Trends, soziale und politische Einflussfaktoren

Bernard Braun, Thomas Gerlinger

Einleitung und Problemstellung

Fast ein Jahrzehnt Gesundheitsreformen liegt hinter uns – Reformen, die für die finanzielle, organisatorische und Leistungszukunft der gesetzlichen Krankenversicherung (GKV) einschneidender waren als die meisten der weit über 40 Reformen seit 1977. Zu den strukturverändernden Reformmaßnahmen gehören beispielsweise:
- die seit 2003 sukzessive eingeführten und sukzessive wirksam werdenden DRGs als Honorierungsform der stationären Behandlung,
- die Einführung von strukturierten Behandlungsprogrammen im Jahr 2004 durch das GKV-Modernisierungsgesetz (GMG),
- die Einrichtung des Gemeinsamen Bundesausschusses (G-BA) als zentrales Gremium zur Steuerung von Art und Qualität der GKV-Leistungen zu Beginn des Jahres 2004,
- die schrittweise Ersetzung der Kollektivverträge zwischen Krankenkassen und Kassenärztlichen Vereinigungen (KVen) durch Selektivverträge – zuletzt durch das GKV-Wettbewerbsstärkungsgesetz (WSG) aus dem Jahre 2007,
- der 2009 startende Gesundheitsfonds mit den ihn begleitenden Umbauten der GKV-Organisation,
- die mit dem WSG ausgebauten Möglichkeiten der durchgreifenden Privatisierung von Behandlungskosten (Zuzahlungen, Selbstbehalt- und Rückerstattungstarife),
- die ab 2009 beabsichtigte Einführung des morbiditätsorientierten Risikostrukturausgleichs und die Umstellung der Honorierung niedergelassener Ärzte auf indikationsbezogene Eurobeträge.

Diese und weitere Reformmaßnahmen werden von einer beachtlichen Vielfalt öffentlicher Diskurse begleitet, die hier nur angedeutet werden können. Dabei geht es um eine drohende oder existierende »Zweiklassenmedizin«, die Grenzen der Finanzierbarkeit des heutigen und künftigen Leistungsbedarfs, die Bereitschaft vieler Ärzte zum »Ausstieg aus der Kassenversorgung«, das wachsende Angebot von sogenannten »Individuellen Gesundheitsleistungen (IGeL)«, die möglichen Qualitätsverluste durch allzu viele kostengünstige Selektivverträge und die Zunahme der Rationierung von gesundheitlich notwendigen Leistungen.

Vor diesem Hintergrund geht der vorliegende Beitrag zwei Fragen nach: Erstens geht es darum, ob und in welcher Art sich die Erwartungen der GKV-Versicherten an die Gesundheitspolitik und die Krankenversorgung von 2001 bis 2008 verändert haben, ob die politischen Veränderungsimpulse und Steuerungsabsichten also bei den Versicherten »angekommen« sind und ihre eigenen Handlungsorientierungen und Urteile beeinflusst haben. Dies schließt eine Analyse ein, inwieweit sich die Wahrnehmung der vier zentralen Solidarprinzipien als »gerechte« Elemente in der gesetzlichen Krankenversicherung (GKV) verändert hat.

Zweitens wird gefragt, welche soziodemographischen oder auch gesetzgeberischen Faktoren und Interventionen einen Einfluss auf die identifizierten Entwicklungstrends hatten. Gibt es beispielsweise neben soziodemographischen oder gesundheitlichen Einflussfaktoren auch messbare Einflüsse der beiden letzten Gesundheitsgesetze, dem Gesundheitsmodernisierungsgesetz (GMG) und dem Wettbewerbsstärkungsgesetz (WSG), auf die Urteile und Handlungsorientierungen der Versicherten? Gibt es Bevölkerungsgruppen, die geringere oder weiter reichende Erwartungen oder Befürchtungen haben?

Eine theoretisch zentrale, aber empirisch nicht einfach zu beantwortende Frage ist die nach der Wirkungsweise von Gesetzen. Ab wann wirkt ein Gesetz, und ab wann kann man folglich mit Hoffnung auf Erfolg mit Mitteln der empirischen Sozialforschung nach Effekten suchen? Wirkt ein Gesetz erst dann, wenn es bei den Bürgern bekannt und durchdacht ist, oder bereits durch seine Ankündigung? Für und gegen die unterschiedlichen Annahmen gibt es empirische Belege. So ist aus Untersuchungen (beispielsweise MAGS 1995 für das Gesundheitsstrukturgesetz von 1992) bekannt, dass die Bekanntheit von wichtigen Gesetzesinhalten erst lange Zeit nach ihrer Verabschiedung steigt. Mehrheiten in der Bevölkerung kennen auch nach mehreren Jahren Sachverhalte wie RSA, DMP oder Kassenwechsel nicht. Gleichzeitig gibt es Hinweise, dass Gesetze durchaus ohne Kenntnis ihrer Details, ja selbst wenn sie noch nicht im Wortlaut feststehen, schon wirken und Erwartungen steuern können. Möglicherweise handelt Politik im Lichte der langsamen Verbreitung von Gesetzeswirkungen viel zu früh mit Nachbesserungen und riskiert dabei, die Bürger allein deshalb nicht für ihre Vorhaben gewinnen zu können, weil diese sehr viel länger als von politischer Seite veranschlagt brauchen, um Ziele, angestrebte Effekte und persönliche Implikationen gesetzlicher Veränderungen nachhaltig zu erfassen.

Da es keine fundierten Daten über den Wirkungszeitpunkt von Gesetzen in der Welt der subjektiven Wahrnehmungen und Einstellungen gibt, wurden für diesen Zweck pragmatische Annahmen herangezogen. Bei den zwei Gesetzen, deren mögliche Wirkungsspuren identifiziert werden sollen, dem Gesundheitsmodernisierungsgesetz vom 1. Januar 2004 und dem Wettbewerbsstärkungsgesetz vom 1. April 2007, werden jeweils Antworten der Befragten differenziert, die vor der Verabschiedung und nach der Verabschiedung (ab der ersten Welle nach der Verabschiedung) und dem vermutlichen Beginn der Einwirkung durch diese Gesetze liegen.

Überblick zur Methodik

Für die Analysen werden Daten aus 14 Erhebungswellen des Gesundheitsmonitors von 2001 bis 2008 genutzt, wobei es sich um eine jeweils im Frühjahr und Herbst des Jahres befragte repräsentative Gruppe von rund 1.500 GKV- und PKV-Versicherten im Alter von 18 bis 79 Jahren handelt (zur Methodik des Gesundheitsmonitors siehe Güther, Schnee und Potthoff 2002). Eine erste Analyse der Gesundheitsmonitor-Daten mit ähnlichem Erkenntnisinteresse fand auf der Basis der ersten sechs Erhebungswellen für die Jahre 2001 bis 2004 statt (Braun 2004: 122 ff.). Das Hauptaugenmerk der meisten Analysen konzentriert sich ohne weiteren Hinweis auf die gesetzlich Versicherten. Abweichungen wie Vergleiche der unterschiedlichen Wahrnehmungen von privat und gesetzlich Krankenversicherten werden ausdrücklich erwähnt.

Die Analysen erfolgen in den meisten Bereichen in zwei Schritten. Zum einen wird die relative Häufigkeit der zu analysierenden Merkmale mittels einfacher Häufigkeitsauszählungen bestimmt und in Zeitreihen dargestellt. Zum anderen wird der gleichzeitige Einfluss einer großen Zahl theoretisch möglicher Faktoren untersucht, und zwar mithilfe von multivariaten Analysen.

Wegen der für eine öffentliche und massenmediale Diskussion unter anderem wichtigen möglichst genauen Quantifizierung der Einflüsse der ausgewählten Faktoren wird die Methode der linearen Regression benutzt. Sie hat den Vorteil, dass sie bei binär kodierten abhängigen und unabhängigen Merkmalen einen exakten Ausdruck von Veränderungen in Prozentpunkten ermöglicht (Backhaus et al. 2000: 121). Die lineare Regression misst den Zusammenhang einer oder mehrerer erklärender, unabhängiger Variablen mit einer zu erklärenden, abhängigen Variablen. Für die lineare Regression müssen die erklärenden Variablen metrisch skaliert sein. Nicht metrische Variablen werden in einzelne »Dummy-Variablen« aufgeteilt.

In das multivariate Modell gehen verschiedene Merkmale ein, die für die Urteile der Versicherten über das Gesundheitssystem oder gesundheitspolitische Veränderungen von Bedeutung sein können. Dazu gehören soziodemographische Merkmale (Alter, Geschlecht, sozialer Status), Morbiditätsaspekte (selbst wahrgenommener Gesundheitszustand, anerkannte Behinderung), die Inanspruchnahme des Versorgungssystems (Anzahl der Hausarztkontakte) sowie mögliche Auswirkungen von Multiplikatoren-Urteilen (kritische Anmerkungen von Ärzten gegenüber der Gesundheitspolitik, gegenüber den Kosten der Behandlung und der Krankenkasse), die versorgungsbezogene Mobilität der Versicherten (Kassenwechsel, Hausarztwechsel), einige gesundheitspolitische Grundeinstellungen (Reform- oder Umbau, kollektive oder individuelle Finanzierung) und die Parteipräferenzen der Befragten. Hinzu kommen Unterscheidungen von Zeitabschnitten oder reformpolitischen Etappen entlang der Verabschiedung von GMG und WSG nach einem einfachen Vorher-nachher-Schema.

Gesamtbeurteilung der Gegenwart und Zukunft des deutschen Gesundheitswesens

Bei der Frage, in welchem Umfang man das Gesundheitssystem für veränderungsbedürftig hält, waren drei Alternativen vorgegeben: moderate Reformen durch »kleinere Verbesserungen«, ein wenig weiter reichende Umbauten durch »einschneidende Maßnahmen« oder ein

Abbildung 1: Gesamtbeurteilung der Reformbedürftigkeit des deutschen Gesundheitswesens (2001 bis 2008)

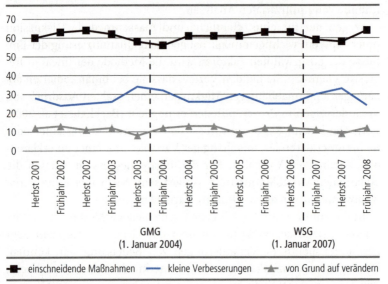

»von Grund auf verändertes« und neu gestaltetes System. Wie Abbildung 1 zeigt, ist der Anteil der »Revolutionäre«, die das System von Grund auf verändern wollen, mit rund zehn Prozent am geringsten und schwankt im Beobachtungszeitraum nur sehr wenig. Der Anteil der »Reformgruppe« (Versicherte, die lediglich kleine Verbesserungen für notwendig halten) variiert durchweg zwischen einem Viertel und einem Drittel der Befragten. Den größten Anteil (56 % bis 64 %) stellen diejenigen dar, die das System erhalten möchten, aber einschneidende Maßnahmen für nötig halten. Auch hier sind die Veränderungen im Zeitablauf eher gering.

Auf den ersten Blick scheint die »Reformgruppe« jeweils während der Beratung und einige Zeit vor der Verabschiedung des GMG und des WSG einen vorübergehenden Zuwachs zu erfahren, danach schrumpft sie relativ rasch wieder. Plausibel, wenngleich mit den vorliegenden Daten nicht völlig eindeutig belegbar, scheint also, dass die öffentliche Diskussion über geplante Gesundheitsreformen (GMG, WSG) in der Bevölkerung jeweils jenen Gruppen Auftrieb gibt, die großes Vertrauen in das System haben und von seiner Reformierbarkeit überzeugt sind. Allerdings ist der Effekt unter dem Strich doch eher gering. Das Lager der Reformer wächst in diesen Zeiträumen nur um etwa acht Prozentpunkte: von 26 auf 34 Prozent beziehungsweise von 25 auf 33 Prozent.

Untersucht man die Einflussfaktoren oder Merkmale, die eine Rolle für das Eintreten für die »Reformposition« bei der Weiterentwicklung des deutschen Gesundheitswesens spielen, zeigt die multivariate Analyse keine eindeutig interpretierbaren Trends. Hier finden sich einerseits mehr ältere Personen und solche mit einer Behinderung, andererseits aber auch mehr Befragte mit gutem oder befriedigendem Gesundheitszustand.

Befürchtungen zur gegenwärtigen und künftigen gesundheitlichen Versorgung

Die Bewertung des Gesundheitssystems durch Versicherte sollte nicht nur berücksichtigen, wie diese aktuelle Rahmenbedingungen und Versorgungsstrukturen bewerten, sondern auch, wie sie zukünftige Entwicklungen einschätzen. Auch wenn solche Prognosen höchst spekulativ sind, drückt sich darin in elementarer Weise aus, ob Bürger Vertrauen haben in eine für ihre Interessen positive Entwicklung. In den Erhebungen des Gesundheitsmonitors wurde daher durchgängig erhoben, ob es Befürchtungen hinsichtlich bestimmter Entwicklungen gibt. Konkret betrifft dies die ausreichende medizinische Versorgung im eigenen künftigen Alter, die Zunahme der Wartezeiten auf bestimmte Therapien und Operationen, Behandlungsfehler bei der eigenen Behandlung, den Schutz der persönlichen Gesundheits- und Behandlungsdaten vor dem Zugriff von dazu nicht berechtigten Personen und die Übernahme wichtiger Leistungen vonseiten der eigenen Krankenkasse.

Zusammenfassend zeigt sich, dass die Gruppe der GKV-Versicherten, die eher pessimistische Zukunftseinschätzungen hat und Befürchtungen hegt, in den letzten sieben Jahren mindestens gleich groß geblieben ist, überwiegend indes im Durchschnitt um etwa zehn Prozentpunkte zugenommen hat. Die in Abbildung 2 für sämtliche Befragungszeitpunkte zusammengestellten Antworten zeigen folgende Muster und Trends:
– Bei der Frage nach Befürchtungen, im eigenen Alter nicht mehr ausreichend medizinisch versorgt zu werden, steigt der Wert bis

Abbildung 2: Befürchtungen für die Zukunft ausgewählter Versorgungsmerkmale (2001 bis 2008)

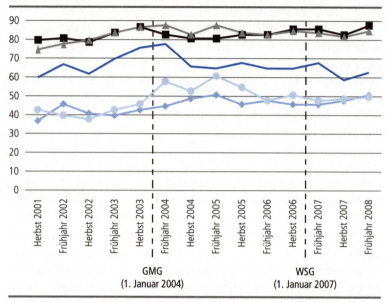

Antwortkategorie »ja«

Alle Angaben in Prozent der Befragten

zum Frühjahr 2004 deutlich an und sinkt danach, möglicherweise unter dem Eindruck des GMG, wieder ab. Er bleibt im Frühjahr 2008 allerdings auf demselben hohen Niveau wie im Herbst 2001.
– Auch die Befürchtung, die bei Ärzten gespeicherten Daten seien nicht mehr vor unbefugtem Einblick sicher, steigt zunächst deutlich an, um dann wieder zu sinken. Hier liegt der Wert im Frühjahr 2008 noch über dem hohen Ausgangsniveau von 2001.
– Ebenso ist das Thema Wartezeiten von großer Bedeutung. Zwischen 80 und fast 90 Prozent der Befragten äußern über den gesamten Zeitraum mit relativ geringen Schwankungen Befürchtungen, die Wartezeiten für bestimmte Therapien würden zunehmen.

- Ähnlich häufig äußern die Befragten während der gesamten Jahre ihre Sorge, wichtige Leistungen zukünftig nicht mehr zu erhalten.
- Der Anteil der Personen, die Behandlungsfehler befürchten, ist im Gesamtzeitraum deutlich – und seit 2004 leicht – angestiegen und liegt 2008 bei gut 50 Prozent.

Fragt man danach, welche Faktoren einen besonders nachhaltigen Einfluss haben auf eine skeptische Zukunftseinschätzung des Gesundheitssystems, zeigt eine multivariate Analyse, dass kritische Bemerkungen von Ärzten über die Gesundheitspolitik und Hinweise von Ärzten über die Kosten der Behandlung durchgängig eine signifikante Bedeutung haben. Ärzte spielen als Multiplikatoren für eine gesundheitspolitische Meinungsbildung also durchaus eine bedeutsame Rolle. Ebenso deutet die Tatsache, dass Befragte mit einem Hausarztwechsel deutlich mehr Befürchtungen artikulieren, darauf hin, dass solche Sorgen auch durch schlechte Erfahrungen mit Leistungserbringern beeinflusst sein können.

Angehörige der unteren Schichten und Versicherte mit schlechtem Gesundheitszustand zeigen sehr viel häufiger Befürchtungen, und auch bei jüngeren Versicherten finden sich häufiger skeptische und sorgenvolle Zukunftseinschätzungen, was die medizinische Versorgung, ihre Qualität und Finanzierung betrifft. Nicht verwunderlich ist, dass Versicherte, die für Umbauoptionen des Gesundheitssystems votieren (»einschneidende Maßnahmen« oder »von Grund auf verändern«), häufiger Befürchtungen artikulieren. Die Wirkungsrichtung für diesen quantitativ stärksten Einflussfaktor ist wohl in zwei Richtungen zu definieren: Zukunftsbefürchtungen beeinflussen die Reformoption ebenso, wie das Systemvertrauen die wahrgenommene zukünftige Entwicklung mitprägt. Für das WSG zeigt sich kein statistisch signifikanter Effekt. Das GMG auf der anderen Seite hat insgesamt (Vergleich aller Zeiten vor und nach Inkrafttreten) signifikant zu einem Mehr an Befürchtungen beigetragen, nämlich den Wegfall von Kassenleistungen erfahren zu müssen und nicht mehr der Sicherheit von persönlichen Gesundheitsdaten trauen zu können. Dabei zeigen sich vorübergehende Welleneffekte. So ist die Furcht, nur noch unzureichende Leistungen im Alter zu erhalten, sogar mit dem Inkrafttreten des GMG besonders stark zurückgegangen. Leichtere Rückgänge gibt es auch bei den Befürchtungen über mehr Wartezeiten und der Angst vor mangelhaftem Datenschutz. Vergleicht man

Tabelle 1: Ergebnisse der multivariaten Analyse der Befürchtungen über die Zukunft ausgewählter Behandlungsmerkmale

unabhängige Merkmale	Nichterhalt von Leistungen im Alter	Zunahme von Wartezeiten	Zunahme von Behandlungsfehlern	Wegfall von Kassenleistungen	Verletzung des Datenschutzes
Geschlecht	Frau: 3*	–	–	Frau: 2**	Mann: 4***
Alter	Junge: 5**	–	Junge: 3**	Junge: 4**	–
Sozialschicht	Unterschicht: 3**	–	Unterschicht: 1*	Unterschicht: 2**	Unterschicht: 1**
Gesundheitszustand	schlecht: 7**	–	schlecht: 7**	schlecht: 3**	schlecht: 6**
Hausarztwechsel	ja: 7**	ja: 2*	ja: 9**	–	ja: 6**
Kassenwechsel	–	–	–	–	ja: 4*
Arzt/Kostengespräch	trifft zu: 6**	trifft zu: 3**	trifft zu: 4*	trifft zu: 4**	trifft zu: 4**
Arzt/Kritik Gesundheitspolitik	trifft zu: 7**	trifft zu: 5**	trifft zu: 3*	trifft zu: 6**	trifft zu: 3*
Arzt/Kritik Kasse	–	–	trifft zu: 10**	–	trifft zu: 4*
Parteipräferenz (signifikant: die meiste Befürchtung)	Grünen-Wähler	–	–	Linke-Wähler	CDU-Wähler
vor GMG-/nach GMG-Inkrafttreten	nach: 10**	–	–	nach: 6**	nach: 15**
Reform-/Umbauoption	Umbau: 20**	Umbau: 12**	Umbau: 11**	Umbau: 13**	Umbau: 7**
Absicherung der Finanzierung Einkommensschwacher	–	Privatabsicherung: 5**	Privatabsicherung: 5**	–	–

* p ≤ 0,05; ** p ≤ 0,01

Angaben für das auf dem 1-Prozent- oder 5-Prozent-Niveau signifikante Mehr der unabhängigen Merkmale in Prozentpunkten

Lesebeispiel: Hohe Befürchtung, dass keine ausreichende medizinische Versorgung im Alter zur Verfügung steht, wird beeinflusst: zu drei Prozent durch das Geschlecht (Frauen), zu fünf Prozent durch das Lebensalter (Jüngere: 18 bis 39 Jahre), …

nur den Umfang der Befürchtungen unmittelbar vor Inkrafttreten mit dem im Zeitraum bis zum Frühjahr 2008, kann man sogar mit einer Ausnahme (Datenschutz im Frühjahr 2005) von nachhaltig positiven Effekten des GMG im Sinne der Nichtrückkehr zum Ausgangsniveau sprechen. Wie schon weiter oben angedeutet, können die hier zugrunde liegenden kausalen Wirkungsmechanismen mit dem Datenmaterial nicht belegt werden. Die Interpretation der Zusammenhänge hat zwar hohe Plausibilität, aber möglich ist natürlich auch ein Einfluss anderer gesellschaftspolitischer Veränderungen, der in unseren Daten nicht erfasst wurde.

Zufriedenheit mit der Gesundheitsversorgung insgesamt

Auch wenn man mit den Ergebnissen von Zufriedenheitsfragen als einziger Erkenntnisquelle zurückhaltend umgehen muss (Aust 1994), können sie im Kontext mit anderen Fragetypen sinnvoll und ertragreich sein. Um vage und nachträglich kaum mehr entschlüsselbare Assoziationen bei den Befragten zu vermeiden, wird die Frage nach der Zufriedenheit im Gesundheitsmonitor konkretisiert. Hier wird gebeten, »nicht nur an Ärzte und andere Gesundheitsberufe, sondern auch an die Verfügbarkeit von Behandlungseinrichtungen, an die Qualität der Versorgung im Krankheitsfall, an die Finanzierung des Gesundheitswesens ...« zu denken.

Wie der Abbildung 3 zu entnehmen ist, schneidet die Gesundheitsversorgung bei den GKV-Versicherten erwartungsgemäß relativ gut ab, und zwar konstant über den gesamten Zeitraum. Der Anteil der sehr zufriedenen und zufriedenen Befragten liegt knapp unter 40 Prozent, während der Anteil der etwas und sehr Unzufriedenen deutlich geringer ist (15 % bis etwa Ende 2005 und 15–19 % seit Anfang 2006). Die relativ größte Gruppe ist die Gruppe derjenigen, die teilweise zufrieden oder unzufrieden waren.

Ein deutlich anderes Bild zeigt sich bei einem kurzen Vergleich der Zufriedenheit der GKV- mit der der PKV-Versicherten. In der Gruppe der PKV-Versicherten äußerten sich in der Gesundheitsmonitor-Befragung im Herbst 2001 46 Prozent sehr zufrieden und zufrieden mit ihrer Gesundheitsversorgung, 44 Prozent antworteten mit »teils-teils«, und zehn Prozent waren etwas oder sehr unzufrieden. Im Frühjahr 2008 waren deutlich mehr, nämlich 55 Prozent zufrieden, 34 Pro-

Abbildung 3: Zufriedenheit mit der gesamten Gesundheitsversorgung bei GKV-Versicherten (2001 bis 2008)

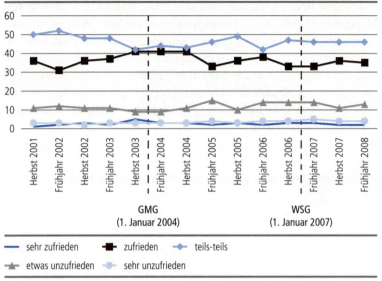

zent weiterhin teils zufrieden, teils unzufrieden und noch elf Prozent unzufrieden. Während also die Gesamtzufriedenheit in der GKV stagniert (oder positiv formuliert: konstant bleibt), zeigt sich in der PKV eine Zunahme positiver Bewertungen um immerhin elf Prozentpunkte.

Bei einem Vergleich nach Schichtzugehörigkeit lassen sich zwischen den Erhebungszeitpunkten 2001 und 2008 hoch signifikante Unterschiede feststellen. Die Anteile der unzufriedenen Personen aus der Unterschicht lagen 2001 bei 14 Prozent und 2008 bei 20 Prozent, bei den Oberschichtangehörigen in der GKV lagen diese Werte bei 17 und 13 Prozent. Diese Ergebnisse zeigen also gegensätzliche Trends: eine Zunahme der Unzufriedenheit in der Unter- und Mittelschicht und parallel dazu ein leichtes Absinken der Unzufriedenheit in der Oberschicht.

Beurteilung des Solidarprinzips als »gerecht«

Die Mechanismen des sozialen Ausgleichs stellen eine der Kernbedingungen für die Legitimation und Stabilität des GKV-Systems dar. Wie stark diese Verankerung im Wertesystem der Versicherten im Zeitraum 2001 bis 2008 ausgeprägt war und ob es dabei unterschiedliche Bewertungen für die vier Solidarprinzipien gibt (Gesunde unterstützen Kranke, Junge unterstützen Ältere, Alleinstehende unterstützen Familien, Gutverdienende unterstützen Niedrigverdiener), zeigt die Abbildung 4. Mehrere Sachverhalte lassen sich erkennen:
- Keines der vier Solidarprinzipien wird innerhalb der sieben Jahre von weniger als 50 Prozent der Befragten als gerecht beurteilt. Drei der Prinzipien werden im gesamten Zeitraum stets von mehr als 70 Prozent als gerecht bewertet.

Abbildung 4: Gerechtigkeitsbewertung der Solidarprinzipien (2001 bis 2008)

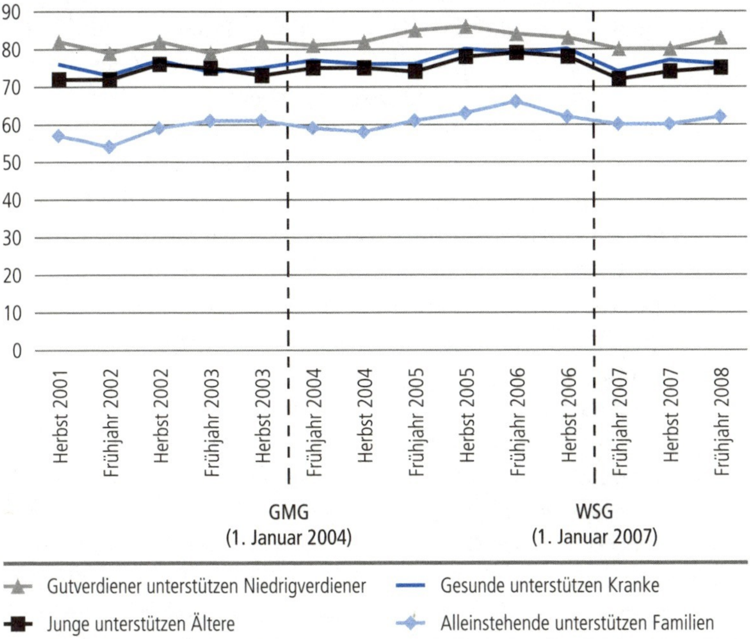

▲ Gutverdiener unterstützen Niedrigverdiener — Gesunde unterstützen Kranke
■ Junge unterstützen Ältere ◆ Alleinstehende unterstützen Familien

Antwortkategorie »vollkommen gerecht/überwiegend gerecht«

Alle Angaben in Prozent der Befragten

- Die solidarische Unterstützung der Absicherung von Familien mit Kindern durch die Alleinstehenden findet zwar den vergleichsweise schwächsten Rückhalt in der Bevölkerung, wird aber immer noch von rund 60 Prozent als gerecht empfunden.
- Vergleicht man die Bewertungen im Herbst 2001 mit denen im Frühjahr 2008, steigt der Anteil der Versicherten, welche die Solidarausgleiche als gerecht bewerten, durchweg leicht an, auch wenn zwischenzeitlich Abschwünge zu beobachten sind.

Bei einer multivariaten Analyse der möglichen Einflussfaktoren und -bedingungen der vertretenen Gerechtigkeitspositionen zu den vier Solidarprinzipien zeigen sich folgende interessante Muster und Konstellationen:
- Alle Solidarprinzipien werden signifikant öfter von Älteren als von Jüngeren für gerecht gehalten. In der Mehrzahl der Fälle halten Männer die Prinzipien häufiger für gerecht als Frauen. Überraschenderweise stoßen die Prinzipien durchweg und mit nur einer Ausnahme (Ausgleich zwischen Beziehern hoher und niedriger Einkommen) bei Angehörigen der oberen Sozialschichten auf höhere Zustimmung beziehungsweise werden von diesen öfter als von Mitgliedern der Unterschicht als gerecht bewertet.
- Befragungsteilnehmer des Gesundheitsmonitors, die sich gegen eine private Absicherung von Krankheitsrisiken aussprechen, bewerten das Solidarprinzip öfter als gerecht. Mit Ausnahme des Prinzips, dass höhere Einkommen zur Unterstützung von niedrigen Einkommen beitragen, halten die Personen, die eine Reformoption des Gesundheitswesens bevorzugen (»kleinere Verbesserungen«), alle anderen Prinzipien für gerechter als die Protagonisten einer Umbauoption.
- Die solidarische Absicherung von Familien durch Alleinstehende und von Niedriglohnbeziehern durch Bezieher höherer Einkommen wird nach der GMG-Reform 2004 von mehr Versicherten für gerechter gehalten als zuvor. Auf die Bewertung der anderen Prinzipien wirkt sich das GMG zumindest nicht signifikant aus. Interessant, und möglicherweise als Ankündigungseffekt des WSG zu interpretieren, ist die mehr oder weniger ausgeprägte markante Abnahme der Gerechtigkeitsbewertung aller Solidarprinzipien vom Herbst 2006 bis zum Frühjahr 2007. Der Wiederanstieg des Solidaritätspotenzials im Herbst 2007 und teilweise der weitere Anstieg

Tabelle 2: Ergebnisse der multivariaten Analyse der Gerechtigkeitsbewertung von Solidarprinzipien (2001 bis 2008)

unabhängige Merkmale	Kranke – Gesunde	Ältere – Junge	Familien – Alleinstehende	Niedrigeinkommen – hohes Einkommen
Geschlecht	Frauen: 4**	Männer: 5**	Männer: 6**	Männer: 1*
Alter	Ältere: 3**	Ältere: 3**	Ältere: 2**	Ältere: 3**
Sozialschicht	Oberschicht: 2**	Oberschicht: 2**	Oberschicht: 2**	Unterschicht: 2**
Familienstand	–	–	Nicht-Ledige: 17**	–
Arzt/Kritik Gesundheitspolitik	–	Nicht-Kritik: 3*	–	Nicht-Kritik: 5**
Arzt/Kritik Kasse	–	–	–	–
Parteipräferenz (signifikant: am meisten gerecht)	Grünen-Wähler	CDU-Wähler	Grünen-Wähler	Grünen-Wähler
vor GMG-/nach GMG-Inkrafttreten	–	–	nach GMG: 3*	nach GMG: 3*
Reform-/Umbauoption	Reform: 6**	Reform: 5**	Reform: 6**	–
Absicherung der Finanzierung Einkommensschwacher	Nicht-Privatfinanzierung: 20**	Nicht-Privatfinanzierung: 13**	Nicht-Privatfinanzierung: 22**	Nicht-Privatfinanzierung: 26**

* $p \leq 0,05$; ** $p \leq 0,01$

Angaben für das auf dem 1-Prozent- oder 5-Prozent-Niveau signifikante Mehr der unabhängigen Merkmale in Prozentpunkten

Lesebeispiel: »Es ist gerecht, dass in der GKV Kranke von Gesunden unterstützt werden« – dieses Urteil wird beeinflusst vom Geschlecht (zu 4 %), vom Lebensalter (zu 3 %), ...

im Frühjahr 2008 könnten ein Hinweis darauf sein, dass vorab wahrgenommene Befürchtungen nicht eingetreten sind beziehungsweise dass das WSG als solidarförderlich bewertet wird. Alle Entwicklungen im Zeitverlauf sind jedoch statistisch nicht signifikant.
- Interessant, aber letztlich nicht verwunderlich ist das Ergebnis, dass Familien durch Alleinstehende unterstützt werden. Das halten erheblich mehr Nichtledige für gerecht als Ledige.
- Das Inkrafttreten des WSG, der Gesundheitszustand, eine anerkannte Behinderung, ein Hausarzt- und Kassenwechsel und auch das Ansprechen der Behandlungskosten durch den Arzt spielen keine statistisch signifikante Rolle bei der Bewertung der Solidarprinzipien seitens der Versicherten.

Bevorzugte Optionen zur Krankenversicherungsfinanzierung

Ein Prüfstein dafür, wie belastbar Bekenntnisse von Versicherten zu einer Unterstützung der Schwächeren durch die Stärkeren sind, ist die Beantwortung der Frage nach der individuell bevorzugten Form einer künftigen Finanzierung der Gesundheitsversorgung. Vorgegeben waren hier drei Optionen: erstens der Status quo, also die gemeinsame Finanzierung aller Krankheitsrisiken im Rahmen der GKV; zweitens eine von allen gemeinsam zu finanzierende »Grundsicherung«, ergänzt allerdings um eine private Zusatzversicherung, etwa für Sportunfälle oder bestimmte Therapien wie Akupunktur; und drittens die ausschließlich private Absicherung von Krankheitsrisiken.

Angesichts dieser Alternativen zeigt sich ein Rückgang der Option für die gemeinsame GKV-Absicherung von 55 Prozent (Herbst 2001) auf 49 Prozent im Frühjahr 2008. Trotz der erkennbaren Erholung dieser Option vom Erhebungstief im Frühjahr 2005 (42 %) gewinnt sie ihre absolute Mehrheit nicht wieder zurück. Der Gewinner dieses Trends ist die Option für eine Grundsicherungsfinanzierung, deren Befürworter im Erhebungszeitraum von 32 Prozent auf 39 Prozent anwachsen. Im selben Zeitraum geht der Anteil der Befürworter einer völligen Privatisierung des Krankheitsrisikos bei zwischenzeitlichen Schwankungen leicht zurück. Erinnert sei bei der stets mehr als zehn Prozent umfassenden Gruppe der Privatisierungsbefürworter allerdings daran, dass alle Befragten Mitglieder der GKV waren.

Abbildung 5: Befürwortete Finanzierungsform für Einkommensschwächere (2001 bis 2008)

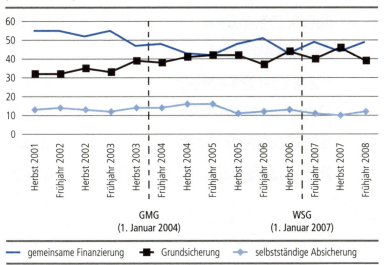

Alle Angaben in Prozent der Befragten

Betrachtet man die Entwicklung für 2001 und 2008 etwas differenzierter nach dem sozialen Status der Befragten, zeigen sich einige erwartbare, aber auch einige überraschende Befunde. Zunächst ist der Anteil der Befürworter einer gemeinsamen Finanzierung im GKV-Rahmen zu beiden Erhebungszeitpunkten bei GKV-Versicherten aus der Unterschicht am höchsten und bei GKV-Versicherten aus der Oberschicht am niedrigsten.

Nicht ohne Weiteres zu erwarten ist, dass die Zustimmung zum Status quo im Untersuchungszeitraum in der Unterschicht am kräftigsten abnimmt, in der Oberschicht dagegen sogar leicht anwächst. Selbst unter den Oberschicht-GKV-Versicherten führt dies aber nicht zu einer überdurchschnittlichen Zunahme der Option für die völlige Privatisierung der Risikofinanzierung – im Gegenteil: Der Anteil der Oberschichtbefragten mit dieser Option ist sogar am geringsten und liegt deutlich unter den je 14 Prozent der Mittelschichtangehörigen, die für eine risikoindividuelle Privatversicherung plädieren.

Die Zustimmung zum aktuellen Status quo des Krankenversicherungssystems ist im Zeitraum 2001 bis 2008 in der Unterschicht um neun Prozentpunkte gesunken, während gleichzeitig die Zahl der Be-

Abbildung 6: Befürwortete Finanzierungsformen für Einkommensschwächere nach sozialer Schicht (2001 bis 2008)

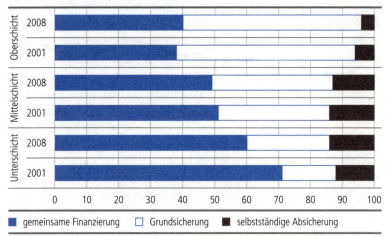

■ gemeinsame Finanzierung   □ Grundsicherung   ■ selbstständige Absicherung

Alle Angaben in Prozent der Befragten

fürworter einer modifizierten Krankenversicherung mit privaten Versicherungstarifen (für Sportunfälle und besondere Therapien) um denselben Wert gestiegen ist.

Überprüft man im Rahmen einer multivariaten Analyse, welche Einflussfaktoren hier neben der Schichtzugehörigkeit maßgeblich für diese Änderungswünsche sind, zeigen sich die folgenden Ergebnisse: Für ein modifiziertes Krankenversicherungssystem, das bestimmte Leistungen ausgrenzt und dafür eine private Risikoabsicherung vorsieht, votieren wesentlich mehr Angehörige unterer als oberer sozialer Schichten (je Stufe auf einer 5er-Skala fünf Prozentpunkte; $p \leq 0{,}01$), mehr Personen mit schlechter Gesundheit (fünf Prozentpunkte; $p \leq 0{,}01$), mehr Versicherte mit über fünf Hausarztkontakten pro Jahr (zwei Prozentpunkte; $p \leq 0{,}01$). Auch das Merkmal »Zeitpunkt nach Inkrafttreten des GMG« ist von Bedeutung (sechs Prozentpunkte; $p \leq 0{,}01$).

Befragte, die eine Verringerung des medizinischen Leistungsumfangs in den nächsten fünf Jahren befürchteten, sind weniger in dieser Pro-Status-quo-Gruppe vertreten (sechs Prozentpunkte; $p \leq 0{,}01$), weiterhin mehr Wähler der Linken als Wähler von SPD, CDU und Grünen sowie weniger Versicherte, die bereits einmal oder mehrere Male die Krankenkasse gewechselt haben (drei Prozentpunkte; $p \leq 0{,}05$).

Unterm Strich lassen sich diese Ergebnisse so interpretieren, dass insbesondere Versichertengruppen mit schlechteren Einkommensverhältnissen (untere Sozialschichten) und intensiver Inanspruchnahme des Versorgungssystems (schlechter Gesundheitszustand, viele Arztkontakte) für Modifikationen der GKV-Finanzierung plädieren sowie für die Einführung privater Zusatztarife. Es könnte sein, dass dahinter persönliche Negativerfahrungen mit höheren Zuzahlungen (Arzneimittel, Krankenhaus oder Praxisgebühr) und entfallenen Leistungen (Fahrtkosten oder Brillen) stehen. Versicherte sagen sich möglicherweise nach Inkrafttreten des GMG häufiger: »Das aktuelle System mit einer pauschalen Absicherung aller Krankheitsrisiken funktioniert ohnehin nicht, wie ich selbst erfahren musste. Dann sollte man bestimmte Korrekturen durch eine private Absicherung für sehr spezielle und individuell beeinflussbare Fälle einführen.«

5-Jahres-Erwartungen der Versicherten zu GKV-Leistungen und Beiträgen

Seit Herbst 2001 konnten die im Gesundheitsmonitor Befragten ihre Erwartungen zur Entwicklung des Umfangs der GKV-finanzierten medizinischen Leistungen in den nächsten fünf Jahren äußern und darüber, wie sich die Höhe des Krankenversicherungsbeitrags in diesem Zeitraum entwickelt. Abbildung 7 zeigt die Ergebnisse innerhalb der sieben Erhebungsjahre. Die markantesten Veränderungen finden sich für den Anteil jener Befragten, die eine Erhöhung der Beiträge erwarten. Er nahm zwischen 2001 und 2005 um über 20 Prozentpunkte ab, um dann rasch und fast stetig wieder fast auf das Ausgangsniveau von fast 90 Prozent zurückzukehren. Mit deutlich weniger Schwankungen wuchs die Gruppe der Befragten, die von einer künftigen Verringerung des Umfangs der GKV-finanzierten medizinischen Leistungen ausgeht, vom Herbst 2001 bis zum Frühjahr 2008 um rund zwölf Prozentpunkte auf beinahe zwei Drittel (64 %).

Überprüft man im Rahmen einer multivariaten Analyse, welche Einflussfaktoren maßgeblich sind für Befürchtungen über eine zukünftige Verringerung des Umfangs medizinischer Leistungen der Krankenversicherung, zeigt sich, dass ein konkreter Erfahrungsbezug für solche pessimistischen Einschätzungen nicht nachweisbar ist. Es ist also nicht der Fall, dass Befragte mit schlechterem Gesundheitszustand

Abbildung 7: Vermutete Veränderungen des Umfangs medizinischer Leistungen und der Höhe der Krankenversicherungsbeiträge in den nächsten fünf Jahren (Erhebungen 2001 bis 2008)

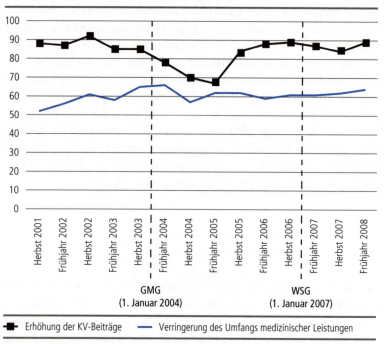

■— Erhöhung der KV-Beiträge   — Verringerung des Umfangs medizinischer Leistungen

Alle Angaben in Prozent der Befragten

und häufigerer Inanspruchnahme des Versorgungssystems auch öfter davon ausgehen, dass der Leistungskatalog der GKV weiter reduziert wird. Nachweisbar sind jedoch Effekte der Meinungsäußerung durch Multiplikatoren im Versorgungssystem, also durch Haus- und Fachärzte: Befürchtungen über Leistungseinschränkungen finden sich häufiger bei Patienten, deren Arzt des Öfteren kritische Bemerkungen zur Gesundheitspolitik gemacht hat.

Befürchtungen, dass eine Erhöhung der GKV-Beiträge in den nächsten fünf Jahren zu erwarten ist, finden sich im Rahmen der multivariaten Analyse gehäuft bei Personen, mit denen ihr Arzt über die Kosten der Behandlung oder kritisch über die Gesundheitspolitik und die Krankenkasse des Patienten gesprochen hat. Diese Erwartung wird auch von mehr Befragten aus der Zeit seit Inkrafttreten des GMG geäußert. Hier wird also überraschenderweise deutlich, dass Versicherte und Patienten in ihren Urteilen persönliche Erfahrungen sehr stark mitreflektieren. Davon betroffen sind ebenfalls Erfahrungen im Versorgungssystem, allerdings eher solche, die sich auf kritische Anmerkungen von Ärzten beziehen.

Die massive Abnahme des Anteils jener Versicherten, die Beitragserhöhungen in den kommenden fünf Jahren befürchteten – von über 90 Prozent im Herbst 2002 auf rund 67 Prozent im Frühjahr 2005 –, ist auf Basis der Gesundheitsmonitor-Daten nicht abschließend zu erklären. Mit hoher Wahrscheinlichkeit spielt die mit den Vorankündigungen des GMG und seiner Verabschiedung zum 1. Januar 2004 verbundene Erwartung einer Beitragssatzstabilisierung oder Beitragssenkung eine Rolle. Der danach erfolgende enorme Anstieg könnte als Ausdruck verlorener Illusionen interpretiert werden. Dies wird zum Teil durch die vorübergehende Abnahme des Versichertenanteils, der eine Verringerung der medizinischen Leistungen befürchtete, nach Inkrafttreten des GMG gestützt. Auch hier ist eine Art »Erholungs-« oder »Jo-Jo-Effekt« zu beobachten, also die rasche und kontinuierliche Rückkehr zum Niveau vor der Reform.

Hervorzuheben bleibt bei diesen Befunden die sehr starke Beeinflussbarkeit von Versichertenerwartungen und Befürchtungen durch politische Ankündigungen, Versprechungen und verabschiedete Gesetze. Starke Differenzen zwischen Versprechungen und realen Gegebenheiten sowie Verzögerungen bei der Implementierung von Reformen tragen auch zu einer schnellen Desillusionierung und zum Aufkommen pessimistischer Grundhaltungen bei Versicherten und Patienten bei.

Fazit

Die Analyse der Erwartungen von GKV-Versicherten an die Zukunft des Gesundheitswesens und ihrer gesundheitlichen Versorgung bestätigt eine fast durchgängig pessimistische Grundtendenz. Keiner der seit 2001 realisierten und kommunizierten Reformen ist es offenbar gelungen, die verbreitete negative und pessimistische Tendenz bei wichtigen Erwartungen an die gegenwärtige medizinische oder gesundheitliche Versorgung oder das Zufriedenheitsniveau sichtbar und nachhaltig positiv zu verändern. Dies bedeutet, dass die überwiegende Mehrheit der Versicherten kontinuierlich seit 2001 die Meinung artikuliert, es seien einschneidende Maßnahmen im Gesundheitssystem nötig. Man kann dies jedoch nicht als eine kritische, im Grundsatz aber zustimmende Haltung der Versicherten charakterisieren. Denn die Zustimmung zum Status quo der GKV-Finanzierung fällt von 55 Prozent (Herbst 2001) auf 49 Prozent im Frühjahr 2008 zurück, und die Gruppe der Befürworter einer Grundsicherung mit zusätzlichen privaten Elementen nimmt zu.

Außerdem hat die Gruppe der GKV-Versicherten mit eher pessimistischen Zukunftseinschätzungen in den letzten sieben Jahren überwiegend zugenommen, und zwar im Durchschnitt um etwa zehn Prozentpunkte. Dies betrifft skeptische Einschätzungen über eine Zunahme der Wartezeiten auf medizinische Leistungen, Behandlungsfehler bei der eigenen Behandlung, den Schutz der persönlichen Daten und die Übernahme wichtiger Leistungen durch die eigene Krankenkasse. Überdies wird im Vergleich der Meinungen von GKV- und PKV-Versicherten deutlich, dass pessimistische Einschätzungen des Gesundheitssystems kein säkularer Trend sein müssen: Während die Gesamtzufriedenheit in der GKV von 2001 bis 2008 stagniert, zeigt sich bei Versicherten in der PKV eine Zunahme positiver Bewertungen um immerhin elf Prozentpunkte.

In Anbetracht dieser pessimistischen Sichtweisen in der GKV wäre es im Grunde nicht verwunderlich, wenn Versicherte eine stärker egoistische Haltung hervorkehren und die in der GKV wirksamen Solidarprinzipien zumindest teilweise in Frage stellen würden. Tatsächlich zeigt sich jedoch eine so nicht zu erwartende Stabilität der Zustimmung. Keines der vier Solidarprinzipien wird im Beobachtungszeitraum 2001 bis 2008 von weniger als 50 Prozent der Befragten als gerecht beurteilt. Drei der Prinzipien werden im gesamten Zeitraum stets von mehr als 70 Prozent als gerecht bewertet.

Überraschend ist darüber hinaus der Befund, dass kritische Bewertungen der GKV und ihrer Finanzierung häufiger von Versicherten aus unteren Sozialschichten kommen, die auf finanzieller Ebene vom Solidarprinzip durchaus profitieren. So hat sich gezeigt, dass die Anteile der unzufriedenen Personen aus der Unterschicht zwischen 2001 und 2008 gestiegen, bei den Oberschichtangehörigen in der GKV jedoch gesunken sind. Ebenso wurde deutlich, dass die Zustimmung zum Status quo der gemeinsamen Krankheitsabsicherung (als eine Option im Vergleich zu einer Grundsicherung mit partieller Privatfinanzierung oder kompletter Privatabsicherung) im Untersuchungszeitraum in der Unterschicht am kräftigsten abnimmt, in der Oberschicht dagegen sogar leicht anwächst. Über die konkreten Hintergründe für diese Tendenz lassen sich nur Vermutungen anstellen. Es wäre naheliegend, wenn die mit dem GMG verbundenen Zuzahlungsregelungen und Leistungsausgrenzungen ein wichtiger Hintergrund sind, treffen sie doch Angehörige unterer Sozialschichten deutlich stärker als Besserverdienende. Denkbar ist aber auch, dass Versicherte der Unterschicht sich stärker anfällig zeigen gegenüber kritischen Anmerkungen von Haus- und Fachärzten. Die Analysen haben gezeigt, dass kritische Bemerkungen von Ärzten über die Gesundheitspolitik und Hinweise von Ärzten über die steigenden Kosten der Behandlung durchgängig eine signifikante Rolle spielen für eher skeptische Zukunftseinschätzungen zum Gesundheitssystem. Ärzte spielen als Multiplikatoren für eine gesundheitspolitische Meinungsbildung durchaus eine bedeutsame Rolle, und es wäre nicht verwunderlich, wenn Patienten der Unterschicht mit geringerem Wissensstand über das Gesundheitssystem und über Auswirkungen von Reformen sich die Kritik ihrer Ärzte eher zu eigen machen als Patienten mit Abitur und Hochschulabschluss.

Was die Effekte des GMG und des WSG betrifft, zeigen sich sehr unterschiedliche Befunde. Der einzige erkennbare WSG-Effekt führt zu einer Verschlechterung der Erwartung bei der Wartezeit auf einen Praxistermin. Dazu kommen einige nicht signifikante, gleichwohl aber erwähnenswerte Effekte: So sinkt der Anteil der Versicherten, die Solidarprinzipien für gerecht halten, durchweg im Vorfeld des WSG ab, um sich dann wieder zu erholen. Eine gegenläufige Tendenz deutet sich bei den Erwartungen zur zukünftigen Beitragshöhe an. Einer leichten Abnahme der Erwartung höherer Beiträge zwischen der Frühjahrs- und Herbstbefragung 2007 folgt ein rascherer Anstieg dieses Anteils bis zum Frühjahr 2008. Für die Ergebnisse ist allerdings noch einmal hervorzuheben, dass empirisch nur Zeitabschnitte erfasst wurden, die durch das Inkrafttreten der zwei Gesundheitsreformen definiert sind. Für zukünftige Forschungsvorhaben wäre es sicher lohnend, detaillierte Fragen zu den persönlich erfahrenen Effekten gesetzlicher Veränderungen zu stellen, um den Wirkungszusammenhang noch präziser zu erfassen.

Das GMG betreffend zeigen sich in den Zeitverläufen der Diagramme meist nur sehr schwache Veränderungen der Kurvenverläufe; jedoch kommt in den multivariaten Analysen fast durchgängig und für sehr viele hier untersuchte Fragestellungen ein signifikanter Effekt zum Vorschein. Deutlich wird dies etwa bei der Anzahl von GKV-Versicherten, die einen Nichterhalt von medizinischen Leistungen im Alter sowie den Wegfall von Leistungen befürchten, oder daran, dass der Schutz ihrer Gesundheits- und Behandlungsdaten nicht mehr gewährleistet ist. Ähnlich sieht es für die Zeit nach Inkrafttreten des GMG mit Erwartungen aus, dass die medizinischen Leistungen in den nächsten fünf Jahren verringert werden und die Beiträge sich erhöhen.

Vergleicht man die Erwartungen aller Versicherten vor und nach dem GMG, zeigen sich mehrere Effekte. Insgesamt wirkt sich das GMG positiv auf die Stärke der Versichertengruppe aus, welche die solidarische Absicherung von Familien und Einkommensschwachen durch die Alleinstehenden und Einkommensstarken für gerecht hält, nicht aber auf die Gerechtigkeitsniveaus der beiden anderen Solidarprinzipien. Ein ungewöhnlich starker und lang anhaltender positiver Effekt, der unter anderem durch das GMG bedingt gewesen sein könnte, ist der enorme Abschwung der Erwartung von Beitragserhöhungen zwischen Ende 2002 und Frühjahr 2005. Dieser Effekt könnte sowohl mit der Ankündigung eines Gesetzes, der darüber stattfindenden öffentlichen Debatte, seiner Verabschiedung oder seiner ersten Wirkungen in Zusammenhang stehen. Verstärkend wirkt sich das GMG offensichtlich auf die Häufigkeit von Befürchtungen zur künftigen Entwicklung dreier wichtiger Versorgungsmerkmale (Nichterhalt von Leistungen im Alter, Datensicherheit und Wegfall von Leistungen) aus.

Erkennbar ist für das GMG eine wiederkehrende Wirkungsdynamik. Nach teilweise bereits im Vorfeld der Verabschiedung des Gesetzes deutlichen positiven Wirkungen und deren Fortsetzung unmittelbar nach Inkrafttreten des Gesetzes bilden sich danach die erreichten Niveaus oft kontinuierlich zurück. Besonders offenkundig ist dies etwa in Abbildung 7 bei der Erwartung höherer Beiträge. Wodurch diese Art von »Jo-Jo-Effekt« der Wirkung gesetzlicher Regulierung entsteht, kann hier nicht mit letztendlicher Sicherheit belegt werden. Zwei Spezifika der jüngeren gesetzlichen Regulierung könnten dabei eine wichtige Rolle spielen. Gesetze werden gern als »großer Wurf« und »Jahrhundertwerk« dargestellt und zum Beispiel konkrete Beitragssatzsenkungen versprochen. Dies führt bei nicht eintretenden oder verzögerten Wirkungen zu Dissonanzen, die das Gesetz bei den

Versicherten als untauglich erscheinen lassen. Auch die düstere und dramatische Art und Weise, die Ausgangslage für ein Gesetz zu schildern, erhöht einerseits den Erwartungsdruck auf das Gesetz und führt andererseits schnell zu Enttäuschungen, wenn sich ausgerechnet bei demographischen oder finanziellen Faktoren wenig ändert.

Generell unterschätzen Politiker wohl die Zeit, die ein Gesetz braucht, um bei den Versicherten als Information geschweige denn als erfahrbare Wirkung anzukommen. Wenn aber nach dem mittlerweile etablierten Politiktyp des »Nach-der-Reform-ist-vor-der-Reform« mitten in dem oft zwei bis drei Jahre dauernden Prozess des Vordringens aller Wirkungen des vorherigen Gesetzes ein neues Gesetz vorbereitet wird, nimmt sich die Politik selbst den Wind aus den Segeln. Es steigen die Befürchtungen, und die Erwartungen gehen zurück. Wenn die Politik bestimmte Teile der Versicherten, besonders die Kranken und die Angehörigen unterer Sozialschichten, wirklich aktiv überzeugen will, ist der jetzige Typ der argumentativen Vorbereitung, Verbreitung und Pflege von Gesetzen oft kontraproduktiv.

Literatur

Aust, B. *Zufriedene Patienten? Eine kritische Diskussion von Zufriedenheitsuntersuchungen in der gesundheitlichen Versorgung.* Veröffentlichungsreihe der Arbeitsgruppe Public Health des Wissenschaftszentrums Berlin für Sozialforschung. Berlin 1994.

Backhaus, K., B. Erichson, W. Plinke und R. Weiber. *Multivariate Analysemethoden.* 9., überarbeitete und erweiterte Auflage. Berlin und Heidelberg 2000.

Braun, B. »Erwartungen an die mittelfristige Zukunft der Gesundheitsversorgung«. *Gesundheitsmonitor 2004. Die ambulante Versorgung aus Sicht von Bevölkerung und Ärzteschaft.* Hrsg. J. Böcken, B. Braun und M. Schnee. Gütersloh 2004. 122–136.

Güther, B., M. Schnee und P. Potthoff. »Zur Methode des Gesundheitsmonitors«. *Gesundheitsmonitor 2002. Die ambulante Versorgung aus Sicht von Bevölkerung und Ärzteschaft.* Hrsg. J. Böcken, B. Braun und M. Schnee. Gütersloh 2002. 188–199.

Ministerium für Arbeit, Gesundheit und Soziales des Landes Nordrhein-Westfalen – MAGS (Hrsg.). *GKV 2000 – Einstellungen zu Reformplänen der Gesetzlichen Krankenversicherung.* Düsseldorf 1995.

Schlussbemerkungen und Ausblick

Jan Böcken, Bernard Braun, Robert Amhof

Die in der Einleitung dieses Buches formulierte Forderung an die Gesundheitspolitik, den Versicherten und Patienten »mitzunehmen«, klingt trivial. Gleichwohl tun sich gerade die politischen Akteure schwer, ihr ernsthaft und nicht nur als rhetorische Floskel zu genügen. Man muss von der Person, die man mitnehmen will, wissen, von welchem Standpunkt oder auf welchem Weg sie abzuholen ist. Obwohl die Ergebnisse des Gesundheitsmonitors auch in diesem Jahr zu differenziert sind, um sie in wenigen übergreifenden Formeln widerspruchsfrei zu bündeln, wurden doch einige Kernaussagen deutlich. Der Bedarf an unabhängigen und aussagefähigen Gesundheitsinformationen ist bei den Versicherten groß, und die Wissensdefizite sind umfangreich. Der Anteil der Bevölkerungsgruppen, die sowohl einen hohen Informationsbedarf als auch große Wissensdefizite äußern, ist ebenfalls beachtlich. Man möchte den Akteuren zurufen: »Fangt einfach an, sie zu schließen, egal wo ihr beginnt!«

Die Frage ist, wie die unzähligen Informationslücken geschlossen werden können. Eine Weiterbildung großer Teile der erwachsenen Bevölkerung scheint aufgrund der großen Personenzahl und wegen der Vielfalt der Informationsdefizite an die Grenzen des Machbaren zu stoßen. Bei Kindern und Jugendlichen sieht dies anders aus. So ist das Thema Gesundheit teilweise in den Lehrplänen der Bundesländer in den unterschiedlichsten Fächern verankert, ebenso in der Lehrerausbildung sowie deren Fortbildung. Ein zusätzliches, mehrjähriges Schulfach »Gesundheit« kann nicht die Lösung sein; vielmehr müssen gesundheitsfördernde Aspekte und Techniken über die Lehrerausbildung und übergreifende konzeptionelle Ansätze in sämtliche Unterrichtsfächer einfließen.

Ein Hindernis bei der Reduzierung der Informationsdefizite betrifft ein übergeordnetes Problem: Kranke Menschen mit umfassend eingeschränkten Ressourcen können oft keine zusätzliche Energie für eine intensive Beseitigung ihrer Informationslücken aufbringen. Das gilt beim Zugang zu Leistungserbringern und in noch viel stärkerem Maße bei Informationen zur Handlungsorientierung innerhalb des Versorgungsprozesses. Hier sind Konzepte gefragt, die Informationen zu gesundheitsrelevanten Themen aktiv an die kranken Menschen herantragen.

Jeder Ansatz zur Verminderung der Informationsdefizite muss sich einem weiteren Problem stellen: Der Anteil der Bürger, die sich aktiv für Informationen über die Qualität von Krankenhäusern oder Ärzten interessieren, liegt auch nach den Daten des Gesundheitsmonitors regelmäßig zwischen 50 und 60 Prozent. Die Anzahl der Menschen, die diese Informationen tatsächlich für die Auswahl von Krankenhäusern oder Operateuren nutzt, liegt dagegen mit zwei bis drei Prozent wesentlich niedriger. Dies mag an der oben geschilderten speziellen Situation kranker Menschen liegen, am fehlenden unabhängigen Informationsangebot sowie an der oftmals nicht nutzerfreundlichen Aufbereitung der Daten. Nicht zu unterschätzen ist aber auch der negative Effekt einer fehlenden Einbindung vorhandener Informationsangebote in Beratungssituationen.

Für einige Bereiche sind Wege bekannt, um mit diesen Defiziten umzugehen. In wenigen Bereichen existieren Konzepte, die sich an den Präferenzen der Versicherten orientieren (exemplarisch sei die Aufarbeitung der gesetzlich vorgeschriebenen Qualitätsberichte der Krankenhäuser im Internetportal »Weisse Liste« genannt). Für zahlreiche Leistungsbereiche existieren jedoch weiterhin keine oder nur völlig unzulängliche Informationsquellen über die Art und Qualität der Leistungen. Trotz vielfacher Hinweise im Gesundheitsmonitor und in anderen Studien zur Bedeutung von verständlichen, übersichtlichen und situationsangemessenen Informationssystemen läuft stattdessen eine Grundsatzdiskussion über deren Notwendigkeit, die einer Wissensgesellschaft eigentlich unwürdig ist. Mehr noch: Seit Mitte der 90er Jahre wird in Deutschland die Zunahme des Wettbewerbs zwischen Krankenkassen und Leistungserbringern vorangetrieben. Teile dieses Wettbewerbs verlangen von den Versicherten zunehmend Auswahlentscheidungen, die sie aufgrund ihrer Wissens- und Informationslücken nicht rational treffen können.

Es passt ins Bild, dass auch der Blick auf einige der Versorgungsmodelle, die in diesem Wettbewerbskontext entstanden sind, zum Teil kritisch ausfällt. Alle drei Buchkapitel, die sich mit strukturierten Versorgungsmodellen beschäftigt haben, sehen dort zumindest noch Raum für Verbesserungen.

Gerade bei den neuen Versorgungsformen mangelt es jedoch auch Jahre nach ihrem Start an einer wirklich ergebnisoffenen Ermittlung und Darstellung ihres spezifischen Nutzens. Dort, wo dies versucht wird – siehe dazu auch den Beitrag von Graf in diesem Gesundheitsmonitor –, stellen sich allerdings häufig Effekte ein, die nicht ganz den Erwartungen entsprechen und die nur durch weitere umfangreiche Maßnahmen zu optimieren sind. Die Zurückhaltung bei der Evaluation der Modelle ist umso unverständlicher, als im vorliegenden Buch mehrere Autoren (zum Beispiel Pfannkuche, Glaeske und Hoffmann sowie Kerek-Bodden et al.) wichtige Hinweise auf Schwachstellen und Verbesserungspotenziale, aber auch auf nützliche Effekte geben konnten. Es wäre bedauerlich, wenn aus Scheu vor einer Diskreditierung vorhandener Modelle die Chance auf die Verbesserung der Versorgung vergeben wird.

Die Politik weiß um diese Probleme. Sie weiß aber auch, dass die Versicherten mit einer noch schnelleren Revision bestehender oder der Entwicklung neuer Modelle überfordert wären. Einige Beiträge dieses Buches zeigen deutlich, wie langsam selbst die wichtigsten gesetzlichen Neuerungen bei den Versicherten ankommen und wie gering das Wissen über gesetzliche Möglichkeiten gerade bei den Personengruppen mit dem höchsten Handlungsbedarf ist. Nicht nur die Demoskopen sehen sich mit dem Problem konfrontiert, dass die Bürger die schnell wechselnden Kürzel und Schlagworte wie DMP, IV-Verträge, Hausarztmodell, Morbi-RSA, Bonusprogramme oder Selbstbehalte nicht mehr voneinander abgrenzen oder mit Inhalt füllen können. Die zurückhaltende Nutzung einiger Modelle mag diesen politisch induzierten Orientierungsschwierigkeiten geschuldet sein, und die Unsicherheit bei der Entscheidung zwischen Hausarztmodell- und DMP-Teilnahme führt zu unnötigen Parallelnutzungen. Ein Teil der Modelle braucht vielleicht noch etwas Zeit, um die volle Wirkung zu entfalten. Ein anderer Teil der Modelle hat hingegen eher das Problem, dass nicht alle Vertragskonstruktionen ausschließlich das Ziel »Optimierung der Patientenversorgung« zu verfolgen scheinen, sondern zu stark von Partikularinteressen getragen werden. Diese möglichen Ursachen und Defizite gilt es sauber zu trennen, um angemessen darauf zu reagieren.

Trotz dieser Mahnungen, das Kind nicht mit dem Bade auszuschütten, war uns der Blick auf die Zukunft der Versorgung ein besonderes Anliegen. Der Gesundheitsmonitor ist dabei in der privilegierten Situation, einen sehr grundsätzlichen Blick auf die Anforderungen an zukünftige Versorgungsstrukturen werfen zu können. Vielleicht helfen Beiträge über das gesellschaftliche Bild vom Altern und die Zusammenarbeit zwischen den Gesundheitsprofessionen, einige Fehler in Zukunft zu vermeiden. Vielleicht helfen sie auch, das von den Befragten überwiegend in düsteren Farben gezeichnete Bild der zukünftigen Gesundheitsversorgung zu relativieren.

Es gibt für die Zukunft durchaus einige Lichtstreife am Horizont. Dazu zählen wir ausdrücklich die auch im siebten Jahr des Gesundheitsmonitors noch konstant hohe Zustimmung der Bevölkerung zu den Solidarprinzipien der gesetzlichen Krankenversicherung. Dieses Grundvertrauen in die GKV sollte von den politischen und institutionellen Akteuren genutzt werden. Es bietet die Chance, die teilweise bereits hohen Anforderungen an ein evidenzbasiertes Leistungsangebot (beispielsweise bei der Nutzenbewertung neuer Pharmaprodukte) auf weitere Leistungsbereiche auszuweiten und an die eigene Politikgestaltung anzulegen.

Die Autoren

Amhof, Robert, Dipl.-Gesundheitswirt, geb. 1977, Project Manager Gesundheitsmonitor, Programm Evidenzbasierte Politikstrategien, Bertelsmann Stiftung, Gütersloh (bis Juni 2008)
Bauer, Ullrich, Jun.-Prof. Dr. P.H., geb. 1971, Fakultät für Gesundheitswissenschaften, Universität Bielefeld
Böcken, Jan, Dipl.-Politologe, geb. 1968, Project Manager Gesundheitsmonitor, Programm Evidenzbasierte Politikstrategien, Bertelsmann Stiftung, Gütersloh
Braun, Bernard, Dr. rer. pol., geb. 1949, Abteilung für Gesundheitspolitik, Arbeits- und Sozialmedizin am Zentrum für Sozialpolitik (ZeS), Universität Bremen
Geraedts, Max, Prof. Dr. med., M. san., geb. 1962, Professor für Public Health, Institut für Medizinische Soziologie, Zusatzstudiengang Public Health, Klinikum der Heinrich-Heine-Universität Düsseldorf
Gerlinger, Thomas, Prof. Dr. phil. Dr. rer. med., geb. 1959, Direktor des Instituts für Medizinische Soziologie, Institut für Medizinische Soziologie, Zentrum für Gesundheitswissenschaften, Fachbereich Medizin der Johann Wolfgang Goethe-Universität Frankfurt/Main
Glaeske, Gerd, Prof. Dr. rer. nat., geb. 1945, Mitglied des Sachverständigenrates zur Begutachtung der Entwicklung im Gesundheitswesen, Co-Leiter der Abteilung Gesundheitsökonomie, Gesundheitspolitik und Versorgungsforschung am Zentrum für Sozialpolitik (ZeS), Leiter der Arbeitsgruppe Arzneimittelanwendungsforschung, Universität Bremen
Graf, Christian, Dr. rer. soc., geb. 1967, Abteilungsleiter Gesundheits- und Versorgungsmanagement, Barmer Ersatzkasse, Wuppertal
Hagen, Bernd, Dr. phil., geb. 1964, wissenschaftlicher Mitarbeiter, Zentralinstitut für die kassenärztliche Versorgung, Köln

Hitzblech, Tanja, Dr. rer. medic., Dipl.-Päd., geb. 1974, wissenschaftliche Mitarbeiterin, Institut für Medizinische Soziologie, Zentrum für Human- und Gesundheitswissenschaften, Charité – Universitätsmedizin, Berlin

Hoffmann, Falk, Dr. P.H., MPH, geb. 1979, Abteilung Gesundheitsökonomie, Gesundheitspolitik und Versorgungsforschung am Zentrum für Sozialpolitik (ZeS), Universität Bremen

Höppner, Karin, M. Sc., geb. 1971, Geschäftsstelle des Sachverständigenrates zur Begutachtung der Entwicklung im Gesundheitswesen, Bundesministerium für Gesundheit, Bonn

Kerek-Bodden, Hedy, Dipl.-Kff., geb. 1952, Projektleiterin im Zentralinstitut für die kassenärztliche Versorgung, Berlin

Kickbusch, Ilona, Prof. Dr. rer. pol., geb. 1948, Kickbusch Health Consult, Brienz, Schweiz

Kuhlmey, Adelheid, Prof. Dr. phil., geb. 1955, Mitglied des Sachverständigenrates zur Begutachtung der Entwicklung im Gesundheitswesen und Direktorin des Instituts für Medizinische Soziologie am Zentrum für Human- und Gesundheitswissenschaften, Charité – Universitätsmedizin, Berlin

Lang, Adelheid, Medizinische Dokumentarin, geb. 1964, Zentralinstitut für die kassenärztliche Versorgung, Berlin

Marstedt, Gerd, Dr. phil., geb. 1946, Arbeitsfeld Medizinsoziologie, Gesundheitspolitik, Arbeitssoziologie am Zentrum für Sozialpolitik (ZeS), Universität Bremen

Mons, Ute, M.A., geb. 1981, Stabsstelle Krebsprävention und WHO-Kollaborationszentrum für Tabakkontrolle, Deutsches Krebsforschungszentrum, Heidelberg

Pfannkuche, Matthias S., Apotheker, geb. 1980, Arbeitsgruppe Arzneimittelanwendungsforschung, Abteilung Gesundheitsökonomie, Gesundheitspolitik und Versorgungsforschung am Zentrum für Sozialpolitik (ZeS), Universität Bremen

Pötschke-Langer, Martina, Dr. med., geb. 1951, Leiterin der Stabsstelle Krebsprävention und des WHO-Kollaborationszentrums für Tabakkontrolle, Deutsches Krebsforschungszentrum, Heidelberg

Schnee, Melanie, Dr. phil., geb. 1972, Project Manager Gesundheitsmonitor, Programm Evidenzbasierte Politikstrategien, Bertelsmann Stiftung, Gütersloh

Schnitzer, Susanne, Dipl.-Soz., geb. 1971, Institut für Medizinische Soziologie, Zentrum für Human- und Gesundheitswissenschaften, Charité – Universitätsmedizin, Berlin

Stillfried, Dominik Graf von, Dr. rer. pol., geb. 1965, Geschäftsführer des Zentralinstituts für die kassenärztliche Versorgung, Berlin

Timm, Andreas, Dr. rer. pol., geb. 1957, Arbeitsfeld Bildungs- und Familiensoziologie sowie Soziale Ungleichheit und Gesundheit am Institut für Sozialwissenschaften, Carl von Ossietzky Universität Oldenburg

Welti, Felix, Prof. Dr. jur. habil., geb. 1967, Professor für Sozialrecht und Verwaltungsrecht, Fachbereich Gesundheit, Pflege, Management an der Hochschule Neubrandenburg